Slischka
**Elektroanlagen für
die ambulante Medizin**

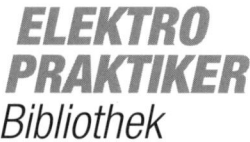

Herausgeber:
Dipl.-Ing. Klaus Bödeker, Dr.-Ing. Horst Möbus, Obering. Heinz Senkbeil

Hans-Joachim Slischka

Elektroanlagen für die ambulante Medizin

Planen, Errichten, Prüfen, Warten

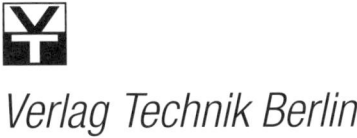

Verlag Technik Berlin

Warennamen werden in diesem Buch ohne Gewährleistung der freien Verwendbarkeit benutzt.
Texte, Abbildungen und technische Angaben wurden sorgfältig erarbeitet. Trotzdem sind Fehler nicht völlig auszuschließen. Verlag und Autor können für fehlerhafte Angaben und deren Folgen weder eine juristische Verantwortung noch irgendeine Haftung übernehmen.

Die Deutsche Bibliothek-CIP-Einheitsaufnahme

Slischka, Hans-Joachim :
Elektroanlagen für die ambulante Medizin / Slischka. – 1. Aufl.. – Berlin : Verl. Technik, 2000
   (Elektropraktiker-Bibliothek)
   ISBN 3-341-01209-5

ISSN 0946-7696
ISBN 3-341-01209-5

1. Auflage
© HUSS-MEDIEN GmbH, Berlin 2000
Verlag Technik
Am Friedrichshain 22, 10400 Berlin
VT 2/7084-1
Printed in Germany
Layout: Schlierf · Satz, Grafik & DTP, 29331 Lachendorf
Druck und Buchbinderei: Druckhaus „Thomas Müntzer" GmbH, Bad Langensalza (Thüringen)

Vorwort

Um es gleich deutlich zu sagen: dieses Buch ist keine Erläuterung der für medizinische elektrische Anlagen und Geräte geltenden Normen. Alle mit diesem Buch übermittelten praktischen Erfahrungen, Vorschläge und Gedanken des Autors sind aber insofern normgerecht, alsdaß sie sich in Übereinstimmung mit den dort vorgegebenen Schutzzielen befinden.
Dieses Buch ist auch keine vollständige Darstellung des gesamten Planens, Errichtens und Prüfens der elektrischen Anlage einer ambulanten medizinischen Einrichtung. Es ergänzt aber die vorhandene Literatur um die hier zu beachtenden speziellen Belange. Es zeigt auf, woran der Elektrotechniker denken muß, wenn er zu einer alle Beteiligten – den Elektrotechniker, den Mediziner und vor allem den Patienten – befriedigenden Lösung kommen will.

Einrichtungen der ambulanten Medizin sind heute eine Alltäglichkeit. Ihr Anteil an der medizinischen Versorgung nimmt zu, und auch in den Arztpraxen sind immer mehr medizinische elektrische Geräte zu finden, deren Besonderheiten beim Errichten und Betreiben der Gesamtanlage berücksichtigt werden müssen, um den Patienten die notwendige Sicherheit gewährleisten zu können. Immer öfter entstehen ambulante medizinische Einrichtungen, werden erweitert oder sind bezüglich ihres Sicherheitsniveaus zu beurteilen. Der zuständige Elektrofachbetrieb und die jeweils verantwortliche Elektrofachkraft befinden sich beim Errichten und dem späteren Betreuen der elektrischen Anlage einer ambulanten medizinischen Einrichtung in einer recht schwierigen Situation. Sie haben Entscheidungen zu treffen, die eigentlich über ihre „elektrotechnische Verantwortung" hinausgehen. So gut wie nie enthält die ihr übergebene Aufgabenstellung eine konkrete Zuordnung der Räume zu bestimmten medizinischen Anwendungen. Verbindliche Vorgaben, wie sie sich z. B. aus dem Baubescheid für die Beanspruchung der elektrischen Betriebsmittel in feuergefährdeten und anderen Räumen ergeben, gibt es für die medizinischen Einrichtungen nicht. Entsprechende gesetzliche Regelungen fehlen oder haben, je nach der Bauordnung des jeweiligen Bundeslandes, unterschiedliche Aussagen. Der Elektrotechniker selbst muß diese Voraussetzungen klären, um dann eine allen Anforderungen des Betreibers/Mediziners und der Elektrotechnik entsprechende funktionsfähige und „gerichtsfeste" Anlage errichten zu können. Ebenso muß er oftmals Lösungen anbieten, die den besonderen technischen und menschlichen Anforderungen der ambulanten Medizin genügen, und für die es keine Vorbilder gibt. Es handelt sich ja, für ihn ungewohnt, um eine hochspezialisierte Einrichtung inmitten herkömmlicher, unkomplizierter Anlagen.

Das vorliegende Buch soll hierbei helfen. Dem Elektrofachbetrieb und der verantwortlichen Elektrofachkraft, die in ihrem alltäglichen Geschäft plötzlich mit einer solchen medizinischen Einrichtung konfrontiert wird, soll aufgezeigt werden, was dann, abweichend von oder ergänzend zu den üblicherweise zu errichtenden Anlagen, zu tun ist.

Zu beachten ist, daß wie bei den Normen, auch hier „nur" der sicherheitstechnische Aspekt berücksichtigt wird. Natürlich aber haben auch eine gute und moderne Gestaltung der Anlage, der Einsatz von hochwertigen Geräten mit langer Lebensdauer und der Bedienungskomfort ihren Stellenwert und müssen vom Errichter mit bedacht werden.

Das Buch ist in erster Linie für die Elektrofachkraft gedacht, von der alle medizinischen, elektrischen und anderen Belange zu koordinieren sind. Dabei muß er all das berücksichtigen, was die erforderliche „medizingerechte" Funktion und „patientengerechte" Sicherheit der elektrischen Anlage beeinflussen kann. Es soll die nötige Kompetenz vermittelt werden. Es werden die Schutzziele genannt und erläutert, die durch die Arbeit der Fachkraft umgesetzt werden müssen.

Es ist aber auch für den Betreiber, den verantwortlichen Mediziner der ambulanten medizinischen Einrichtung geschrieben. Er soll darüber informiert werden, welche Zusammenhänge bestehen – aus der Sicht des Elektrotechnikers – und im Interesse der bestmöglichen Versorgung seiner Patienten auch von ihm erkannt und berücksichtigt werden müssen.

Autor, Herausgeber und Verlag sind sich bewußt, daß hier ein elektrotechnischer Sachverhalt auf ungewöhnliche Weise dargestellt wird. Es sind aber auch ungewöhnliche Anlagen, um die es hier geht. Nirgendwo sonst ist der Mensch so schutzbedürftig, nirgendwo kommt es so sehr darauf an wie hier, daß die elektrische Anlage dem Menschen eine umfassende, zuverlässige Sicherheit bietet. Es gibt wirklich noch viel zu tun auf diesem Gebiet, das im Gegensatz zu der seit 1895 mit Vorschriften bedachten Sicherheit der technischen Systeme erst seit 1965 in einer VDE-Bestimmung Beachtung fand. Wir sind sehr daran interessiert, die Meinungen unserer Leser zu erfahren. Vor allem bitten wir um kritische Einschätzungen und hilfreiche Vorschläge; jeder von uns wird ja mehr oder weniger oft von der Sicherheit der Elektrotechnik in der ambulanten Medizin profitieren. Wir erhoffen dem Buch eine ebenso freundliche Aufnahme durch die Elektropraktiker und die ambulanten Mediziner, wie es bei den anderen Büchern der Reihe Elektropraktiker-Bibliothek der Fall ist.

Der Autor dankt seinen Mitarbeitern und Berufskollegen, die mit vielen Fragestellungen aus der Praxis den Grundstock für dieses Buch gelegt haben. Besonders dankbar ist er seinem langjährigen Freund Dipl.-Ing. Klaus Bödeker für die fachliche Begleitung bei der Erstellung des Manuskripts und allen anderen, die bei dem Entstehen dieses Buches geholfen haben.

Hans-Joachim Slischka

Inhaltsverzeichnis

	Vorwort	5
1	*Einleitung*	11
2	*Entwicklung der medizinischen Versorgung*	13
2.1	Entwicklung und Einfluß der medizinischen Technik	13
2.2	Entwicklung der Bauten für die Medizin	15
3	*Bedeutung der Elektrotechnik für die Medizin*	17
3.1	Historische Entwicklung	17
3.2	Schutzziele für medizinisch genutzte Räume	19
4	*Medizinisch genutzte Räume; Arten und Anwendungsgruppen*	23
5	*Errichtungsgrundsätze*	41
5.1	Allgemeine Installationsgrundsätze	41
5.2	Starkstromanlagen	44
5.3	Fernmeldeanlagen	45
6	*Elektroenergieversorgung*	59
6.1	Allgemeine Grundsätze	59
6.2	Allgemeine Stromversorgung (AV-Netz)	60
6.3	Sicherheitsstromversorgung (SV-Netz)	62
6.3.1	Sicherheitsanforderungen	62
6.3.2	Stromerzeugungsaggregate	63
6.3.3	Akkumulatoren-Batterien	63
6.3.4	Sicherheitsbeleuchtung	68
6.3.5	Notwendige Sicherheitseinrichtungen	69
6.3.6	Medizinisch-technische Einrichtungen	70
6.4	Zusätzliche Sicherheitsstromversorgung (ZSV-Netz)	70
6.5	Rettungswege und Notausgänge, Sicherheitsbeleuchtung	70

6.5.1	Rechtliche Anforderungen	72
6.5.2	Sicherheitsleitsysteme	74
6.5.33	Sicherheitsbeleuchtung für Rettungswege	76

7	***Schutz gegen elektrischen Schlag***	**89**
7.1	Schutz gegen direktes Berühren	89
7.1.1	Grundsätzliche Anforderungen, Schutzarten	89
7.1.2	Schutzarten	91
7.1.3	Schutz gegen direktes Berühren bei Anwendung der Schutzkleinspannung (SELV)	92
7.1.4	Installationsgeräte	93
7.1.5	Schutz gegen direktes Berühren in speziellen medizinischen Räumen z.B. der Kinderheilkunde (Pädiatrie) und Nervenheilkunde (Neurologie)	93
7.2	Schutz bei indirektem Berühren	94
7.2.1	Grundsätzliche Anforderungen	94
7.2.2	Schutzklassen elektrischer Betriebsmittel	96
7.2.3	Allgemeine Anforderungen in medizinisch genutzten Räumen	96
7.2.4	Räume der Anwendungsgruppe 1	97
7.2.4.1	Schutz durch Abschaltung	97
7.2.4.2	Schutz durch Verwendung von Betriebsmitteln der Schutzklasse 2	99
7.2.4.3	Schutz durch Kleinspannung SELV oder PELV	99
7.2.4.4	Schutztrennung	100
7.2.4.5	Schutz durch automatische Abschaltung im IT-System	100
7.2.5	Räume der Anwendungsgruppe 2	101
7.3	Potentialausgleich, zusätzlicher Potentialausgleich	104

8	***Beleuchtung***	**115**
8.1	Bedeutung richtiger Lichtanwendung in der Medizin	115
8.2	Lichttechnische Anforderungen	117
8.2.1	Allgemeinbeleuchtung	117
8.2.2	Zusatzbeleuchtung	117
8.3	Sicherheitstechnische Anforderungen	122

9	***Kommunikationsanlagen***	**125**
9.1	Eingangsruf- und Aufrufanlagen	125
9.2	Telekommunikationsanlagen	126
9.3	Lichtrufanlagen	127

10	***Sicherheitstechnik***	**132**
10.1	Schutzziele	132
10.2	Brandmeldeanlagen	134
10.2.1	Allgemeines	134

10.2.2	Installationshinweise	136
10.3	Elektrische Verriegelung für Notausgänge	137
10.4	Türfeststellanlagen	138
10.5	Einbruchmeldeanlagen	139
10.5.1	Allgemeines	139
10.5.2	Installationshinweise	142

11	**Spezielle Hinweise zu besonderen Räumen**	**143**
11.1	Räume für radiologische Diagnostik und Therapie	143
11.1.1	Bauliche Anforderungen	143
11.1.2	Installationsanforderungen	145
11.1.3	Beleuchtung	147
11.1.4	Schutz gegen elektrischen Schlag	148
11.2	Räume für ambulantes Operieren	149
11.2.1	Allgemeine Anforderungen	149
11.2.2	Steckdosenstromkreise	149
11.2.3	Operationsleuchten	150
11.2.4	Allgemeinbeleuchtung	150
11.2.5	Deckenversorgungssysteme	151
11.2.6	Operationstische	152
11.3	Dialyse-Praxisräume	152
11.3.1	Ausstattung	152
11.3.2	Installationsanforderungen	153
11.3.3	Beleuchtung	154
11.4	Praxisräume der Dentalmedizin	155
11.4.1	Ausstattung	155
11.4.2	Installationsanforderungen	155
11.4.3	Beleuchtung	156

12	**Prüfungen**	**159**
12.1	Allgemeine Hinweise	159
12.2	Erstprüfung	159
12.3	Wiederholungsprüfungen	167

A	**Anhang**	**179**
	A.1 Fachausdrücke und ihre Definitionen	179
	A.2 Literaturverzeichnis	186
	A.3 Register	191

1 Einleitung

„Ärztliche Verordnungen werde ich treffen zum Nutzen der Kranken nach meinem Urteil; drohen ihnen aber Gefahr und Schaden, so werde ich sie davor bewahren ..."
Vor mehr als 2000 Jahren hat der altgriechische Arzt Hippokrates (um 460 v. Chr. – 377 v. Chr.) diesen nach ihm benannten Eid formuliert; er ist noch heute das Primat für das Handeln jeden Arztes zur medizinischen Betreuung von Menschen.
Medizin ist die Wissenschaft vom gesunden und kranken Menschen, von den Ursachen, Wirkungen, der Vorbeugung und Heilung von Krankheiten.
Ambulante Medizin ist die medizinische Betreuung von Menschen ohne stationäre Aufnahme in Krankenhäusern und ähnlichen Einrichtungen.
Dieses Buch ist der „Elektrotechnik in der ambulanten Medizin" gewidmet. Es ist keine Kommentierung der zutreffenden DIN- oder DIN VDE-Vorschriften, wie DIN VDE 0107, sondern behandelt die Gesamtheit der elektrotechnischen Anlagen für ambulante medizinische Einrichtungen. Dabei ist es das besondere Anliegen, auf jene Anforderungen aufmerksam zu machen, die nicht bzw. nicht ausreichend im technischen Regelwerk berücksichtigt wurden, für die Sicherheit von Patienten und Personal aber ebenso wichtig sind wie für den Erfolg des medizinischen Handelns.
Die Entwicklung neuer technischer Verfahren für Diagnostik und Therapie hat in den letzten Jahren zu einer erheblichen Verlagerung von stationären medizinischen Leistungen in Krankenhäusern zur medizinischen Versorgung in ambulanten medizinischen Einrichtungen geführt. Wesentlich beeinflußt hat diese Entwicklung jedoch auch die derzeitige strukturelle Neuordnung der medizinischen Leistungen sowie die aus Gründen der „Kostendämpfung" veranlaßte Krankenhaus-Strukturreform. Natürlich wird die Verlagerung vieler, aus medizinischer Sicht risikobehafteter Leistungen für den Patienten noch risikoreicher, wenn die baulichen, medizinapparatetechnischen und sonstigen sicherheitsrelevanten Voraussetzungen in ambulanten Einrichtungen nicht gegeben sind.
Leider sind Qualitätsmerkmale für ambulante medizinische Leistungen in Deutschland nur lückenhaft vorhanden. So benötigt ein ambulant operierender Arzt grundsätzlich keinerlei Genehmigungen, er gibt ausschließlich

eine Erklärung für sein Tun ab. Vor diesem Hintergrund, und weil es für ambulante medizinische Einrichtungen keine oder nur unzureichende technische Ausstattungsnormative gibt, hat die sach- und fachgerechte Planung, Errichtung und Instandhaltung der elektrotechnischen Anlagen besondere Bedeutung.

2 Entwicklung der medizinischen Versorgung

2.1 Entwicklung und Einfluß der medizinischen Technik

Wenn sich im Laufe der Jahrtausende neue medizinische Erkenntnisse stetig durchsetzen konnten, ist dies auf die einhergehende Entwicklung medizinischen Instrumentariums, also einer auf die besonderen Bedingungen des Menschen ausgerichteten medizinischen Technik, zurückzuführen. An Knochenfunden läßt sich nachweisen, daß bereits in vorgeschichtlicher Zeit nach Unfällen knochenchirurgische Behandlungen vorgenommen wurden. Es lassen sich damals bereits Trepanationen, also neurochirurgische Öffnungen des Schädels, nachweisen. Ungefähr 2000 Jahre vor unserer Zeitrechnung erfolgen in den Ländern des vorderen Orients und in Indien relativ komplizierte Wiederherstellungsoperationen, auch der Einsatz von Darmklistieren und Zahnersatz läßt sich nachweisen.

Im 8. bis 10. Jahrhundert brachte der hohe Entwicklungsstand von Wissenschaft und Kultur im Orient die Entwicklung weiterer medizinischer Geräte und führte damit zu einer langsamen „Spezialisierung" in der Medizin. Instrumente für die Geburtshilfe (Geburtszangen), der Einsatz von Schlucksonden zur künstlichen Ernährung und die Entwicklung der „Zahnzange" sind hier zu nennen. In Dokumenten ist belegt, daß eine Spezialisierung des Instrumentariums für chirurgische Zwecke zur eigenständigen Entwicklung der Augen-, Ohren- und Kehlkopfchirurgie einsetzt. Mit der Entwicklung der Injektionsspritze um 1700 werden die Voraussetzungen für Bluttransfusionen geschaffen, und mit der Entwicklung des Mikroskops etwa zur gleichen Zeit sind die Grundlagen für die bakteriologischen Entdeckungen von Louis Pasteur (1822 - 1895) und Robert Koch (1843 - 1910) gelegt.

Unter dem Einfluß der sich rasch entwickelnden Naturwissenschaften beginnt um die Wende des 19./20. Jahrhunderts ein qualitativer Sprung in der Medizintechnik. Ausgangspunkte dafür waren u. a. die Entwicklung der Röntgenstrahlen (1895) sowie die Verwendung des Saitengalvanometers zur Registrierung der elektrischen Herzströme durch den Niederländer Willem Einthoven (1902). Nach und nach wird das gesamte Spektrum elektromagnetischer Wellen für therapeutische Zwecke erschlossen.

Mit dem Aufbau der industriellen Fertigung medizintechnischer Geräte – im

Wesentlichen zwischen 1910 und 1920 – durch die Unternehmen Siemens & Halske AG, Siemens-Reiniger-Veifa GmbH, Reiniger-Gebbert & Stahl AG, Siemens-Reiniger-Werke AG und Siemens-Wernerwerk beginnt die Herausbildung von spezialisierten Betrieben für Medizinmechanik, Elektromedizin und Röntgentechnik.

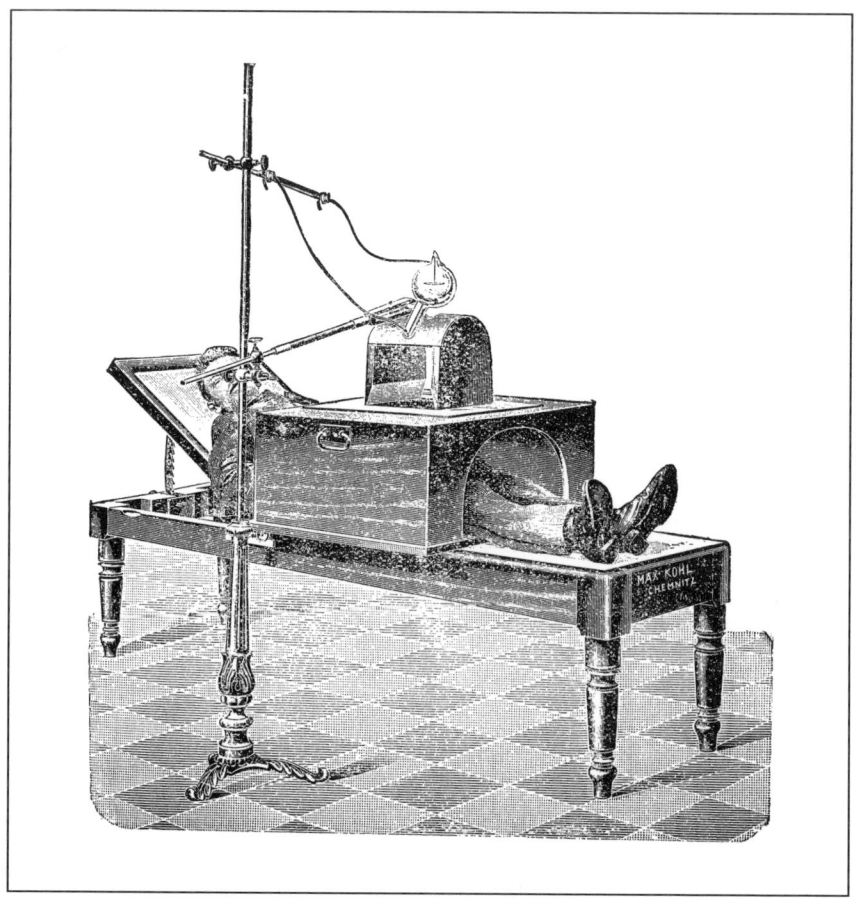

Bild 2.1   *Medizinisch-technisches Gerät aus der Zeit der Wende zum vorigen Jahrhundert*

Insbesondere für die Diagnostik beginnt mit der in der Mitte der fünfziger Jahre des 20. Jahrhunderts einsetzenden technisch-wissenschaftlichen Revolution die sprunghafte Entwicklung der Elektronik, der Kerntechnik sowie der Nachrichten- und Meßtechnik, die zu einer neuen Qualität der Medizintechnik führt. Diese neuen medizintechnischen Geräte beeinflussen die Medizin auch heute noch nachhaltig.

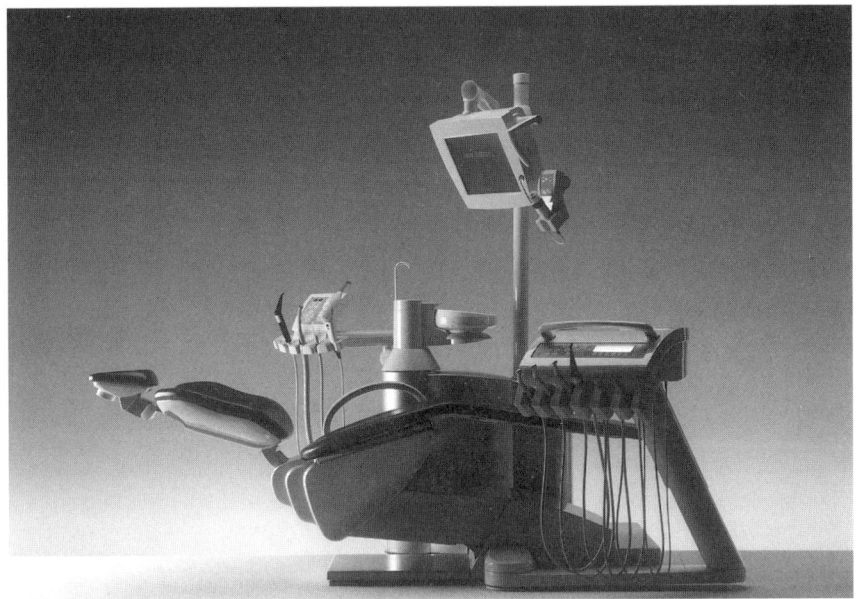

Bild 2.2 Dentaleinheit mit Multimediabildschirm

2.2 Entwicklung der Bauten für die Medizin

Anders als die mit der sich entwickelnden Medizintechnik eng verbundene Medizin hat sich eine eigenständige medizintechnische Bautechnik erst relativ spät entwickeln können. Der auf alten Gemälden und Zeichnungen mit übergroßer Zahnzange tätige Zahnarzt (Zahnreißer) hat ebenso wie der „Wundarzt" bei der Behandlung von Verletzungen jahrhundertelang unter freiem Himmel, im Wohnzimmer und sogar im Stall neben den Tieren praktiziert.

Erst die stürmische technische Entwicklung im 19. Jahrhundert führte zusammen mit einem schnellen Anwachsen der Bevölkerung in den industriellen Ballungsräumen zu einer neuen Entwicklung in der Medizin.

Als Folge des Bevölkerungswachstums entstanden „Mietskasernen", und damit verbunden war ein starkes Ansteigen schwerer Krankheiten wie Lungen-Tuberkulose erkennbar. Zudem führten die ungelösten hygienischen Verhältnisse zu größeren Epidemien.

Während die in eigenen Praxen tätigen Hausärzte eine „Vor-Ort-Betreuung" kaum übernehmen konnten, hatten die damaligen Krankenhäuser in jener Zeit mit einem anderen Hauptproblem zu kämpfen: dem sogenannten Hospitalismus. Das massenhafte Auftreten von Hospitalbrand, Wundrosen und

Blutvergiftungen durch Übertragung von einem Patienten auf den anderen führte zu einer außerordentlich hohen Sterblichkeit. Das Auftreten dieser Krankheiten wurde einem „Contagium" – also einem nicht näher zu definierenden Ansteckungsstoff – zugeschrieben. Allgemein bildete sich die Überzeugung heraus, daß die hohe Sterblichkeit in den Krankenhäusern von äußeren Faktoren abhängt: von der Lage des Hauses, seiner Größe und seiner Inneneinrichtung. Darum zog man die Schlußfolgerung, daß „... die Anhäufung einer großen Zahl von Kranken unter einem Dach vermieden, der Platzbedarf pro Bett im Raum angemessen hoch und die mangelnde Ventilation beseitigt werden muß sowie der Mangel an Licht für den Patienten zu überwinden sei ..." (so der Arzt und Politiker Rudolf Virchow 1879). Als Ausweg wurde in den „Bemerkungen über Hospitäler" die Aufgabe der Krankenhaus-Kompaktbauweise und die Aufgliederung in Einzelbauten, der sogenannten Pavillon-Bauweise, aufgezeigt.

Mit der Umsetzung dieser Erkenntnisse begann in den letzten beiden Jahrzehnten des 19. Jahrhunderts die Entwicklung eigener baulicher Grundsätze für medizinische Bauten. In Auswertung der Erkenntnisse aus dem Einsatz elektromedizinischer Geräte für Diagnostik und Therapie in Kliniken sind in den letzten drei Jahrzehnten auch spürbare Veränderungen im Ausbau, in der Ausstattung und in der Organisation der ambulanten medizinischen Einrichtungen eingetreten.

3 Bedeutung der Elektrotechnik für die Medizin

3.1 Historische Entwicklung

Die Elektrizität war bereits den Völkern des Altertums in erster Linie als Reibungselektrizität aus den Versuchen von Thales mit geriebenem Bernstein (600 vor unserer Zeitrechnung) bekannt. Erst in der Renaissance – um 1600 – erfolgte durch den Physiker Wall die Wiederentdeckung der Reibungselektrizität, die durch Influenzmaschinen in Verbindung mit Leydener Flaschen – den Vorgängern der Kondensatoren – weiterentwickelt wurde. Nach den Versuchen von Benjamin Franklin (1750) erkannte man die elektrische Natur des Blitzes. Angeregt durch die bekannten Froschschenkelversuche Luigi Galvanis gelang es Alessandro Volta (1792), in galvanischen Elementen einen kontinuierlich fließenden Strom zu erzeugen. Mit dem erstmaligen Nachweis der Wirkungen des elektrischen Stromes wurden die Grundlagen für die dann sprunghafte Entwicklung der Schwachstrom- und Starkstromtechnik gelegt. Das Erkennen der magnetischen Eigenschaften des elektrischen Stromes durch Ablenkung der Magnetnadel (1820) sowie der Wärme- und chemischen Wirkungen führten schließlich zur Festlegung der Beziehungen zwischen Strom, Spannung und Widerstand durch Georg Simon Ohm (1826). Die Gesetze des Elektromagnetismus fand André Marie Ampère in seiner elektrodynamischen Theorie, aber erst 1831 wurde durch Michael Faraday die induktive Wirkung, also die Kopplung magnetischer und elektrischer Größen entdeckt.

Mit der fortschreitenden Entwicklung von Energieerzeugern und Energieverbrauchern entstand das Bedürfnis nach praktischer Anwendung des elektrischen Stromes. Um die daraus resultierenden Gefährdungen einzugrenzen, sind schon frühzeitig seitens der Industrie und besonders durch die Elektrizitätswerke „Vorschriften" für die Verwendung bestimmter Verlegematerialien und Verlegungsarten aufgestellt worden. Mit dem Inkrafttreten der ersten Sicherheitsvorschriften für Anlagen von niederer Spannung (bis zu 250 Volt) im November 1895 begann die Epoche der VDE-Vorschriften. In der Bestimmung für das Errichten von Starkstromanlagen bis 1000 V, der VDE 0100, ist die besondere Bedeutung medizinisch genutzter Räume über Jahrzehnte hin vernachlässigt worden.

Während beispielsweise für feuergefährdete Betriebsstätten, explosionsgefährdete Betriebsstätten, feuchte, durchtränkte und ähnliche Räume, aber auch für Theater und diesen gleichzustellende Versammlungsräume bereits in den ersten Normenfassungen sicherheitstechnische Anforderungen enthalten sind, ist noch in VDE 0100:12.65 in § 37 N lediglich die Forderung enthalten, daß „elektromedizinische Geräte VDE 0750 entsprechen müssen" und „nur in Anlagen bis 250 V gegen Erde zulässig sind."

Ursache war nicht das Verkennen möglicher Gefährdungen in medizinisch genutzten Räumen, sondern die Reglementierung der Sicherheit auf der elektromedizinischen Geräteseite durch VDE 0750 „Bestimmungen für elektromedizinische Geräte" [2.54]. Das relativ späte Erkennen des Erfordernisses nach einer eigenen Errichternorm für medizinisch genutzte Räume ist auch darin begründet, daß bis in die fünfziger Jahre die Anwendung elektromedizinischer Geräte auf relativ wenige Einzelfälle beschränkt war und der kombinierte Einsatz mehrerer Geräte am Patienten gleichzeitig die Ausnahme bildete.

Erst in der zweiten Hälfte der fünfziger Jahre begann in Deutschland die Erarbeitung einer eigenständigen Norm für medizinisch genutzte Räume. Sie wurde als VDE 0107 „Bestimmungen für das Errichten elektrischer Anlagen in medizinisch genutzten Räumen" [2.37] am 01.12.1962 zeit- und wortgleich in beiden damaligen deutschen Staaten verbindlich.

In dieser Normenausgabe wurden alle Sicherheitsanforderungen mit dem Begriff „Anästhesie" verbunden. Die Gefährdung des Patienten wurde ausnahmslos aus seiner Hilflosigkeit gegenüber den Gefahren des elektrischen Stromes durch künstliche Schmerzlinderung (Analgesie) bzw. durch künstliche Schmerzausschaltung (Anästhesie) abgeleitet.

Einerseits wurde die maximal zulässige Berührungsspannung im Fehlerfall auf 24 V begrenzt und das Erfordernis einer gut leitenden Verbindung aller Schutzleiter untereinander sowie mit allen großflächig berührbaren metallenen Bau- und Ausrüstungsteilen innerhalb eines Raumes bzw. einer Raumgruppe (also einem „örtlichen Potentialausgleich") erkannt, die Anwendung des „Schutzleitungssystems" nach VDE 0100/11.58 § 11 N jedoch nur für Anästhesieräume gefordert.

Namentlich aus dem Kreis der Hersteller von elektromedizinischen Geräten wurde deshalb die Forderung nach „elektrischen Sicherheitsbestimmungen" laut, die sowohl die Sicherheit für die Geräte als auch für den sicheren Einsatz am Patienten – differenziert nach medizinischer Notwendigkeit – in allen medizinisch genutzten Räumen sicherstellen sollte. So entstand die wichtige Dreiteilung der Sicherheitsforderungen.

3.2 Schutzziele für medizinisch genutzte Räume

Das Erfassen und Benennen der in medizinischen Räumen möglichen elektrischen Gefährdungen erfolgte erstmals bei der Bearbeitung der eigenständigen Norm VDE 0107 Ende der fünfziger Jahre. Sie sind, wie auch die Maßnahmen zu ihrer Abwehr, in der Ausgabe 12.62 wie folgt genannt worden:

- Durch die Anwendung von medizinischen elektrischen Geräten dürfen keine gefährlichen Körperströme entstehen.
- In jenen Räumen, in denen lebenserhaltende Geräte zum Einsatz kommen, sind besondere Maßnahmen zur Erhöhung der Betriebssicherheit zu treffen.
- Für die Versorgung lebenswichtiger Geräte und der Operationsleuchten ist eine nach höchstzulässigen Umschaltzeiten gestaffelte Notstromversorgung abzusichern.

Mit der raschen Entwicklung der medizinischen Technik wurde es auch notwendig, die Sicherheit für den Patienten zu erhöhen. Es war im Rahmen einer neuen Sicherheitsphilosophie zu entscheiden:

- ob beim Einsatz von medizinischen elektrischen Geräten an Patienten ein Ausfall dieser Geräte hingenommen werden kann oder nicht,
- ob bei einem Ausfall eine Lebensgefahr, Gesundheitsschädigung oder – bedingt durch eine Wiederholung der Untersuchung oder Behandlung – eine unzumutbare Belastung für Patienten zu erwarten ist und
- ob der Ausfall der eingesetzten medizinischen elektrischen Geräte zu einem Verlust von nicht wiederbeschaffbaren Untersuchungsergebnissen von Patienten führt.

Die Erkenntnis, daß auch außerhalb der medizinisch genutzten Räume auftretende Fehler der elektrischen Anlage die sichere medizinische Versorgung beeinträchtigen oder unterbrechen können, führte zu einer Erweiterung der Sicherheitsphilosophie. Es sind also auch jene Räume, deren Bestimmungszweck in unmittelbarem Zusammenhang mit der Erfüllung einer medizinischen Aufgabe steht, zu betrachten. Bei der Ermittlung derartiger Räume ist die Beantwortung der Frage wichtig, ob sich in diesen Räumen Geräte oder Anlagen befinden, deren Ausfall – aus welchen technischen Gründen auch immer – zu einer Beeinträchtigung oder zum Ausfall der Untersuchung und/oder Behandlung des Patienten führt. Als Beispiel hierfür soll die Klimatisierung von Räumen der Computertomographie dienen. Dieses moderne bildgebende Untersuchungsverfahren mit Rechnerauswertung funktioniert nur innerhalb eines vom Hersteller angegebenen bestimmten Temperaturbereiches. Eine Abweichung von den geforderten Parametern, oftmals durch Grenzwerte für die relative Luftfeuchte ergänzt, führt zwangsläufig zum Ausfall der gesamten Computertomographie. Weil dieses Verfahren insbesondere für unfallverletzte Patienten die einzige sichere diagnostische Methode ist, kann ein Ausfall, auch nur der Klimaanlage, nicht hingenommen werden. An diesem Beispiel wird deutlich, daß die sicherheitstechnischen Anforderungen für medizinisch genutzte Räume sowohl durch die direkt am Patienten eingesetzten medizinischen elektrischen Geräte als auch durch indirekt wirkende Technik bestimmt werden.

Das Sicherheitskonzept einer ambulanten medizinischen Einrichtung muß alle Prozesse umfassen, die für deren sicheres Funktionieren erforderlich sind. Dies gilt auch dann, wenn für diese Prozesse und ihre Einrichtungen keine Normen, Vorschriften oder andere verbindlichen Regelungen vorhanden sind. So gehören Brandmelde- und Einbruchmeldeanlagen ebenso dazu wie ein kontrollfähiges Eingangsrufsystem.

Gerade die Kombination aller im Sicherheitskonzept zu erfassenden technischen Anlagen ermöglicht eine wesentliche Erhöhung der Sicherheit für das Haus, für den Arzt und seinen Helfer und für den Patienten (Bild 3.1).

Die Sicherheit ist dabei zu verstehen als „Grad der Abwesenheit von Gefährdung." Jede der im Bild 3.1 dargestellten drei Säulen hat eine eigenständige Aufgabe zu erfüllen, um in der Gesamtheit die Sicherheit im notwendigen Umfang zu gewährleisten.

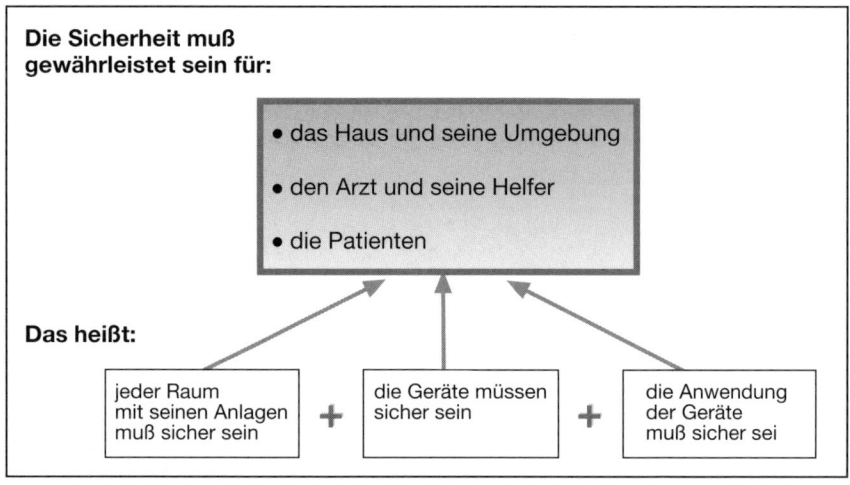

Bild 3.1 Ebenen und Anforderungen in medizinisch genutzten Räumen

Frage 3.01 Welche Bedeutung besitzt die Aufstellung eines Sicherheitskonzeptes für ambulante medizinische Einrichtungen, und welche Aspekte müssen aus elektrotechnischer Sicht berücksichtigt werden?

Mit der Aufstellung des Sicherheitskonzeptes für ambulante medizinische Einrichtungen sind sämtliche qualitätssichernden Aspekte für die medizinische Betreuung zu betrachten. Das bedeutet, daß neben den bautechnischen Anforderungen hinsichtlich Brandschutz, Evakuierung und Rettungswege, der Gewährleistung des Mikroklimas und der Hygiene in den Räumen auch das elektrotechnische Schutzziel erfüllt wird.

Dieses Schutzziel betrifft die Sicherheit gegen den Ausfall der Versorgung der elektrischen Betriebsmittel, einschließlich der Leuchten sowie der medizinischen elektrischen Geräte mit Elektroenergie. Es umfaßt alle möglichen die Versorgung und/oder Sicherheit beeinträchtigenden Fehlerzustände, unabhängig davon, wie und wo sie entstehen können. Das heißt: die zu treffenden Maßnahmen gegen den Ausfall der Versorgung mit Elektroenergie und gegen elektrischen Schlag im Falle des ersten Fehlers sind entsprechend auszuwählen, und zwar

– sowohl für das Energieversorgungsnetz als auch
– bezogen auf die jeweilige Anwendungsgruppe für die Abnehmeranlage.

Frage 3.02 Wer ist für die Aufstellung eines Sicherheitskonzeptes für eine ambulante medizinische Einrichtung verantwortlich?

Alle am Bau Beteiligten sind für die Umsetzung der Rechtsvorschriften des Bundes, der Bundesländer sowie der allgemein anerkannten Regeln der Technik verantwortlich.

Der Bauherr:
Er hat die Vorbereitung sowie die Auswahl der fachlich geeigneten Entwurfsverfasser, der bauübernehmenden Unternehmer und Bauleiter zu verantworten.

Der oder die Entwurfsverfasser:
Sie sind die Fachplaner, müssen Sachkunde und Erfahrung besitzen sowie die Planung entsprechend den anerkannten Regeln der Technik, den behördlichen Vorschriften sowie den Vorgaben aus der medizinisch-technischen Aufstellung durchführen können.

Die Verantwortlichen der durchführenden Unternehmen:
Sie sind für die sach- und fachgerechte, also ordnungsgemäß den Vorschriften entsprechende Ausführung der Arbeiten verantwortlich.

Die Koordinierung aller Beteiligten und aller für den Erfolg der Baumaßnahme erforderlichen Tätigkeiten obliegt in der Planungsphase grundsätzlich dem Bauherrn. Natürlich wird er sich hierzu eines Fachplaners bzw. Architekten bedienen. Je besser und je früher es gelingt, alle technischen und technologischen Anforderungen einschließlich aller Ausrüstungen miteinander zu verknüpfen, mit den vorgegebenen Ansprüchen an die Innenarchitektur sowie Ausstattung zu verbinden und dabei die Einhaltung der Sicherheitsbestimmungen zu gewährleisten, um so hochwertiger wird die ambulante medizinische Einrichtung sein.

Bekanntermaßen sagt man **„Elektrizität ist das Blut der Medizin"**, sie verbindet ja tatsächlich alle medizinischen Prozesse und ist überall anzutreffen. Das heißt: der Erfolg von Diagnostik und Therapie wird heute weitestgehend durch den elektrischen Strom gesichert. Somit fällt diesem Fachgebiet und seinem Vertreter, dem Errichter der elektrischen Anlage, auch die Aufgabe eines „System-Integrators" zu, also die alle Gewerke übergreifende Koordinierung aller Leistungen. Dies ergibt sich bereits aus dem Umstand, daß eine der jeweiligen medizinischen Nutzung entsprechende sicherheitstechnische Differenzierung von Anforderungen an Med-Räume nur in der Vorschrift für die elektrische Anlage [2.37] vorhanden ist.

Daraus darf nicht abgeleitet werden, daß vom elektrotechnischen Fachplaner oder Unternehmer die Einordnung der Räume der ambulanten medizinischen Einrichtung in eine der möglichen Anwendungsgruppen vorzunehmen ist. Die entscheidenden Impulse für diese Einordnung, d.h. die Gestaltung des Sicherheitskonzeptes müssen jedoch von ihnen ausgehen. Ohne daß sie sich an dieser Stelle engagieren und durchsetzen, können keine Sicherheitskonzeption und somit keine sichere ambulante medizinische Einrichtung entstehen. Dazu gehört jedoch ebenso wie für die Übernahme und Ausführung derartiger Leistungen ein hohes Verantwortungsbewußtsein, große Erfahrung, allerbeste Fachkompetenz und neben dem sensiblen Einsatz des handwerklichen Könnens auch ein entsprechendes Durchsetzungsvermögen.

4 Medizinisch genutzte Räume; Arten und Anwendungsgruppen

Die Medizin als Wissenschaft vom gesunden und kranken Menschen, von den Ursachen, Wirkungen, der Vorbeugung und Heilung von Krankheiten ist bereits kurz definiert worden. Erfolgt die medizinische Betreuung außerhalb von stationären Einrichtungen – wie zum Beispiel Krankenhäusern – sprechen wir von ambulanter Medizin. Ambulante medizinische Einrichtungen sind demzufolge Räume oder Raumgruppen außerhalb von Krankenhäusern, in denen Menschen – nachfolgend als Patienten bezeichnet – medizinisch untersucht und/oder behandelt werden. Hierzu gehören:

- Arztpraxen, Dialysepraxen und Zahnarztpraxen (Dentalpraxen),
- Praxen der Physio- und Hydrotherapie sowie für Balneotherapie und diagnostische Zwecke.

Jene Räume einer ambulanten medizinischen Einrichtung der Human- und der Dentalmedizin, in denen

- bestimmungsgemäß medizinische Untersuchungen (Diagnostik) und/ oder Behandlungen (Therapie) erfolgen oder
- deren Bestimmungszweck in unmittelbarem Zusammenhang mit der Erfüllung einer medizinischen Aufgabe steht und zur Sicherstellung des medizinischen Erfolgs in ihren sicherheitstechnischen Anforderungen den medizinischen Untersuchungs- oder Behandlungsräumen gleichzustellen ist,

werden als medizinisch genutzte Räume, kurz **Med-Räume,** bezeichnet. Aus sicherheitstechnischer Sicht kommt den Räumen der Dentalmedizin die gleiche Bedeutung wie denen der Humanmedizin zu.

Medizinisch genutzte Räume sollen sicher sein. Diese Sicherheit bezieht sich auch und vor allem auf die medizinische Tätigkeit in diesen Räumen und auf die daraus resultierenden Gefährdungen des Patienten. Es ist daher erforderlich, die für den Patienten entstehenden Gefährdungen zu erfassen und die jeweils zu deren Abwehr erforderlichen Schutzmaßnahmen zu bestimmen. Aus diesem Grund werden die medizinischen Räume mit bestimmten medizinischen Tätigkeiten und den sich daraus ergebenden Gefährdungen bestimmten, sogenannten *Anwendungsgruppen* zugeordnet. Zu beachten ist, daß diese Einteilung in Anwendungsgruppen nur in der

Elektrotechnik bekannt ist! Der Errichter der elektrischen Anlage, dessen Sicherheitskonzept ja auf der von ihm eingebrachten Raumzuordnung beruht, muß daher dafür sorgen, daß der medizinische Auftraggeber bzw. der Betreiber gründlich und nachweislich über diesen Zusammenhang informiert wird. Dem Betreiber obliegt ja die Verantwortung dafür, daß nicht durch spätere Änderungen bzw. Ergänzungen der medizinischen Einrichtung oder der im betreffenden Raum stattfindenden Behandlung das Sicherheitskonzept durchbrochen wird.

Um die Räume oder Raumgruppen den Anwendungsgruppen zuordnen zu können, muß zunächst von dem für die ambulante Einrichtung verantwortlichen Mediziner festgelegt werden, welche Tätigkeit von ihm und seinen Mitarbeitern in welchen Räumen mit welchen Mitteln und Methoden bei welchen Patienten ausgeführt werden sollen. Dies wird als *Deklaration des Allgemeinzustandes* bezeichnet.

Während sich aus der bestimmungsgemäßen Raumnutzung für Untersuchung und/oder Behandlung die Zuordnung als medizinisch genutzter Raum leicht ableiten läßt, ist die Erfassung der den Med-Räumen zuzuordnenden Anlagen und Geräte, die eine sichere medizinische Versorgung sicherstellen sollen, weitaus schwieriger. In der elektrotechnischen Errichternorm DIN VDE 0107 [2.37] wurde festgelegt, daß die Med-Räume hinsichtlich der im Fehlerfall auftretenden Gefahren und der dann vorzusehenden Schutzmaßnahmen in drei Anwendungsgruppen einzuteilen sind. Als Unterscheidungsmerkmal dieser Anwendungsgruppen gelten

- der Einsatz von medizinischen elektrischen Geräten oder medizinischen elektrischen Systemen am Patienten,
- die mit dem Ausfall der medizinischen elektrischen Geräte verbundene Unterbrechung der medizinischen Untersuchung oder Behandlung sowie
- die mit einer solchen Unterbrechung entstehende Lebensgefahr, Gesundheitsschädigung oder die dann durch eine Wiederholung entstehende unzumutbare Belastung des Patienten.

Zu berücksichtigen sind auch

- der bei einem Ausfall entstehende Verlust der Energieversorgung und damit nicht wieder beschaffbarer Untersuchungsergebnisse und
- der möglicherweise erhebliche wirtschaftliche Schaden.

Bei der Beurteilung dieser Merkmale ist immer vom bestimmungsgemäßen Gebrauch der medizinischen elektrischen Geräte in diesen Räumen auszugehen.

Für die Anwendungsgruppen und damit für die Räume, die ihnen zugeordnet werden, gelten folgende Merkmale:

Räume der Anwendungsgruppe 0

Medizinisch genutzte Räume, in denen sichergestellt ist, daß

– medizinische elektrische Geräte nicht angewendet werden

oder

– Patienten während der Untersuchung oder Behandlung mit medizinischen elektrischen Geräten nicht in Berührung kommen

oder

– medizinische elektrische Geräte verwendet werden, die gemäß Angaben in den Begleitpapieren zur Anwendung auch außerhalb von medizinisch genutzten Räumen zugelassen sind

oder

– medizinische elektrische Geräte betrieben werden, die ausschließlich aus den in die Geräte eingebauten Stromquellen versorgt werden.

Räume der Anwendungsgruppe 1

Medizinisch genutzte Räume in denen

– netzabhängige medizinische elektrische Geräte verwendet werden, mit denen oder mit deren Anwendungsteilen Patienten bei der Untersuchung oder Behandlung bestimmungsgemäß in Berührung kommen

und

– das Auftreten eines ersten Körper- oder Erdschlusses oder der Ausfall des allgemeinen Stromversorgungsnetzes zu einer Abschaltung führen kann, ohne daß hierdurch Patienten gefährdet werden

und

– Untersuchungen und/oder Behandlungen gefahrlos abgebrochen werden können.

Räume der Anwendungsgruppe 2

Medizinisch genutzte Räume in denen

– medizinische elektrischer Geräte betrieben werden, die netzabhängig sind,

und

– diese Geräte beim Auftreten eines ersten Körper- oder Erdschlusses und/oder beim Ausfall des allgemeinen Netzes weiter betrieben werden müssen, da ein Abbruch der Untersuchung/Behandlung oder ein Ausfall des Gerätes zu einer lebensbedrohenden Gefahr für den Patienten oder zum unwiederbringlichen Verlust lebenswichtiger Daten führt.

Bei dem Bestimmen der durch die elektrische Anlage möglicherweise auftretenden Gefährdungen und damit der Anwendungsgruppe des betreffenden Raumes ist der räumliche Bereich zu berücksichtigen, in dem

– medizinische Untersuchungen und/oder Behandlungen durchgeführt werden.

Dies ist damit auch der Bereich, in dem

– sowohl bestimmungsgemäße als auch unbeabsichtigte Verbindungen zwischen dem Patienten und medizinischen elektrischen Geräten und Systemen bzw. deren Anwendungsteilen zustande kommen können.

Dieser Bereich ist die sogenannte Patientenumgebung, die umgangssprachlich auch als „medizinischer Arbeitsbereich" bezeichnet wird. Für diese Patientenumgebung gelten beim Einsatz von medizinischen elektrischen Geräten die besonderen Anforderungen hinsichtlich des Potentialausgleichs und der Zuverlässigkeit der Elektroenergieversorgung für diese Geräte bzw. Systeme.

Diese „Patientenumgebung" ist definiert [2.37] als der Bereich, der

– waagerecht durch den in allen möglichen Richtungen und Positionen vorhandenen Abstand von 1,5 m um den Patientenuntersuchungs- oder -behandlungsplatz

und

– senkrecht durch den Abstand von 2,5 m über der üblicherweise betretenen Stand- oder Arbeitsfläche

begrenzt wird (Bild 4.1).

Beispiele für die Zuordnung der Arten medizinisch genutzter Räume zu den Anwendungsgruppen sind in Tabelle 1 von DIN VDE 0107 [2.37] aufgeführt. In den Tafeln 4.1 und 4.2 sind nach medizinischen Fachgebieten unterteilt ambulante medizinische Einrichtungen und die Zuordnung der Anwendungsgruppen beispielhaft aufgelistet.

Vom Errichter ist vor dem Beginn des Errichtens der elektrischen Anlage gemeinsam mit dem verantwortlichen Mediziner der Einrichtung das Festlegungsprotokoll (Bild 4.2) abzustimmen.

Tafel 4.1   Beispiele für medizinisch genutzte Räume der Anwendungsgruppe 1

Medizinische Raumgruppe	medizinisch genutzter Raum	bestimmungsgemäße Nutzung
(Diagnostik) Morphologische Befundung	Untersuchungs- und Behandlungsräume für Allgemeine Röntgendiagnostik, Mammographie, Kernspintomographie,	Röntgen-, Magnetfeld-, Nuklear- und Strahlenuntersuchungen ohne Narkose und Gewebeentnahmen
	Ultraschalldiagnostik und Ultraschalltherapie	Ultraschalluntersuchungen Steinzertrümmerungen durch Stoßwellen und/oder Strahlung
	Endoskopieräume	Endoskopien ohne Narkose und ohne Gewebeentnahmen Endoskopien mit zumutbaren physischen und/oder psychischen Patientenbelastungen
Funktionelle Befundung	Untersuchungs- und Behandlungsräume in Praxen für Allgemeinmedizin, Augen-, HNO-Medizin, Haut- und Geschlechtskrankheiten, Neurologie/Psychiatrie, Urologie, Gynäkologie und Pädiatrie	Untersuchungen ohne oder mit medizinischen elektrischen Geräten oder Systemen, z.B. EKG, EEG, EMG, Ergometer sowie Spiegelungen ohne Narkose und ohne Behandlungen
Therapie	Behandlungsräume der Physio-, Hydro- und Balneotherapie	Behandlungen ohne oder mit medizinischen elektrischen Geräten für Elektro-, Elektrowärme-, Galvanobehandlungen sowie für Massagen, Bestrahlungen, Inhalationen und Wasser- und/oder Schlammanwendungen
Dentalmedizin	Behandlungsräume, Prophylaxeräume, Röntgenräume, Räume für Laseranwendungen, Kieferorthopädie	Einsatz medizinischer elektrischer Geräte für Zahnbehandlungen und Kieferbehandlungen
Arbeitsmedizin	Untersuchungs- und/oder Behandlungsräume für arbeitsmedizinische Vorsorge Sanitätsräume in Betrieben	Einsatz elektrischer oder medizinischer elektrischer Geräte für Diagnostik und Therapie gemäß ArbStättV § 38
Sportmedizin	Untersuchungs- und/oder Behandlungsräume für sportmedizinische Betreuung Räume für Konditionierung in Sportleistungszentren	Einsatz medizinischer elektrischer Geräte für Therapiezwecke sowie Vitalwertüberwachung während des Trainings

Tafel 4.2   Beispiele für medizinisch genutzte Räume der Anwendungsgruppe 2

Medizinische Raumgruppe	medizinisch genutzter Raum	bestimmungsgemäße Nutzung
Ambulantes Operieren	Operationsraum, OP-Vorbereitungsraum, OP-Ausleitungsraum, OP-Aufwachraum OP-Gipsraum	Chirurgische Eingriffe[1], Operationen jeglicher Art[1], Patientenvorbereitung und Nachbehandlung Anlegen von Gipsverbänden mit Narkose
(Diagnostik) Morphologische Befundung	Räume für invasive Röntgendiagnostik, Untersuchungs- und Vorbereitungsräume für Katheterdiagnostik Endoskopieräume für Bronchoskopie, Bulboskopie, Coloskopie, Gastroskopie, Kolposkopie, Laparoskopie, Ösophagoskopie, Rektoskopie, Thorakoskopie, Zystoskopie und Amnioskopie	Einbringung von Kathetern für Angiographie und Urographie Computertomographie und Interventionsradiologie Einbringung von Endoskopen in natürliche und künstliche Körperöffnungen unter Narkose sowie ohne Narkose, jedoch mit hoher physischer und/oder psychischer Belastung für den Patienten
Funktionelle Befundung	Räume für Funktionsdiagnostik, Untersuchungs- und Vorbereitungsräume für Katheterdiagnostik	Einbringung von Kathetern für kardiologisch-angiologische sowie respiratorische Untersuchungen
Dentalmedizin	Räume für Kieferchirurgie	Chirurgische Eingriffe in der Mundhöhle oder am Kiefer[2]

Anmerkung: [1] Tätigkeiten gemäß ärztlicher Zulassung zum ambulanten Operieren
[2] Zur Kieferchirurgie können auch kosmetische Gesichtschirurgie einschl. Implantationen gehören.

Das unterschriebene Festlegungsprotokoll muß als Teil der Dokumentation der Einrichtung aufbewahrt werden.

Raumgruppen, d.h. funktionell zusammengehörende Med-Räume, sind der gleichen Anwendungsgruppe zuzuordnen, da sie eine gemeinsame Zweckbestimmung besitzen. Dies ist auch der Fall, wenn Räume durch die Funktion eines oder mehrerer medizinischer elektrischer Geräte miteinander verbunden sind.

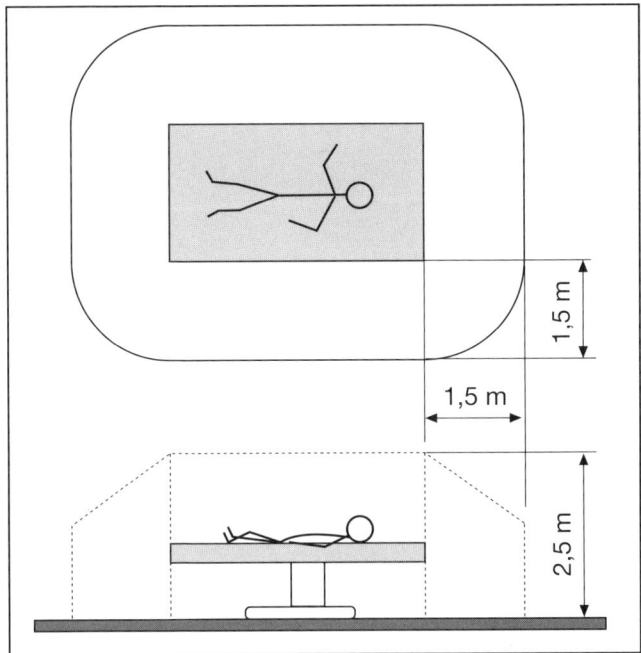

Bild 4.1 Patientenumgebung, Abmessungen nach DIN VDE 0107

Über diese Einteilung der Räume der ambulanten medizinischen Einrichtung hinaus ist im Zusammenhang mit dem Sicherheitskonzept des Errichters auch die Einordnung der gesamten Einrichtung in ihre Umgebung und die sich daraus ergebenden Anforderungen an die elektrische Anlage zu beachten.

Bauordnungsrechtlich [1.27] werden Arztpraxen als bauliche Anlagen besonderer Art und Nutzung beurteilt. Ihre Unterbringung in Ärztehäusern, Polikliniken oder in Häusern mit gemischter Nutzung (Wohn- und Geschäftshäusern) hat zur Folge, daß diese Gebäude für die Feuerwehr von öffentlichen Verkehrsflächen aus erreichbar sein müssen. Die Brandschutztechnische Beurteilung einer Arztpraxis, die je nach medizinischer Fachdisziplin aus Empfangs- und Aufnahmebereich, Wartebereich, Untersuchungs- und/oder Behandlungsraum, ggf. Raum für ambulantes Operieren einschließlich Vorbereitungs- und OP-Nachsorgeraum besteht, hängt wesentlich von der zu erwarten Zahl aller Personen (Personal und Patienten), aber auch von der Art der medizinischen Nutzung ab.

Muster (Vorderseite)

Festlegungsprotokoll

zur Eingruppierung von medizinisch genutzten Räumen in eine Anwendungsgruppe (AG)

Nach DIN VDE 0107 Abschn. 2.2 sind medizinisch genutzte Räume – bezogen auf ihre bestimmungsgemäße Nutzung – hinsichtlich der Maßnahmen zum Schutz gegen elektrischen Schlag und für eine sichere Stromversorgung in eine Anwendungsgruppe zuzuordnen. Die Kriterien der Zuordnung sind auf der Rückseite aufgeführt, sie bilden die Grundlage für die Einstufung. Unter Berücksichtigung der vorgesehenen Nutzung und des bestimmungsgemäßen Einsatzes von medizinischen elektrischen Geräten werden die Räume in der Praxis

_____

_____

wie folgt eingeordnet:

Räume der Anwendungsgruppe 0: (nur Warte-/Sanitärräume ohne medizinische Nutzung)
  (Auflistung)

Räume der Anwendungsgruppe 1:
  (Auflistung)

Räume der Anwendungsgruppe 2:
  (Auflistung)

An der Einstufung hat beratend mitgewirkt:

....
  (Name Fachplaner oder Ausführungsbetrieb)

Hinweis: Die Einstufung besitzt nur so lange Gültigkeit, bis sich durch veränderte Raumnutzung und/oder durch Änderung der medizinisch-technischen Ausstattung die Einstufungskriterien verändern. Sie ist im Rahmen der Wiederholungsprüfungen zu überprüfen!

............, den ....
                                       Unterschrift und Stempel des Arztes

Bild 4.2 Muster für ein Festlegungsprotokoll zum Dokumentieren der Einordnung der medizinisch genutzten Räume in eine Anwendungsgruppe

Muster (Rückseite)

Auszug aus DIN VDE 0107

1.1. Anwendungsgruppen medizinisch genutzter Räume

Als medizinisch genutzte Räume gelten Räume der Human- und Dentalmedizin, die bestimmungsgemäß bei der Untersuchung oder Behandlung von Menschen benutzt werden. Hierzu zählen auch die hydrotherapeutischen und physikalisch-therapeutischen Behandlungsräume sowie die Massageräume. In medizinischen Bereichen gehören hierzu nicht z. B. Flure und Treppenhäuser, Stationsdienstzimmer, Etagenbäder und Toiletten, Naßzellen in Bettenräumen, Tee-Küchen, Aufenthaltsräume.

Medizinisch genutzte Räume werden hinsichtlich der zum Schutz gegen Gefahren im Fehlerfall notwendigen Maßnahmen in die Anwendungsgruppen nach den Abschnitten 2.2.1 bis 2.2.3 eingeteilt:

2.2.1 *Räume der Anwendungsgruppe 0*

Diese sind medizinisch genutzte Räume, in denen, bezogen auf den bestimmungsgemäßen Gebrauch, sichergestellt ist, daß

- medizinische elektrische Geräte nicht angewendet werden, oder

- Patienten während der Untersuchung oder Behandlung mit medizinischen elektrischen Geräten, die bestimmungsgemäß angewendet werden, nicht in Berührung kommen, oder

- medizinische elektrische Geräte verwendet werden, die zur Anwendung auch außerhalb von medizinisch genutzten Räumen, gemäß Angaben in den Begleitpapieren, zugelassen sind, oder

- medizinische elektrische Geräte betrieben werden, die ausschließlich aus in die Geräte eingebauten Stromquellen versorgt werden.

2.2.2 *Räume der Anwendungsgruppe 1*

Dies sind medizinisch genutzte Räume, in denen netzabhängige medizinische elektrische Geräte verwendet werden, mit denen oder mit deren Anwendungsteilen Patienten bei der Untersuchung oder Behandlung bestimmungsgemäß in Berührung kommen.

Bei Auftreten eines ersten Körper- oder Erdschlusses oder Ausfall des allgemeinen Netzes kann deren Abschaltung hingenommen werden, ohne daß hierdurch Patienten gefährdet werden. Untersuchungen und Behandlungen von Patienten können abgebrochen und wiederholt werden.

2.2.3 *Räume der Anwendungsgruppe 2*

Dies sind medizinisch genutzte Räume, in denen netzabhängige medizinische elektrische Geräte betrieben werden, die bei operativen Eingriffen oder Maßnahmen, die lebenswichtig sind, dienen. Bei Auftreten eines ersten Körper- oder Erdschlusses oder Ausfall des allgemeinen Netzes müssen diese Geräte weiterbetrieben werden können, weil Untersuchungen oder Behandlungen nicht ohne Gefahr für den Patienten abgebrochen und wiederholt werden können.

2.2.4. *Raumgruppen*

Eine Raumgruppe bilden medizinisch genutzte Räume, die durch die medizinische Zweckbestimmung oder gemeinsame medizinische elektrische Geräte in ihrer Funktion miteinander verbunden sind. Dies kann zutreffen für den OP-Raum und die unmittelbar zugeordneten Funktionsräume, wie z. B. OP-Gipsraum, Vorbereitung und Ausleitung, Überwachung.

Hinweise: Im Rahmen der Einstufung der Räume in eine Anwendungsgruppe sind auch jene Räume einzuschätzen, deren Bestimmungszweck in einem unmittelbaren Zusammenhang mit der Erfüllung der medizinischen Aufgabe stehen!

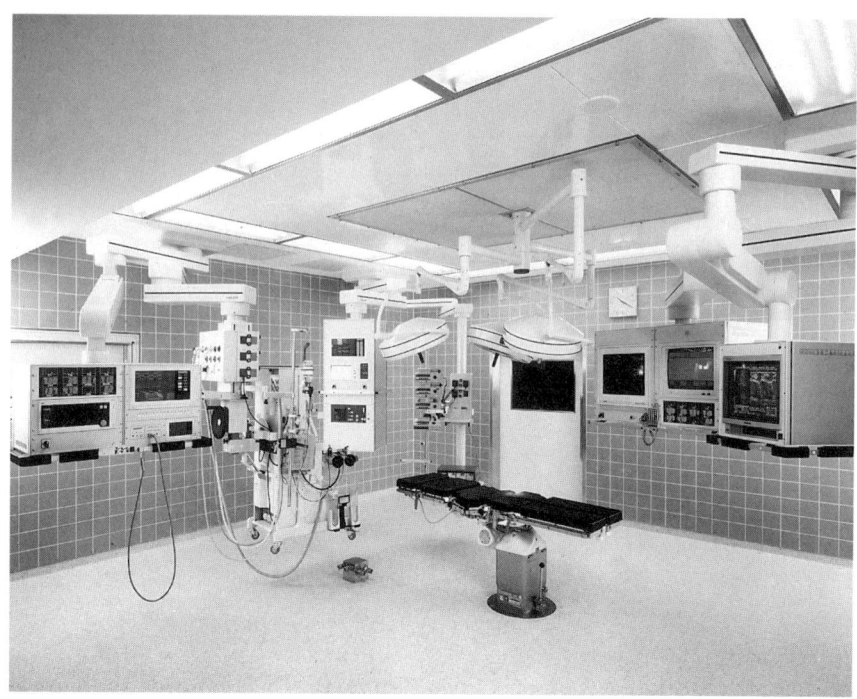

Bild 4.3 Ansicht eines ambulanten OP-Raumes mit OP-Leuchte, Deckenversorgungssystem und stationärem OP-Tisch

Frage 4.01 Unterscheiden sich medizinisch genutzte Räume in ambulanten medizinischen Einrichtungen hinsichtlich der elektrotechnischen Anforderungen von denen in Krankenhäusern?

Nein! Nach DIN VDE 0107 [2.37] gelten die Sicherheitsanforderungen für elektrotechnische Anlagen bis 1000 V für medizinisch genutzte Räume der Human- und Dentalmedizin unabhängig von ihrer baulichen Einordnung, also auch außerhalb von Krankenhäusern.

Zu diesen Einrichtungen gehören neben den vorn bereits genannten Praxen niedergelassener Ärzte der Human- und Dentalmedizin auch Med-Räume von Betriebsärzten und von Militärärzten (ohne stationären Bereich), Med-Räume in Kureinrichtungen und Heilstätten sowie in Alten- und Pflegeheimen, Praxen für Physio- und Hydrotherapie, Räume für Labordiagnostik, Transfusionsräume (Blutspenderäume) und auch Räume zur Eigenblutversorgung.

Nicht zu medizinisch genutzten Räumen gehören Laboratorien, in denen bestimmungsgemäß keine medizinischen Untersuchungen oder Behandlun-

Sicherheit und Schutz

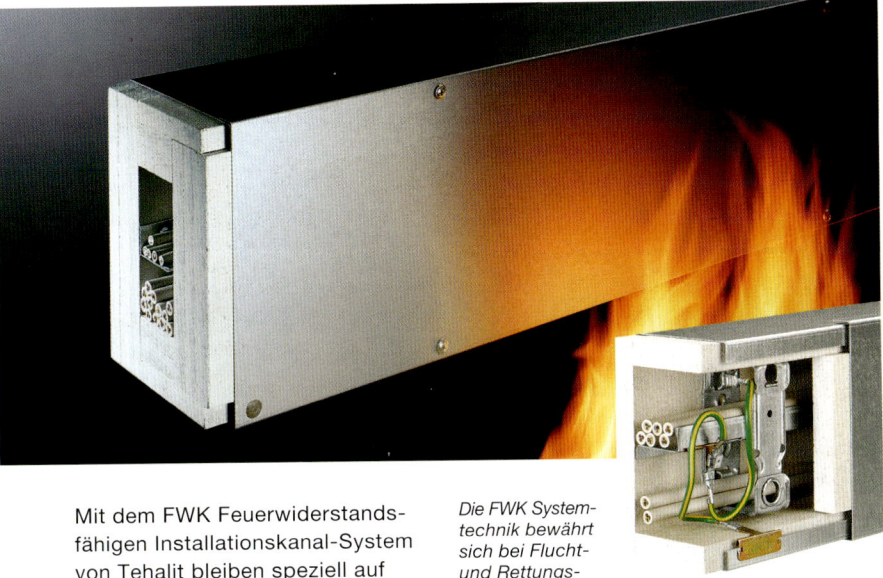

Die FWK Systemtechnik bewährt sich bei Flucht- und Rettungswegen

Mit dem FWK Feuerwiderstandsfähigen Installationskanal-System von Tehalit bleiben speziell auf Flucht- und Rettungswegen elektrische Brandmelder und andere Schutzeinrichtungen im Brandfall für einen gewissen Zeitraum funktionsfähig. Durch seine Konstruktion und die verwendeten Materialien erfüllt es entsprechende Bestimmungen der Landesbauordnung (LBO). Die Außenhülle der FWK Kanäle besteht aus robustem Stahlblech, mit der Innenverkleidung aus faserverstärktem Gips werden Leitungen bei großer Hitze zusätzlich geschützt.

Wenn Sie weitere Fragen haben, wenden Sie sich bitte an Ihren Elektrogroßhändler oder direkt an uns. Rufen Sie an.

TEHALIT

Hager Tehalit Vertriebs GmbH
Zum Gunterstal
66440 Blieskastel
Telefax (0 68 42) 9 45-56 66
Service Telefon (0180) 3 23 23 28

TRILUX-Hospitaltechnik

TRILUX-Hospitaltechnik repräsentiert ein breites, zeitgemäßes Produktspektrum an Installationseinheiten für Pflege- und Intensivbereiche sowie an speziellen Beleuchtungssystemen für Operations- und Reinräume. Kennzeichnende Merkmale aller Systeme sind leichte Bedienbarkeit, hohe Funktionssicherheit und hygienegerechte Konstruktion. TRILUX-Installationseinheiten bieten Patienten, Ärzten und Pflegepersonal ein hohes Maß an Bedienungskomfort, schaffen Behaglichkeit und erlauben es dem Pflegepersonal, sich auf die wesentliche Aufgabe zu konzentrieren, den Dienst am Menschen.

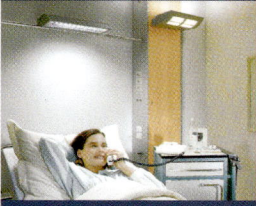
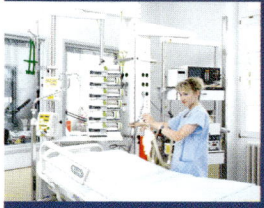
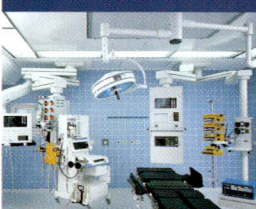

TRILUX-LENZE GmbH+Co KG
Postfach 1960
D-59753 ARNSBERG
Telefon 0 29 32/301-0
Telefax 0 29 32/30 11 21
EMail ht@trilux.de
Internet http://www.trilux.de

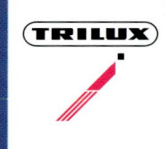

gen von Patienten durchgeführt werden (z.B. Dentallabore), Apotheken, Räume der Arbeitstherapie zum Zwecke der Rehabilitation, Aufenthalts-, Warte-, Küchen-, Speise- und Büroräume, Räume für Instrumentenaufbereitung, Sterilisations- und Desinfektionsräume, Abort- und Entsorgungsräume, Wohnräume, in denen Patienten-(Haus-)Besuche durch den Arzt stattfinden sowie Wohn-, Schlaf- und Beschäftigungsräume in Tageskliniken, in denen keine Untersuchungen und/oder Behandlungen durchgeführt werden.

Frage 4.02 Wer ist für die Einstufung medizinisch genutzter Räume in die jeweils zutreffende Anwendungsgruppe verantwortlich, und zu welchem Zeitpunkt soll diese Einstufung erfolgen?

Aus der Entwicklung einer eigenständigen elektrotechnischen Sicherheitsphilosophie für medizinisch genutzte Räume sind die in der Tabelle 1 von VDE 0107 [2.37] genannten Beispiele entstanden. Dies ist die einzige Aufstellung von Raumarten, bezogen auf den bestimmungsgemäßen Gebrauch und auf die Art der medizinischen Nutzung überhaupt. Hieraus wird häufig die Verpflichtung für den Elektroplaner, aber auch für den Errichter der elektrotechnischen Anlage abgeleitet, eine Zuordnung in eine der Anwendungsgruppen vorzunehmen. Dies widerspricht den allgemeinen Grundsätzen für das Gewährleisten der Arbeitssicherheit in Betriebsstätten aller Art und ist mit dem allgemeinen Recht nicht vereinbar. Die Zuordnung zu der jeweiligen Anwendungsgruppe ist vom verantwortlichen Mediziner vorzunehmen. Da dieser im Regelfall die Unterscheidungskriterien der Anwendungsgruppen und ihre Graduierung nicht kennt, fällt dem Fachplaner, aber auch dem Errichter der elektrotechnischen Anlage, eine besondere Beratungspflicht zu. Mit der Aufstellung eines Festlegungsprotokolls (Bild 4.2) ist sicherzustellen, daß die Zuordnung zu der jeweiligen Anwendungsgruppe für jeden medizinisch genutzten Raum schriftlich erfolgt. Diese klare und für alle verbindliche Festlegung der Einstufung ist sowohl für Fachplaner als auch für den Errichter der elektrotechnischen Anlage bedeutungsvoll, da eine falsche Einordnung zu späteren Folgekosten führen und im Regelfall mit erhöhten Schadenersatzleistungen verbunden wird. Im Bild 4.2 ist ein Beispiel für ein Festlegungsprotokoll zur Einstufung in eine der Anwendungsgruppen aufgeführt.

Die Einstufung oder Zuordnung aller Räume der ambulanten medizinischen Einrichtung zu den Anwendungsgruppen bildet die Voraussetzung für eine sach- und fachgerechte Planung der elektrotechnischen Anlage; sie hat also vor der Ausführungsplanung zu erfolgen.

Frage 4.03 Wer ist dafür verantwortlich, daß die bei dem Errichten der elektrischen Anlage getroffene Zuordnung der Räume zu einer Anwendungsgruppe auch erhalten bleibt?

Ausschließlich der Betreiber, d.h. der verantwortliche Mediziner. Um die Sicherheit seiner Patienten zu gewährleisten, muß er dafür sorgen, daß in jedem Raum seiner medizinischen Einrichtung nur die mit der jeweiligen Anwendungsgruppe übereinstimmenden medizinischen Tätigkeiten vorgenommen werden.

Der technologische Fortschritt bei medizinischen elektrischen Geräten führt natürlich auch dazu, daß mit der Entwicklung neuer Geräte häufig auch die Möglichkeit entsteht, in den Räumen der Anwendungsgruppe 1 Untersuchungen und/oder Behandlungen durchzuführen, die nur in der Anwendungsgruppe 2 zulässig sind. Diese Problematik kann eigentlich nur dann zufriedenstellend gelöst werden, wenn bei jeder Anschaffung neuer medizinischer elektrischer Geräte die zuständige Elektrofachkraft des Errichters konsultiert wird. Hier zeigt sich, wie nötig der Abschluß eines Servicevertrages aller ambulanten medizinischen Einrichtungen mit einem Elektrofachbetrieb ist.

Insbesondere bei Wiederholungsprüfungen der elektrotechnischen Anlagen ist es deshalb wichtig, immer auch auf derartige Veränderungen zu achten und die Richtigkeit der Einstufung von medizinisch genutzten Räumen in eine der Anwendungsgruppen unter den Bedingungen der aktuellen medizinischen Tätigkeiten zu kontrollieren.

Frage 4.04 Welchen Einfluß haben die wirtschaftlichen Gesichtspunkte des medizinischen Nutzers auf die Einordnung in eine Anwendungsgruppe?

Es ist für die Inhaber oder Nutzer einer ambulanten medizinischen Einrichtung selbstverständlich – wenn hier vom humanistischen Anliegen abgesehen wird – daß ihre Tätigkeit auch auf wirtschaftlichen Erfolg ausgerichtet sein muß. In der Regel werden Ärzte und Therapeuten bei der Einrichtung ihrer Praxis für Um- und Ausbau, für die Einrichtung und die Beschaffung der erforderlichen technischen Infrastruktur einschließlich medizinischer elektrischer Geräte Bankkredite in erheblichen Größenordnungen in Anspruch nehmen. Neben den dafür zu entrichtenden Zinsen und Tilgungen sind die laufenden Kosten für die planmäßige vorbeugende Instandhaltung durch regelmäßige Wiederholungsprüfungen und Geräteservice ebenso durch die medizinische Tätigkeit des Praxisteams zu erwirtschaften wie alle übrigen wiederkehrenden Personal- und Raumkosten. Zur Sicherung der wirtschaftlichen Existenz gehört in diesem Zusammenhang auch, daß dem Mediziner nach Abzug aller Kosten ein ausreichender Überschuß zum Leben und zu Investitionen in neue medizinische Technik verbleiben muß. Ähnlich einem „Regelpreisverfahren" erhalten viele ambulant tätige Mediziner von den Krankenkassen für einzelne diagnostische oder therapeutische Leistungen eine feststehende Gebühr. Aus diesem Sachverhalt resultiert, daß alle selbständigen Mediziner stets bemüht sein müssen, solche diagnostischen und/oder therapeutischen Leistungen einschließlich der Heilbehandlungen zum Wohle des Patienten in einer Weise zu erbringen, die zu einem möglichst hohen Gebührensatz seitens der Krankenkasse führt.

Selbstverständlich liegt es einerseits im Interesse des Mediziners, die Einordnung der Räume in eine seiner medizinischen Aufgabe und der medizinischen Wertigkeit entsprechenden Anwendungsgruppe vorzunehmen. Andererseits aber stehen dem dann in der Regel höhere Investitionskosten gegenüber. Die langjährige Erfahrung bei der Beratung von Medizinern zur Einordnung in die richtige Anwendungsgruppe zeigt, daß häufig das medizinische Erfordernis für eine richtige Einordnung – teilweise sogar bewußt – der Einsparung höherer Investitionskosten geopfert wird. Dabei wird übersehen, daß die richtige – d.h. auf den medizinischen und medizintechnischen Fortschritt ausgerichtete – Beachtung der Einordnungskriterien sofort oder in der Zukunft die Übernahme besser honorierter Leistungen ermöglicht.

So sind es z. B. die Kriterien der Zumutbarkeit für Wiederholungen von aufwendigen Untersuchungen sowie der Verlust von Untersuchungsergebnissen nach einem elektrischen Fehler, die beim Festlegen der Anwendungsgruppen in der ambulanten Medizin besondere Berücksichtigung finden müssen. Deshalb muß im Beratungsgespräch vom Errichter der elektrischen Anlage darauf hingewiesen werden, daß die besseren elektrotechnischen Voraussetzungen beispielsweise durch die Einordnung in die Anwendungsgruppe 2 und durch den Aufbau eines eigenständigen Sicherheitsnetzes auch zu dauerhaften wirtschaftlichen Vorteilen führt.

Zu bedenken ist, daß die Sicherheit für den Patienten keinesfalls durch wirtschaftliche Überlegungen verdrängt werden darf!

Frage 4.05 Welche Bedeutung kommt den Med-Räumen der Anwendungsgruppe 0 in der ambulanten Medizin zu?

Wenn man die Einstufungskriterien für Med-Räume der Anwendungsgruppe 0 betrachtet, so ist zu erkennen, daß in diesen Räumen bei bestimmungsgemäßer Nutzung der medizinischen elektrischen Geräte eigentlich nicht praktiziert werden kann.

Die Geräteindustrie stellt den Ärzten und Therapeuten ständig neue medizinisch-technische Geräte zum Einsatz am Patienten zur Verfügung. Schon jedes davon einzeln für sich betrachtet darf nur betrieben werden, wenn alle Anforderungen der entsprechenden Normen für die Med-Räume erfüllt werden. Bei der Kombination mehrerer Geräte am Patienten – z.B. Fahrrad-Ergometer mit tragbarem EKG – ergeben sich zusätzliche Verhaltensanforderungen und zusätzliche Belastungen für das medizinische Personal. In jedem Fall muß mit Konsequenz auf das Einhalten der zum Schutz des Personals und der Patienten dienenden Maßnahmen geachtet werden.

Ein weiterer Aspekt sind die in DIN VDE 0107 enthaltenen Forderungen hinsichtlich der Schutzmaßnahmen bei indirektem Berühren. Danach besteht der Unterschied zwischen den Med-Räumen der Anwendungsgruppen (AG) 0 und 1 im Wesentlichen darin, daß

– in Räumen der AG 0 alle Schutzmaßnahmen bei indirektem Berühren nach DIN VDE 0100 Teil 410 angewandt werden dürfen, während – auf die ortsfeste Installation bezogen –
– in Räumen der AG 1 der Schutz durch Abschaltung die einzige sinnvolle Schutzmaßnahme darstellt.

Daraus ergibt sich, und das wird auch in DIN VDE 0107 so angemerkt, daß ambulante Med-Räume mindestens der Anwendungsgruppe 1 zuzuordnen sind.

Frage 4.06 Müssen die zu einer medizinischen Raumgruppe gehörenden Räume räumlich nebeneinander angeordnet sein?

Die zu einer Raumgruppe gehörenden Med-Räume sind funktionell miteinander verbunden. In einer Arztpraxis gelten Untersuchungs- und Behandlungsraum, ggf. auch Therapieraum, grundsätzlich als Raumgruppe. Der zunehmende Einsatz moderner, computergestützter Systeme gibt dem Arzt und seinem Personal die Möglichkeit, Arbeitsgänge miteinander zu verknüpfen. Bereits im Anmeldebereich werden Datenbanken geöffnet, die zunächst mit den persönlichen Daten des Patienten gefüllt werden. Im Arzt-Patientengespräch werden die durch Anamnese (Befragung) gewonnenen Erkenntnisse als Krankengeschichte sowie die verordneten Medikamente und Behandlungen ebenfalls in dieser Datenbank gespeichert. Wichtig für die Führung dieser patientenbezogenen Aufzeichnungen – zu denen der Arzt von Rechts wegen verpflichtet ist – sind auch alle durch apparative Untersuchungen und Laboruntersuchungen ermittelten Ergebnisse. Mit dem Abspeichern in der Patienten-Datenbank wird also eine funktionelle Einheit zwischen dem Untersuchungs- und Behandlungsraum sowie zum Aufnahmebereich, vor allem aber mit dem Aufstellort des „Gehirns" für diese Datenbank geschaffen. Moderne Systeme speichern heute die durch bildgebende Systeme gewonnenen Ergebnisse bereits elektronisch – also ohne Röntgenbild o. ä. – ab. Hieraus wird deutlich, daß auch für diesen Aufstellungsort mindestens die gleichen Sicherheitskriterien zu erfüllen sind wie für den Untersuchungs- und/oder Behandlungsraum selbst.

Frage 4.07 Können die zu einer Raumgruppe gehörenden Med-Räume auch übereinander bzw. versetzt zueinander liegen?

Im Abschnitt 3.2 sind die Schutzziele für Med-Räume erläutert. Bei der für die jeweilige ambulante medizinische Einrichtung zu entwickelnden Sicherheitsphilosophie sind demnach auch jene Räume zu berücksichtigen, in denen selbst kein Patient untersucht und/oder behandelt wird, deren Bestimmungszweck jedoch in unmittelbarem Zusammenhang mit der Erfüllung einer medizinischen Aufgabe steht. Beispiel: Die Räume, in denen in einer ambulanten Dialyseklinik Patienten einer „Blutwäsche" unterzogen werden, liegen im Erdgeschoß eines Wohngebäudes. Die Aufbereitung der Spüllösungsflüssigkeit, die eine Voraussetzung für die Hämodialyse ist, befindet sich im Keller dieses Gebäudes. Mittels Pumpen wird die Flüssigkeit, das Dialysat, zu den Dialysegeräten – „künstlichen Nieren" – gepumpt. Die Funktionstüchtigkeit und ggf. der Ausfall der Technik, beginnend mit den elektrisch bzw. elektronisch gesteuerten Dosiergeräten für das Dialysat und im weiteren Verlauf über Mischprozesse bis hin zur künstlichen Niere im Dialyseraum, beeinflußt also entscheidend den medizinischen Erfolg. Demzufolge gehört der Raum für die Spüllösungsaufbereitung – obwohl er unmittelbar kein medizinisch genutzter Raum ist – zur gleichen Raumgruppe wie der Raum, in dem die Blutwäsche des Patienten erfolgt. Daraus wird erkennbar, daß für diese Funktionsnebenräume die gleichen Sicherheitskriterien gelten wie für die eigentlichen Med-Räume.

Frage 4.08 Beschränkt sich die Sicherheitsphilosophie für Med-Räume bzw. Med-Raumgruppen nur auf die Errichtung der elektrotechnischen Anlage?

Das in Frage 4.07 erwähnte Beispiel des Raumes für die Spüllösungsaufbereitung macht deutlich, daß gerade bei extern – also außerhalb der Praxis bzw. auch der medizinischen Einrichtung – untergebrachten Funktionsräumen weitere Sicherheitskriterien bedeutungsvoll sind. Manipulationen an den für den medizinischen Erfolg wichtigen Medien, im Beispiel an der richtigen Zusammensetzung der Spüllösungsflüssigkeit, dem Dialysat, sind ebenso zu verhindern wie Beeinträchtigungen und Zerstörungen der entsprechenden Versorgungsleitungen. Das bedeutet hier:

- alle Versorgungsleitungen müssen im gesamten Verlauf durch geeignete Maßnahmen dem Zugriff Dritter entzogen werden,
- die Räume sind hinsichtlich Brand und unbefugtem Zugang (Einbruch) zu sichern,
- die Wände, Fenster und Türen müssen die notwendige Stabilität gegen Vandalismus u. ä. besitzen.

Das Berücksichtigen der entsprechenden Maßnahmen ist auch für das ordnungsgemäße und sichere Funktionieren

- der elektrischen Anlage insgesamt,
- der Anlagen in den Räumen der Anwendungsgruppen

und damit für alle ihre der Sicherheit dienenden Funktionen wichtig. Somit muß auch der Errichter der elektrischen Anlage – eingedenk der vom ihm zu vertretenden Sicherheitsphilosophie – derartige Sicherheitsvorkehrungen für seine Leitungen fordern bzw. gewährleisten.

Frage 4.09 Gelten Sanitätsräume in den Betriebsstätten als medizinisch genutzte Räume, und in welche Anwendungsgruppe sind sie einzustufen?

Als Sanitätsräume werden Räume innerhalb von Arbeitsstätten bezeichnet, die für Erste Hilfe-Maßnahmen bzw. zur ärztlichen Erstversorgung entsprechend der Verordnung über Arbeitsstätten – ArbSttV [1.14] – in Gewerbebetrieben einzurichten sind, wenn

- mehr als 1000 Arbeitnehmer beschäftigt werden oder
- mit besonderen Unfallgefahren zu rechnen ist und mehr als 100 Arbeitnehmer beschäftigt werden.

Da diese Arbeitsstätten keine Krankenhäuser sind, gelten für die Sanitätsräume die Grundsätze für ambulante medizinische Einrichtungen. Die Anforderungen an die Bemessung, die technische und medizintechnische Ausstattung sind in ArbStättV [1.14] § 38 sowie in der Arbeitsschutzrichtlinie (ASR) [1.15] enthalten.

In Sanitätsräumen wird also bestimmungsgemäß bei einem Unfall oder bei einer Erkrankung im Betrieb Erste Hilfe geleistet oder die ärztliche Erstversorgung durchgeführt. Demzufolge gelten Sanitätsräume als medizinisch genutzte Räume. Sie werden im Regelfall als Räume der Anwendungsgruppe 1 eingestuft. Für bestimmte Arbeitsstätten mit besonderen Anforderungen an die dort einzurichtenden Sanitätsräume kann eine Einordnung in die Anwendungsgruppe 2 aus medizinischer Sicht erforderlich sein. Dies trifft für Arbeitsstätten zu, in denen die Beschäftigten besonderen Gefährdungen ausgesetzt sind, z. B. in Arbeitsstätten mit möglicher Strahlenbelastung

(KKW) oder in Bergbaubetrieben. In diesen Fällen ist, wenn nicht bereits durch Bau- und Betriebsgenehmigung vorgegeben, das Festlegungsprotokoll zur Eingruppierung in eine Anwendungsgruppe zur Absicherung der verantwortlichen Elektrofachkraft besonders wichtig (siehe Frage 4.02).

Frage 4.10 In Sportleistungszentren werden vielfach Vitalwerte von Sportlern vor und nach, gelegentlich aber auch während des Trainings mit medizinischen elektrischen Geräten überwacht. Gelten diese Räume als medizinisch genutzte Räume, und welche Bedingungen müssen erfüllt werden?

Medizinische elektrische Geräte nehmen unter den technischen Arbeitsmitteln eine Sonderstellung ein. Dies gilt gleichermaßen für die Gefahren, die von ihnen bei Mängeln oder fehlerhafter Handhabung ausgehen, wie für den Personenkreis, der einer Gefährdung ausgesetzt ist. Konstruktionsfehler, Verschleißerscheinungen oder unzureichende Pflege und Wartung der Geräte, aber auch ungeprüfte Kombinationen mehrerer medizinischer elektrischer Geräte bedeuten nicht nur eine Gefahr für Patienten und medizinisches Personal im herkömmlichen Sinne, sondern auch bei Anwendung an Probanden, in diesem Falle also auch bei Sportlern. Im Regelfall erfolgt die sportmedizinische Diagnostik und gegebenenfalls auch Therapie in solchen Räumen, die bestimmungsgemäß dafür genutzt werden und deshalb als medizinisch genutzte Räume gelten. In Leistungszentren ist es darüber hinaus möglich, daß während des Trainings Vitalwerte von Sportlern permanent überwacht werden. Diese Räume sind zwar bestimmungsgemäß keine Med-Räume, die technische Ausstattung – insbesondere der anzuwendenden Schutzmaßnahmen gegen elektrischen Schlag – sollte jedoch analog den für diese Räume geltenden Vorgaben erfolgen. In diesem Fall ist ganz besonders die frühzeitige Zusammenarbeit zwischen Sportmedizinern und Elektrofachplanern bzw. den Elektrofachbetrieben zur Ermittlung der Gefährdungen und damit zur richtigen Einordnung in eine Anwendungsgruppe wichtig.

Frage 4.11 Warum sind bestimmte Med-Räume, z. B. Endoskopieräume und solche für radiologische Diagnostik und Therapie, sowohl in der AG 1 als auch in der AG 2 aufgeführt?

Für die richtige Einordnung in eine der Anwendungsgruppen ist es wichtig, daß sich alle Beurteilungen auf den bestimmungsgemäßen Gebrauch der medizinischen elektrischen Geräte am Patienten beziehen. So haben z. B. Endoskope die Aufgabe, dem Mediziner Einblick in das Körperinnere zu ermöglichen, um aus der Beschaffenheit der Oberfläche und der Veränderung von Hohlräumen und Organen (Form, Farbe) eine Diagnose stellen zu können. Dabei werden zwei Methoden unterschieden:

1. Das Endoskop wird durch eine natürliche Körperöffnung eingeführt, z. B. bei der Gastroskopie das Einführen über die Speiseröhre bis in den Magen.
2. Das Endoskop wird nach operativer Durchtrennung der Körperoberfläche eingeführt, z. B. bei der Thoraskoskopie-Untersuchung des inneren Brustraumes.

Schwerpunkte in der medizinischen Anwendung entsprechend der Häufigkeit sind folgende Untersuchungen:

Gastroskopie	– Magen
Ösophagoskopie	– Speiseröhre
Rektoskopie	– Darm
Zystoskopie	– Harnwege
Kolposkopie	– Muttermund
Bronchoskopie	– Atmungsorgane
Laparoskopie	– Bauchraum.

Neben der Bildübertragung aus dem Körperinneren kann das Endoskop in Verbindung mit Zusatzgeräten weitere Aufgaben wie Einführen von Kathetern und Sonden, Entnahme von Gewebeproben, chirurgische Eingriffe und Blutstillung übernehmen.

Hieraus wird erkennbar, daß sich alle Beurteilungen auf den bestimmungsgemäßen Gebrauch der medizinischen elektrischen Geräte am Patienten beziehen müssen, um eine richtige Einordnung in eine der Anwendungsgruppen zu gewährleisten.

Zur Sicherung eines optimalen Befundes werden die Patienten auf die jeweilige Endoskopie speziell vorbereitet, da diese für sie mit zusätzlichen körperlichen Belastungen verbunden ist. Je nach der Schwere der Belastung sind die notwendigen Vorkehrungen gegen den Ausfall der elektrischen Versorgung zu treffen. Die Unzumutbarkeit einer ausfallbedingten Wiederholung der Untersuchung ist hier neben dem Auftreten einer Lebensgefahr oder Gesundheitsschädigung das Kriterium, nach dem eine Einordnung in die AG erfolgt. So stellt z. B. die häufig bei Kindern praktizierte Bronchoskopie eine derart hohe psychische und physische Belastung dar, daß durch das Einordnen in die AG 2 ein Ausfall der Technik weitestgehend auszuschließen ist.

Ähnlich ist zu beurteilen, ob der Ausfall der medizinischen Technik zu einem Verlust von nicht oder nur sehr schwer wieder zu beschaffenden Untersuchungsergebnissen führen kann. Dies ist besonders beim Einsatz spezieller bildgebender Systeme (Röntgendiagnostik in der Traumatologie) und der Röntgenkatheterdiagnostik der Fall.

5 Errichtungsgrundsätze

5.1 Allgemeine Installationsgrundsätze

Medizinisch genutzte Räume gelten grundsätzlich als Räume besonderer Art und Nutzung. Neben den elektrotechnischen Sicherheitsanforderungen aus DIN VDE 0100 [2.01] und DIN VDE 0107 [2.37] sind also bauordnungsrechtliche Bestimmungen aus den Musterbauordnungen [1.27], der Arbeitsstättenverordnung [1.14], den allgemein gültigen Unfallverhütungsvorschriften [1.1] [1.2] sowie besonderen Richtlinien der Berufsgenossenschaften zu beachten. Diese Bestimmungen und Verordnungen regeln alle Anforderungen zur Gewährleistung der technischen Sicherheit.

Eine besondere Bedeutung kommt entsprechend der im Abschnitt 3.2 erläuterten Sicherheitsphilosophie dem Ausführen der Installation in den medizinisch genutzten Räumen zu. Sie muß neben der technischen Sicherheit auch die besonderen hygienischen Anforderungen und den in Med-Räumen üblichen besonderen Reinigungsverfahren gerecht werden. Dies bedeutet, daß

- die Installationsart auf die medizinische Raumnutzung abgestimmt wird, um Schmutzablagerungen zu vermeiden und Keimbildungen auszuschließen,
- der Installationsumfang auf den für die Durchführung der medizinischen Nutzung erforderlichen Umfang beschränkt wird, dies allerdings unter Beachtung einer ausreichenden Reserve für die erfahrungsgemäß zu erwartenden Erweiterungen der elektrotechnischen und elektromedizinischen Geräteausstattung,
- öffnungsfähige Installationskanäle aller Art auf das medizinische und medizintechnische Erfordernis abgestimmt und auf den unbedingt erforderlichen Umfang beschränkt werden (Bild 5.1),
- Installationsgeräte, Kabel und Leitungen sowie Verlegesysteme so auszuwählen und anzuordnen sind, daß sie durch Desinfektions- und Reinigungsmittel oder durch besondere mikroklimatische Einflüsse – wie feuchte Wärme – in ihrer Gebrauchsfähigkeit nicht beeinträchtigt werden,
- die Schutzart aller elektrischen Betriebsmittel in der Verbraucheranlage „ambulante Medizin" sorgfältig mit den Umgebungsbedingungen abge-

stimmt wird, dies auch unter Berücksichtigung der bei den bestimmungsgemäßen medizinischen Tätigkeiten zu erwartenden Beanspruchungen,
- die erforderliche Anzahl und lagemäßige Anordnung der Installationsgeräte, insbesondere der Steckdosen, unter Berücksichtigung der medizinischen und sicherheitstechnischen Erfordernisse festzulegen ist,
- die Anzahl der elektrischen Betriebsmittel je Stromkreis so festzulegen und ihre Zuordnung zu dem gleichen oder zu verschiedenen Stromkreisen so zu bestimmen ist, daß die Erfüllung der medizinischen Versorgung unter allen betriebsmäßig zu erwartenden Einflüssen und Zuständen gewährleistet wird, sowie daß
- elektrische Betriebsmittel dauerhaft und unverwechselbar mit der Stromkreisnummer zu kennzeichnen sind, um das sichere Betreiben und die schnelle Fehlerbeseitigung zu gewährleisten. Dabei ist die Übereinstimmung mit der Verteilerbezeichnung sowie mit den Installationsplänen abzusichern.

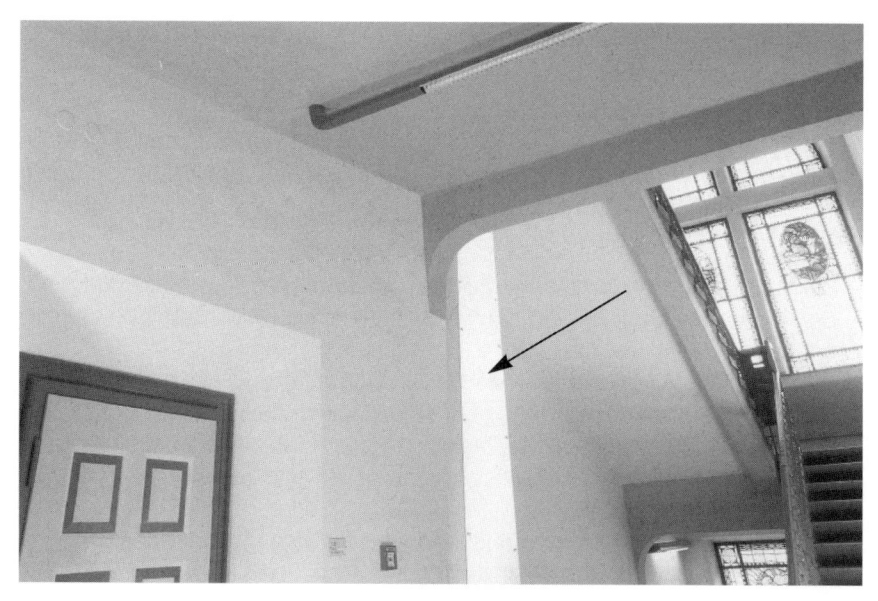

Bild 5.1   *FWK-Kanal im Treppenhaus*

Technischer Fortschritt ist unaufhaltbar. Das Ausmaß zukünftiger Techniken in der Medizin, speziell aber auch im Bereich der Kommunikation, ist heute noch nicht absehbar. Für den Elektrofachmann ist es deshalb unverzichtbar, auch in der ambulanten medizinischen Einrichtung solche Voraussetzungen zu schaffen, die einen späteren Einbau bestimmter Geräte oder den Anschluß von neuen Anlagen problemlos ermöglichen. Deshalb sollte nicht nur der gegenwärtige Bedarf an Steckdosen, Schaltern, Leuchten, Anschlußmöglichkeiten für Kommunikationstechnik und dergleichen berücksichtigt werden, sondern durch eine zusätzliche Leerrohrinstallation eine spätere Erweiterungsfähigkeit sichergestellt sein. Diese fest eingeplante Reserve sollte möglichst großzügig für den zukünftigen, im Detail noch unbekannten Bedarf dimensioniert und somit eine problemlose, auf höhere medizinische Ansprüche ausgerüstete Installationsmöglichkeit geschaffen werden.

Für die Starkstrominstallationen sind keine Normenvorgaben für den Umfang und die Dimensionierung eines Leerrohrsystems vorhanden. Um die Zukunftssicherheit zu gewährleisten, sind Leerrohre PG 16 vom Stromkreisverteiler bzw. von einem dem Med-Raum vorgeordneten zentralen Abzweig- oder Verteilerkasten in die medizinisch genutzten Räume zu verlegen. Diese sollten in Leerdosen mit Blindabdeckung in Kombination mit bereits installierten Installationsgeräten enden. Darüber hinaus empfiehlt es sich, in regelmäßigen Abständen von etwa 1,8 m in der mittleren Installationszone jeweils 1 bis 2 Leerdosen mit Blindabdeckung vorzusehen.

Für Fernmeldeleitungen der Telekom schreibt die FTZ 731 TR 1 vor, daß diese grundsätzlich auswechselbar in (Leer-)Rohren zu verlegen sind. Von den Steigerohren der Post innerhalb von Wohn- oder Mehrzweckgebäuden zweigen Leerrohre der Nenngröße 16 (für maximal 10 Doppeladern), im Ausnahmefall der Nenngröße 23 (für maximal 20 Doppeladern), ab. Diese Rohre werden von den Verteilerkästen bis zu den Unterputzdosen in der ambulanten medizinischen Einrichtung geführt. Bei Bedarf kann der Rohrdurchmesser größer gewählt oder es können mehrere Leerrohre parallel geführt werden. Im Rohrnetz der Deutschen Post AG dürfen keine privaten Fernmeldeleitungen oder Starkstromleitungen verlegt werden.

Als private Fernmeldeanlagen gelten Anlagen, die der Informationsverarbeitung und Weiterleitung dienen. Dazu gehören private Telekommunikationsanlagen, auch in Verbindung mit Computersystemen, Hausklingel- und Sprechanlagen sowie private Wechsel- und Gegensprechanlagen innerhalb der medizinisch genutzten Räume. Die Installation dieses Leitungsnetzes sollte vorzugsweise ebenfalls in (Leer-)Rohren erfolgen. Zum Einsatz kommen auch hier Rohre der Nenngröße 16.

Spezielle Hinweise zur Planung und Installation derartiger Anlagen sind im Abschnitt 5.3 sowie im Abschnitt 9 gegeben.

Eine zeitgerechte und zukunftsorientierte Installation ist auch durch den Einsatz der Systemtechnik mit dem europäischen Installationsbus (EIB) gegeben. Hierbei werden alle betriebstechnischen Funktionen, wie Licht-, Heizungs-, Lüftungs-, Klima-, Rolladen- bzw. Jalousiesteuerung, aber auch medizintechnische Vorgänge und Abläufe über eine gemeinsame Steuerleitung erfaßt, geschaltet, gesteuert und/oder überwacht. Für diese zukunftsorientierte EIB-Installation ist die Einplanung bzw. Vorverkabelung des Installationsbusses immer zu empfehlen, wobei sowohl die Installationszonen als auch der Ausstattungsumfang Berücksichtigung finden sollten. Eine zukunftsorientierte Vorverkabelung durch ein entsprechendes Leerrohrsystem in der Nenngröße 11 – 13 reduziert somit Stemmarbeiten bei der EIB-Nachrüstung auf ein Minimum.

5.2 Starkstromanlagen

Der elektrische Strom als das „Blut der Medizin" bietet dem Arzt und seinen Helfern in hohem Maße die Grundlage der sicheren Diagnostik und Therapie. Voraussetzung ist jedoch, daß die elektrische Energie ohne leistungsmäßige, zeitliche und örtliche Beschränkung zur Verfügung steht. Die ordnungsgemäße und alle Anforderungen erfassende umfassende Planung der elektrotechnischen Anlage für ambulante medizinische Einrichtungen hat daher eine besonders wichtige Bedeutung. Die elektrische Anlage muß ja in der Leistungsfähigkeit, im Umfang und in ihrer Möglichkeit, die Sicherheit umfassend zu gewährleisten, ausreichend und für die Zukunft erweiterungsfähig bemessen sein. Während für den Wohnungsbau eine überschlägige Leistungsbedarfsberechnung gemäß DIN 18015-1 [2.64] in Verbindung mit den technischen Anschlußbedingungen (TAB) [1.6] des jeweiligen Energieversorgungsunternehmens erfolgen kann, ist für ambulante medizinische Einrichtungen diese überschlägige Leistungsbedarfsberechnung durch Einzelerfassung aller elektrischen und medizinischen elektrischen Geräte erforderlich. Hinweise zu Leistungsdaten von häufig vorkommenden Geräten sind in Tafel 6.5 zusammengestellt.
Besondere Sorgfalt erfordert die Ermittlung des Gleichzeitigkeitsfaktors der Geräte. Dieser ist von der Art der medizinischen Nutzung – bezogen auf die medizinische Fachrichtung – abhängig. Die Einbeziehung des medizinischen Personals zur Ermittlung der im Höchstfall gleichzeitig eingeschalteten Verbraucher ist besonders wichtig.
Bei der Ermittlung eines optimalen elektrischen Energieversorgungskonzeptes sind jedoch nicht nur Leistungsbedarf und Gleichzeitigkeitsfaktor wichtig. Röntgengeräte, Computertomographen, Durchleuchtungs- und Mammographiegeräte sowie Kernspintomographen benötigen zur Sicherstellung einer einwandfreien Funktion eine hohe Spannungsqualität. Da während des Betriebes auch von ihnen selbst erhebliche Netzrückwirkungen ausgehen, die insbesondere bei gemischt genutzten Gebäuden – z. B. in Wohn- und Bürogebäuden – zur Verminderung der Spannungsqualität und der elektromagnetischen Verträglichkeit (EMV) für andere Abnehmer führen, sind die besonderen technischen Anschlußbedingungen mit dem jeweiligen Ener-

gieversorgungsunternehmen frühzeitig zu klären. Dies gilt auch für das Abstimmen der Meßbereiche und Meßarten der elektrischen Verbrauchsmessung, der kostengünstigen Tarifgestaltung sowie zu den gegebenenfalls erforderlichen Ersatzstromversorgungsanlagen für die ambulante medizinische Einrichtung. Hinweise sind dem Abschnitt 11 zu entnehmen.

Auch für den Umfang und die Art der Mindestausstattung mit Installationsgeräten wie Schaltern, Steckdosen und dergleichen gibt es keine Normenvorgaben oder Richtlinien für ambulante medizinische Einrichtungen. Der Ausstattungsumfang für eine optimale, großzügig ausgelegte Allgemeinausstattung aller Räume ist in Anlehnung an DIN 18015-2 [2.64] bzw. gemäß dem HEA-Bewertungsschema [3.7] Ausstattungswert 3, auszuwählen und um den speziellen Umfang für den Anschluß medizinischer elektrischer Geräte zu ergänzen (siehe dazu die Frage 5.04 sowie die Tafeln 5.3 und 5.4).

5.3 Fernmeldeanlagen

Unter Fernmeldeanlagen im herkömmlichen Sinne sind alle Systeme zu verstehen, die der Übertragung von Nachrichten in Form von Sprache, Text, Daten, Stand- und Bewegungsbildern dienen. Grundsätzlich besteht eine Fernmeldeanlage auf der Sende- und Empfangsseite aus Nachrichtenwandlern. Die Sendeeinrichtung transformiert die Informationen in elektrische Signale und überträgt diese zu der Empfängereinrichtung, die diese wieder erkennbar macht und zur weiteren Verarbeitung aufbereitet. Die passiven Elemente, die die Übertragung der elektrischen Signale über Draht oder drahtlos ermöglicht, werden als Übertragungsstrecke oder Übertragungsmittel bezeichnet.

Während in der Vergangenheit in der ambulanten Medizin fast ausnahmslos die Übertragung von Sprache durch das Telefon und Schriftgut durch Telefax eingesetzt wurde, gewinnen die Übertragung von Stand- und Bewegungsbildern, Laboranalysen und Daten der elektronischen Datenverarbeitung zunehmend an Bedeutung. Die klassische Übertragung einzelner Informationen durch ein jeweils eigenständiges Informationsnetz wird zunehmend auch in der Medizin durch Breitband-Kabelnetze abgelöst. Der technologische Fortschritt, die Liberalisierung des Telefonmarktes und die Trennung der Telekom von ihren Breitbandkabelnetzen sind die entscheidenden Voraussetzungen für den zunehmenden Einsatz neuer Kommunikations- und Multimediadienste in ambulanten medizinischen Einrichtungen. Bei der Planung und Errichtung ambulanter medizinischer Einrichtungen sind deshalb neben den im Abschnitt 5.1 gegebenen Hinweisen zum Leerrohrsystem für die Telekommunikation sorgfältig die systemübergreifenden multivalent nutzbaren Kommunikationsnetze zu planen und zu errichten. Da der technische Fortschritt in seiner Entwicklung für die Medizin überhaupt noch nicht überschaubar ist, empfiehlt es sich auch hier, ein großzügig ausgelegtes Leerrohrnetz zusätzlich in das Bauwerk einzubringen, und zwar unabhängig davon, ob bereits konkrete Netze für Sprache und Daten vorhanden sind oder in einer aktuellen Umbau- oder Ausbauphase als Anforderung an den Elektrofachmann existieren.

Frage 5.01 Gibt es für medizinisch genutzte Räume Einschränkungen in der Art der Installationstechnik?

Betrachtet man die in Tafel 5.1 aufgeführten Installationsarten, so ist zu erkennen, daß die Installationsanforderungen einer allgemeinen Raumausstattung nur von Verlegetechnologien erfüllt werden, bei denen die Kabel und Leitungen in die Wände eingebracht werden.

Tafel 5.1: Installationsarten und Verlegezulässigkeit von Kabeln und Leitungen in medizinisch genutzten Räumen

Installationsart	Verlegungsart der Leitungen	Bemerkungen
Im Baukörper	im Putz unter Putz in Rohren hinter festen Wandbekleidungen in Hohlwänden aus Ziegeln in Ständerwänden in nicht öffnungsfähigen Zwischendecken im Fußboden in Rohren	Bevorzugte Verlegearten für medizinisch genutzte Räume
	in Fußbodenkanälen in öffnungsfähigen Zwischendecken	Technisch zulässig, Hygieneanforderungen beachten!
Am Baukörper	in geschlossenen Leitungsführungskanälen in Brüstungskanälen in Deckenversorgungssystemen in Decken-Bodensystemen	(Abdichtung Übergang Wand und Geräteanstoß bzw. Übergang Kabel/Leitung zum Installationssystem)
	auf Putz mit Schellen o. ä. in Rohren auf Putz	Abzulehnen, da die Hygieneanforderungen nicht erfüllt werden
	auf Putz mit Schellen o. ä. in Rohren über Putz	Nur bei Verkleidung
	auf Rinnen auf Pritschen oder Roste	Nur in Zwischendecken zulässig

Für die medizintechnische Ausstattung können darüber hinaus solche Installationsarten gewählt werden, bei denen die Systemelemente zur Leitungsführung (LF-Kanal, Brüstungskanal, Decken- und Decken-/Bodensysteme sowie Unterflurkanäle) direkt auf der Wand bzw. an der Wand und/oder Fußboden befestigt werden.
Die Leitungseinführung in Kanäle ist sorgfältig abzudichten. Ebenso sind sämtliche Bauelemente gegenüber der Montagefläche mit desinfektions- und lösungsmittelbeständigem hygienischen Dichtungsmaterial, wie Acrylat, abzudichten. Silikondichtungsstoffe sind wegen der Neigung zur Schimmelbildung nicht zu verwenden.

Frage 5.02 Welche Installationszonen gelten für medizinische Räume?

Um die Gefahr der Beschädigung von elektrischen Leitungen zu vermindern, sind in DIN 18015/3 [2.64] Installationszonen für unsichtbar verlegte Leitungen und Kabel, für Auslässe, Schalter und Steckdosen festgelegt. Gegenüber der Vorgängerausgabe vom Juli 1990 ist in der jetzt gültigen Ausgabe der Hinweis entfallen, daß die Norm nur für elektrische Anlagen in Wohngebäuden gilt. Somit ist der Anwendungsbereich dem von DIN 18015/1 angeglichen. Die Norm gilt daher sinngemäß auch für Gebäude mit vergleichbaren Anforderungen an die elektrische Ausrüstung und somit auch in ambulanten medizinischen Einrichtungen.

Als unsichtbar verlegt gelten Leitungen und Kabel im und unter Putz in Wänden oder hinter Wandverkleidungen. Die Norm gilt nicht für sichtbar verlegte, also in Installationskanälen bzw. auf Putz angeordnete Leitungen und Kabel. Für Fußboden- und Deckenflächen sind in DIN 18015/3 keine Installationszonen festgelegt, so daß Leitungen und Kabel an und in Decken sowie in Fußböden auf dem kürzesten Wege verlaufen dürfen. Von dieser Ausnahme sollte allerdings nur wenig Gebrauch gemacht werden.

Es ist also nicht nur sinnvoll, sondern auch normengerecht, wenn bei der Planung und Ausführung der Installation von medizinisch genutzten Räumen die horizontalen und vertikalen Installationszonen unter Berücksichtigung folgender Besonderheiten angewandt werden:

– Die in Tafel 5.2 ausgewiesene untere Installationszone (etwa 0,3 m/ff) sollte in Med-Räumen lediglich zur Leitungslegung genutzt werden. Installationsgeräte sind hier nur aus technologisch bedingten Gründen anzuordnen.

– Installationsgeräte sind mit den geplanten Geräteanschlüssen abzustimmen. Dies gilt insbesondere für Steckdosen über Arbeitsflächen sowie in der Nähe fest angeschlossener elektrischer oder medizinischer elektrischer Geräte.

Tafel 5.2: Installationszonen an Wänden in Anlehnung an DIN 18015-3: 1994-04

Installationszone	Einzuhaltende Maße		Hinweise
Waagerecht	Obere Zone	Von 15 bis 45 cm unter Fertigdecke	
	Mittlere Zone	Von 90 bis 120 cm über Fertigfußboden	
	Untere Zone	Von 15 bis 45 cm über Fertigfußboden	Vorzugsweise nur für Leitungsverlegung
Senkrecht	an Türen	Von 10 bis 30 cm neben Rohbaukanten	
	an Fenstern	Von 10 bis 30 cm neben Rohbaukanten	
	an Wandecken	Von 10 bis 30 cm neben Rohbauecken	
nicht senkrecht, Baufluchten	an Decken- und Wandschrägen	Von 10 bis 30 cm neben parallel zu Rohbauecken	

Frage 5.03 Gibt es für Med-Räume Mindest-Ausstattungsanforderungen, ähnlich denen für Wohngebäude nach DIN 18015-2?

Art und Umfang der elektrotechnischen Ausstattung ist in Med-Räumen ausnahmslos von der Nutzung der Räume abhängig. Ausstattungsnormative gibt es nicht. Die erforderliche Anzahl der Steckdosen, Auslässe und Anschlüsse für Verbrauchsmittel sowie der Anschlußmöglichkeiten für einen gegebenenfalls notwendigen ortsveränderlichen Potentialausgleich richtet sich nach den zum Einsatz kommenden elektrischen und medizinischen elektrischen Geräten. In Tafel 5.3 sind allgemeine Hinweise zur Ausstattung mit Steckdosen für verschiedene ambulante medizinisch genutzte Räume angegeben.

Frage 5.04 Gibt es Festlegungen über die Anzahl der Steckdosen bzw. Geräte, die an einen Stromkreis angeschlossen werden dürfen?

Eine verbindliche Festlegung ist nur für die Steckdosenstromkreise in IT-Systemen von AG 2-Räumen in DIN VDE 0107: 1994-10 [2.37] Abschnitt 3.4.1.2 enthalten. Danach sind „die Steckdosen an jedem Patientenplatz auf mindestens zwei Stromkreise aufzuteilen, jeder Stromkreis sollte nicht mehr als 6 Steckdosen enthalten."
Grundsätzlich gilt aber die Festlegung, daß die Stromkreisaufteilung von elektrischen Betriebsmitteln – und damit auch der Steckdosen – in Med-Räumen so zu erfolgen hat, daß für jeden Patientenuntersuchungs- und/oder -behandlungsplatz die Funktionstüchtigkeit eines medizinischen

N-Trennung ohne Sammelschiene.

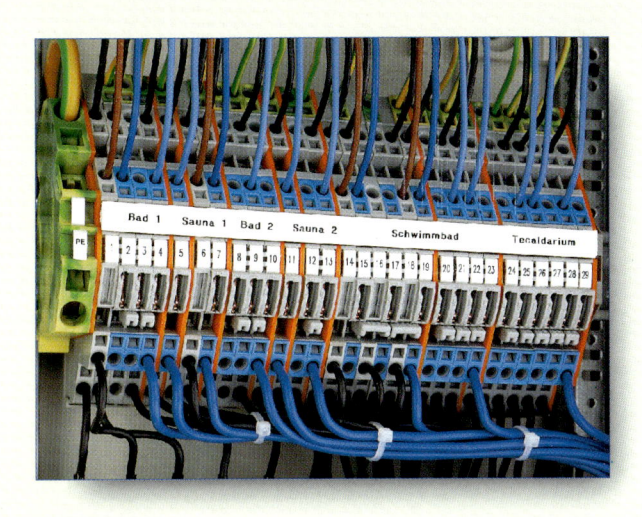

Für Naßzellen. Schwimmbäder. Medizinisch genutzte Räume. Etc.

WAGO topJob Installations-Etagenklemmen 776

Mit N-Trennung in der Klemme.

Ohne Sammelschienenhalter.

Mit Ersparnis in Material und Platz.

Ohne N-Einspeiseklemme und N-Sammelschiene.

Mit Sicherheit bei Ihrem Großhandelspartner.

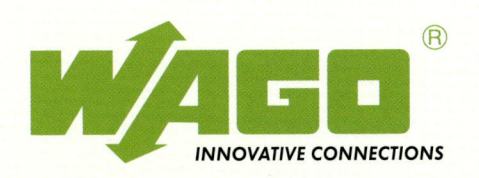

WAGO®
INNOVATIVE CONNECTIONS

WAGO Kontakttechnik GmbH · Postfach 2880 · D-32385 Minden
Tel. 0571 / 887-0 · Fax 0571 / 887-169 · www.wago.com · E-Mail: info@wago.com

Frischluft im Haus. So nötig wie noch nie!

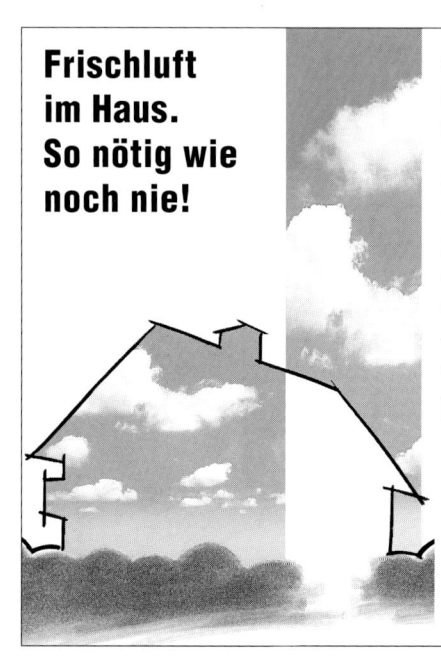

aeronom-Raumluft-Systeme von MAICO – das Frischlufterlebnis für Zuhause

Holen Sie sich mit den aeronom-Raumluft-Systemen ein Stück Lebensqualität ins Haus. Mit ihnen wird richtiges Lüften – sogar mit Wärme-Rückgewinnung bis zu 100 % – zum umweltbewußten Vergnügen.
Fordern Sie ausführliche Unterlagen an.

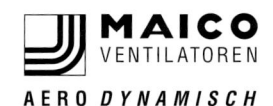

MAICO
VENTILATOREN
AERO *DYNAMISCH*

Postfach 50 43, 78057 Villingen-Schwenningen
Tel. 0 77 20 / 694-339, Telefax 0 77 20 / 694-156

Tafel 5.3: Empfohlene Mindestausstattung mit Steckdosen in ambulanten medizinisch genutzten Räumen

Art des Med-Raumes	Mindestanzahl der Steckdosen[1]
Untersuchungsraum allgemein	8
Endoskopieraum	12
Raum für Funktionsdiagnostik	12
Röntgenraum	8
Raum für ambulantes Operieren	16[2]
– Vorbereitungsraum	6
– Aufwachraum	8
– Gipsraum	6
Raum für Hämodialyse	12
Praxisraum der Dentalmedizin	12
Klinische Laborräume – je Arbeitsplatz –	8...12
Dental-Laborräume	6...10
Alle übrigen medizinisch genutzten Räume	4...12

Anmerkung:
[1] ohne Steckdosen für spezielle ortsveränderliche Betriebsmittel
[2] davon ≥ 8 in unmittelbarer Patientenposition

elektrischen Gerätes auch bei Ausfall eines Steckdosenstromkreises gegeben sein muß. Deshalb ist neben der Steckdosenaufteilung auf mindestens zwei Stromkreise je Raum sicherzustellen, daß

– fest angeschlossene Geräte und Betriebsmittel unabhängig von der Anschlußleistung als Einzelstromkreise ausgeführt werden,
– Steckdosen für Geräteleistungen > 1200 W als Einzelstromkreise vorzusehen sind,
– Steckdosen für besondere Zwecke, z. B. für EDV-Anlagen, für diagnostische Auswertungen o.ä. einen gesonderten Stromkreis erhalten.

Die Anzahl der Steckdosen je Stromkreis in medizinisch genutzten Räumen ist nach Tafel 5.4 zu begrenzen.
Für die Beleuchtung gilt, daß mit Ausnahme von Sanitär-, Abstell- und sonstigen Nebenräumen

– die Schaltung der Allgemeinbeleuchtung in Stufen vorzusehen ist, sowie
– in Räumen mit mehr als einer Leuchte die Leuchten auf mindestens zwei Stromkreise aufzuteilen sind.

Bei der Stromkreiszuordnung ist auch darauf zu achten, daß bei Schutzmaßnahmen mit Fehlerstromschutzeinrichtungen (RCD) die Stromkreise so zugeordnet werden, daß bei Ansprechen einer Schutzeinrichtung nicht alle Beleuchtungsstromkreise eines Med-Raumes ausfallen.

Tafel 5.4: Zuordnung von Steckdosen je Stromkreis in medizinisch genutzten Räumen:

Art des Med-Raumes	max. Anzahl der Steckdosen im Stromkreis
Untersuchungsraum allgemein	6[1]
Endoskopieraum zusätzlich für Endoskopie	4 1
Raum für ambulantes Operieren – Vorbereitungsraum – Aufwachraum – Gipsraum	2[1] 3[1] 3 4[1]
Raum für Hämodialyse zusätzlich je Dialysator	4 1
Praxisraum für Dentalmedizin	6[1]
Klinische Laborräume	4[2]
Dental-Laborräume	4[3]
Räume der Hydrotherapie	2
Alle übrigen medizinisch genutzten Räume	6

Anmerkung:
[1] In diesen Räumen können Einzelstromkreise für ortsveränderliche Großgeräte erforderlich sein, z. B. fahrbares Röntgengerät, Laser.

[2] Laborräume benötigen eine oft wechselnde Gruppenfunktion, teilweise auch zeitgesteuert. Die Auftrennung auf kleine schaltbare Gruppen ist deshalb sinnvoll.

[3] Dentallabore benötigen für Brennöfen Einzelanschlüsse, je nach Anschlußleistung WS- oder DS-Steckdosenanschluß oder als Festanschluß.

Frage 5.05 Sind OP-Räume als feuchte oder nasse Räume zu bezeichnen?

Feuchte oder nasse Räume sind nach DIN VDE 0100-200 [2.3] Räume, in denen die Sicherheit und die Funktion der Betriebsmittel durch Feuchtigkeit, Kondenswasser, chemische oder ähnliche Einflüsse beeinträchtigt werden kann.

Räume für ambulante Operationen, einschließlich deren Vorbereitungsräume, Aufwachräume und Gipsräume, werden auch heute noch vielfach deckenhoch gefliest. Daraus wird vielfach abgeleitet, daß in diesen Räumen

Wände und Fußboden regelmäßig zu Reinigungszwecken abgespritzt werden. Dies ist keineswegs der Regelfall! Natürlich werden die genannten Räume regelmäßig einer feuchten Wisch-Desinfektion unterzogen. Hieraus die grundsätzliche Forderung nach einem höheren Wasserschutz entsprechend DIN VDE 0470-1 [2.46] abzuleiten, entspricht nicht der Realität. Dies würde zwangsläufig den Einsatz von Installationsgeräten mit der Schutzart IP 41 nach sich ziehen. Steckdosen mit Klappdeckeln haben sich aber in der Praxis nicht bewährt, weil dafür meist kein Erfordernis besteht und sie zu Einschränkungen im Handeln des medizinischen Personals führen.

Wichtig für die genannten Reinigungszwecke ist, daß in den genannten Räumen das Eindringen von Restfeuchtigkeit in die Installationsgeräte selbst, also hinter die Abdeckung, verhindert wird. Zahlreiche Hersteller von Installationsmaterial bieten zu ihren Schalter-/Steckdosenprogrammen der Schutzart IP 20 Dichtungs-Sets oder Dichtungsflansche an, mit denen das „Hinterlaufen" von flüssigen Reinigungs- oder Desinfektionslösungen verhindert wird. Ersatzweise kann das Installationsmaterial auch mit Akryl wandseitig abgedichtet werden. In jedem Falle muß der Elektrofachmann mit dem verantwortlichen Mediziner die Auswahl der Schutzart und die Vor- und Nachteile abstimmen!

Frage 5.06 Gibt es Einschränkungen hinsichtlich des Einsatzes von Stegleitungen in Med-Räumen?

Stegleitungen nach DIN VDE 0250-201 [2.42] dürfen nur in trockenen Räumen und nur in Putz und unter Putz verlegt werden. Als weitere zulässige Verlegeart ist in DIN VDE 0100-520 [2.15] die Verlegung in nicht brennbaren Hohlräumen, also in Hohlräumen von Decken und Wänden aus Beton und sonstigem nicht brennbarem Mauerwerk aufgeführt. Unter Gipskartonplatten und ähnlichem nicht brennbaren Plattenmaterial darf eine Stegleitung nur Verwendung finden, wenn für die Montage dieser Platten ausschließlich nichtmetallische Befestigungsmaterialien, z. B. Gipsplomben, verwendet werden.

Stegleitungen NYIF oder NYIFY sind in Wänden von feuchten und nassen Räumen auch bei einer Verlegung in Putz oder unter Putz nicht zulässig, da der Schutz bei indirektem Berühren im feuchten Putz nicht gegeben ist. Somit scheidet die Verlegung in allen Räumen der Hydro- und Balneotherapie ebenso wie in sonstigen Räumen mit feuchtem oder feuchtwarmem Klima, wie Sterilisationsräumen, aus. Auch in Räumen mit Badewannen oder Duschen nach DIN VDE 0100-701 [2.25] ist die Verwendung von Stegleitungen untersagt. Für die Installation von OP-Räumen mit Stegleitung gilt die in Frage 5.05 getroffene Aussage, daß die Festlegung der Schutzart, insbesondere des Wasserschutzes, ausnahmslos durch das verantwortliche medizinische Personal zu erfolgen hat. Zu empfehlen ist dennoch, diese Räume nicht mit Stegleitungen, sondern mit Mantelleitungen zu installieren.

Die in den Absprachen getroffenen Festlegungen über die Schutzart sollten in der Dokumentation angegeben werden.

Frage 5.07 Was ist bei der Installation von Med-Räumen mit Hohlwänden hinsichtlich des Installationsmaterials zu beachten?

Auch beim Innenausbau von ambulanten medizinischen Einrichtungen werden aus Kostengründen zunehmend Wände und Decken in Leichtbauweise errichtet. Im Gegensatz zur Massivbauweise, also Wänden aus Mauerwerk oder Beton, bestehen Hohlwände aus einer Trägerkonstruktion, die mit Gipskarton-, Span-, Holz-, Kunststoff- oder Metallplatten beplankt werden. Unabhängig von der Bauart entstehen bei dieser Bautechnologie Hohlräume, die sehr leicht zum Aufenthaltsort für Schadinsekten und damit zum Keimherd werden. Eine Besiedlung mit Insekten ist besonders dann zu erwarten, wenn Hohlräume in Leichtbauwänden nicht ordnungsgemäß ausgefüllt und/oder abgedichtet werden. Dadurch kann es an Nahtstellen und an Beplankungsöffnungen zu einem Luftaustausch zwischen Räumen unterschiedlicher Reinheit, Wärme und Feuchte kommen. Der Luftaustausch durch Hohlwände führt zwangsläufig dazu, daß es in Med-Räumen zu einem unerwünschten und unkontrollierbaren Eindringen von bakterienhaltiger oder staubhaltiger Luft kommt. Ein solcher „Leckluftstrom" findet auch zwischen dem Hohlraum der Ständerwand selbst und dem Med-Raum statt.

Neben dem Erfordernis nach äußerst sorgfältiger Bauausführung kommt auch der ordnungsgemäßen Elektroinstallation eine besondere Bedeutung zu. Durch Verwendung eines geeigneten Installationsmaterials kann vermieden werden, daß in der Elektroinstallation ein Rückzugsreservoir für Schad- und krankheitsübertragende Insekten und damit eine Ansammlung von Krankheitskeimen entsteht. Damit wird auch ein Luftaustausch zwischen zwei Räumen durch die Hohlwand mit den negativen Folgen des Bakterien- und Staubeintrags, eines Zu- und Abflusses von Wärme oder Kälte und die Bildung von Kondenswasser in der Hohlwand ausgeschlossen oder erheblich begrenzt werden. Bei einem Einsatz von Installationsdosen in Hohlwänden sind Maßnahmen zur Erfüllung bzw. Sicherstellung der geschilderten hygienischen und bauphysikalischen Anforderungen zu treffen. Dies kann bei Verwendung von handelsüblichen, für die Leitungseinführung vorperforierten Hohlwanddosen durch Verwendung spezieller Dichtungstöpfe erfolgen, die für runde oder quadratische Installationsgeräteabdeckungen erhältlich sind.

Besser für die Hohlwandinstallation in Med-Räumen eignen sich sogenannte winddichte Gerätedosen (Bild 5.2). Dies sind geschlossene Dosen, deren tatsächlich benötigte Einführungsöffnungen für Leitungen oder Installationsrohre mit einem speziellen Öffnungsschneider passend angelegt werden. Zur Abdichtung wird zwischen Dosenrand und Beplankungsplatte eine Dichtfolie gelegt. Damit werden Leck-Luftströme vermieden. Auch die lecklose Durchverdrahtung zwischen Geräte-Verbinderdosen bei Kombinationen ist mittels spezieller Kombinationsstützen möglich.

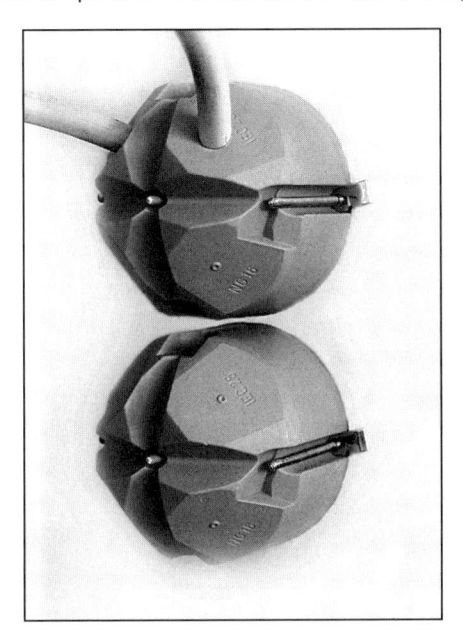

Bild 5.2   Winddichte Dosen in Ständerwänden

Frage 5.08 Welche Anforderungen werden an Installationsrohre gestellt?

Installationsrohre sind nach denen am Einbauort zu erwartenden Beanspruchungen auszuwählen. Die Kennzeichnung dieser Beanspruchbarkeit erfolgt nach DIN VDE 0605 mit Kennbuchstaben nach Tafel 5.5, und zwar unabhängig davon, ob es sich um Kunststoffrohre oder Stahlpanzerrohre handelt. Im Regelfall kommen in Med-Räumen gewellte Kunststoffrohre in den Verlegearten unter Putz und in Putz sowie in Hohlwänden zum Einsatz. Eine Übersicht ist in Tafel 5.6 gegeben.

Leitungen im Fußboden sind vielfach zur Leitungsführung zu ortsfesten medizinischen elektrischen Geräten wie OP-Tischen oder Dentaleinheiten erforderlich. Der zweckmäßigste Einsatz von glatten oder gewellten Rohren ist nach den baulichen Gegebenheiten auszuwählen. Dem gegenüber wird die Auswahl zwischen Kunststoff-Isolierrohren und Stahlpanzerrohren oftmals durch die Hersteller medizinischer elektrischer Geräte vorgegeben. Da gerade bei elektromotorisch betriebenen Geräten häufig aus EMV-Gründen eine Abschirmung der Leitungen gefordert wird, bieten sich hierfür besonders die gewellten Stahlpanzerrohre an. Diese müssen mit in den zusätzlichen Potentialausgleich einbezogen werden. Zu beachten ist, daß in metallene Rohre keine Aderleitungen eingezogen werden dürfen.

Tafel 5.5: Zuordnung der Rohr-Kurzbezeichnung

Rohr-Kurzbezeichnung	Norm-Bezeichnung
B	Leichte Druckbeanspruchung: 250 N / 10 cm für Unterputz- und Inputzverlegung
A	mittlere Druckbeanspruchung: 500 N / 10 cm für alle Verlegearten von Rohr B sowie im unverdichteten Schüttbeton
AS	Schwere Druckbeanspruchung: 1000 N / 10 cm für alle Verlegearten von Rohr A sowie im Stampf- (verdichteter) Beton
C	Isolierstoffrohre
F	flammwidrige Isolierstoffrohre
H0	Rohre aus halogenfreiem Isolierstoff
105	Isolierstoffrohre mit einer Wärmefestigkeit bis 105°C

Frage 5.09 Welche Bedeutung hat der Einsatz halogenfreier Installationsmaterialien in ambulanten medizinischen Einrichtungen?

Für die Herstellung von Elektroinstallationsmaterialien aller Art kommt vorwiegend der Kunststoff PVC zum Einsatz. PVC enthält Chlor und zeichnet sich aufgrund seiner chemischen Struktur durch eine hohe Flammwidrigkeit aus. Nach dem Entfernen einer Zündquelle verlöscht PVC. Durch Beimischung von Brom-Verbindungen oder anderer Halogene können auch andere Kunststoffe flammwidrig hergestellt werden. Erst beim Erreichen der Zündtemperatur dieser Isolierstoffe, z. B. bei direkter Einwirkung der Flamme auf einen Rand des Kunststoffteils, kommt es zur Abspaltung korrosiver und toxischer Gase. Bei PVC sind dies u. a. Chlor und Chlorwasserstoffgas, das sich rasch in Gebäuden ausbreiten kann. In Verbindung mit Luftfeuchtigkeit oder Löschwasser entsteht hochagressive Salzsäure, die nicht nur an Ausrüstungen sondern auch an Bauwerken erhebliche Schäden verursachen kann. Neben diesen Gasen entstehen bei der Verbrennung von PVC und ähnlichen Kunststoffen große Mengen von giftigen Rauchgasen, die zugleich eine Verminderung der Sicht in dem brennenden Gebäude zur Folge haben.

Tafel 5.6: Auswahltabelle für Elektroinstallationsrohre in medizinisch genutzten Räumen

	Type	Kennzeichnung	Verwendung für	Einsatzgebiet				
				im Putz unter Putz	in Hohlwand	in Schütt-Beton	im Fußboden	Rüttel- oder Stampfbeton
Kunststoff-Isolierrohr gewellt	FFKuL	B + C + F	Leichte mechanische Beanspruchung	x	x			
	FBY	B + C + 105		x	x			
	FFKuM	A + C + F	Mittlere mechanische Beanspruchung	x	x	x	$x^{1)}$	
	FFKuM-HO	A + C + F + 105		x	x	x	$x^{1)}$	
	FFKuS	AS + C + F	Schwere mechanische Beanspruchung	x	x	x	x	x
	FFKuAS 105	AS + C + F + 105		x	x	x	x	x
	FFKuAS 105-HO	AS + C + F + 105		x	x	x	x	x
glatt	FPKu-Gewinde	AS + C + F					$x^{2)}$	
	FPKu-Ind	AS + C + F					$x^{2)}$	
Stahlpanzerrohr gewellt	FFLP[3]	AS		x	x	x	x	x
	FFS[3]	AS		x	x	x	x	x
	FFSK[3]	AS		x	x	x	x	x
glatt	Staro Steck						$x^{2)}$	
	Staro Steck verzinkt						$x^{2)}$	

1) Verlegung im Estrich, geschützt
2) Für Zuleitungen medielektrischer Geräte, z. B. OP-Tische
3) Besonders für elektrische Abschirmung geeignet

Brandschadenverhütung heißt deshalb, die Entstehung der Zündtemperatur von Isoliermaterialien zu verhindern und zugleich deren Verhalten im Brandfall zu verbessern. Während namhafte deutsche Hersteller von Installationsgeräten bereits in der Vergangenheit bei der Produktion von Schaltern, Steckdosen, Gerätedosen und dergleichen weitestgehend auf PVC verzichtet haben, sind – ausgelöst durch größere Brände in öffentlichen Bauwerken mit hohem Personen- und Sachschaden – erst in den letzten Jahren für Kunststoffverlegematerialien einschließlich Leitungen halogenfreie Isolierstoffe im Einsatz. Diese besitzen keine oder nur sehr geringe Anteile von Halogenen, wie Chlor, Brom, Fluor oder Jod und setzen im Brandfall keine korrosiven und toxischen Gase frei. Durch Prüfungen ist nachgewiesen, daß diese Materialien eine hohe Temperaturbeständigkeit besitzen, selbstverlöschend sind und neben einer hohen Schlagzähigkeit gute elektrische Isoliereigenschaften aufweisen.

Es ist im Hinblick auf die eingangs dargelegte Sicherheitsphilosophie selbstverständlich, daß in den Med-Räumen nur halogenfreie Materialien zum Einsatz kommen sollten.

Frage 5.10 Wer hat gegebenenfalls über den Einsatz von halogenfreiem Material in ambulanten medizinischen Einrichtungen zu entscheiden?

Wie bereits festgestellt, ist das Baurecht in der Bundesrepublik Deutschland Ländersache. Die jeweiligen Landesbauordnungen sind Gesetze und haben Vorrang vor Festlegungen in Normen. Während in den Bauordnungen nur allgemeine Schutzziele – vorrangig für Personen – aufgeführt sind, enthalten spezielle Verordnungen entsprechend präzisierte Ausführungsvorschriften. Beispiele hierfür sind die Krankenhaus-Bauverordnung (KhBauVO) [1.26], die Geschäftshaus-Verordnung (GhVO) [1.28] sowie die Hochhaus-Verordnung (HochVO) [1.29]. Darüber hinaus gibt es Richtlinien für besondere Bereiche in Gebäuden, z. B. die „Richtlinie über brandschutztechnische Forderungen in Leitungsanlagen" [1.30].

Hieraus ist erkennbar, daß im Zuge der Planung einer ambulanten medizinischen Einrichtung und deren Einordnung in ein Bauwerk an Hand der im jeweiligen Bundesland geltenden baurechtlichen Bestimmungen durch die zuständigen Baubehörden u. a. auch das Erfordernis zum Einsatz halogenfreier Materialien zu prüfen und im Bauschein festzuschreiben ist. Sinnvoll ist dies in jedem Fall, insbesondere beim Einbringen ambulanter medizinischer Einrichtungen in Polikliniken und Ärztehäusern, in öffentlichen Gebäuden und Hochhäusern.

Frage 5.11 Wie sollen Leitungsabzweige und -verbindungen in Med-Räumen erfolgen?

Med-Räume unterliegen besonderen hygienischen Anforderungen. Im Falle einer Störung, einer notwendigen Reparatur von Installationsgeräten, aber auch bei Wartungs- und Prüfarbeiten wird von der Elektrofachkraft erwartet, daß sie dem Sauberkeitsprinzip und den Hygieneanforderungen gerecht wird. Zugleich bedeuten die genannten Arbeiten eine Einschränkung in der medizinischen Nutzung der Räume. Es ist deshalb sinnvoll, die Leitungen in medizinisch genutzten Räumen über zentrale Verteilerkästen zu führen, die dem jeweiligen Raum örtlich zugeordnet im Flur installiert werden. Vor jedem Betriebsmittel, wie Schalter, Steckdose und von jedem anderen Leitungsauslaß wird eine gesonderte Leitung zum zentralen Verteilerkasten gelegt. Um die eingangs erwähnten Einschränkungen zu minimieren, muß in Med-Räumen auf die klassische Installation mit Abzweigdosen in der oberen Installationszone grundsätzlich verzichtet werden. Das Verzweigen und/oder Verbinden der Leitungen hat in diesem Fall in Geräte-Verbindungsdosen nach DIN VDE 0606, den sogenannten Schalter-Abzweigdosen, zu erfolgen. Aus diesen Dosen kann jederzeit das Installationsgerät (Schalter oder Steckdose) ohne Beschädigung der Wandoberfläche herausgenommen und die Anlage überprüft bzw. erweitert werden. In jedem Fall ist dem Einbau dieser Geräte-Verbindungsdosen der Installation mit normalen Geräte-(Schalter-)dosen der Vorzug zu geben.

Frage 5.12 Welche Anforderungen werden an zentrale Abzweigkästen für Med-Räume gestellt, und wieviel Stromkreise dürfen in diesen Kästen geklemmt werden?

Das Klemmen der Leitungen aller Stromkreise in einem zentralen Abzweigkasten außerhalb des Med-Raumes ist sinnvoll. Im Gegensatz zur Vorgängernorm sind die in DIN VDE 0100-520: 01-96 [2.15] im Abschnitt 526 formulierten Anforderungen nur sehr allgemein gefaßt und unpräzise. Es ist deshalb sinnvoll, die in der Ausgabe 11.85 Abschnitt 6.3 dieser Norm enthaltenen Anforderungen zu erfüllen. Danach dürfen mehrere Stromkreise in einem gemeinsamen Kasten geklemmt werden, wenn im Interesse einer guten Übersicht, sicheren Identifizierbarkeit und problemlosen Trennung hierfür Reihenklemmen nach DIN VDE 0611-1 [2.49] Verwendung finden.
Die Reihenklemmen der verschiedenen Stromkreise müssen durch isolierende Zwischenwände gegeneinander getrennt, eindeutig und dauerhaft gekennzeichnet sein sowie einen übersichtlichen Anschluß der Leitungsadern ermöglichen. Für Prüf-, Änderungs- und Erweiterungszwecke müssen

die Leitungsanschlüsse zur sicheren Identifizierung nach einheitlichem Anschlußschema ausgeführt und in einer Zeichnung dokumentiert werden.
Der Einsatz von schraublosen Klemmen, sogenannten Federzugklemmen, die lose in Kästen eingelegt werden, sind für den Einsatz in zentralen Abzweigkästen nicht zulässig! Die erlaubte gemeinsame Führung mehrerer Hauptstromkreise in einem Kabel oder einer Leitung ist bei der Sicherheitsstromversorgung nach DIN VDE 0108-1: 1989-10 [2.38] Abschnitt 6.7.6 nicht zulässig.

Frage 5.13 Was ist bei der Leitungslegung in Ständerwänden zu beachten?

Als Unterkonstruktion für Montagewände und -decken werden Metallprofile nach DIN 18182-1 verwendet. Dies sind verzinkte, kalt gewalzte 0,6 mm dicke Stahlblechprofile, die als Wand- oder Standprofile eingesetzt werden. Das Beplanken erfolgt im Regelfall durch selbstschneidende Schnellbauschrauben. Die Leitungsverlegung erfolgt im Hohlraum der Trennwand, nach dem Aufstellen der Ständerkonstruktion und der Beplankung einer Seite. Die Metallständerprofile besitzen h-förmig ausgestanzte Stege, durch die die zu verlegenden Leitungen hindurchgeführt werden können. Die umzubiegenden Blechzungen sind ein gutes Auflager für die Leitungen. Bei nachträglichem Ausstanzen sind die Kanten nachzubehandeln, um ein Durchscheuern der Kabel oder Leitungsmäntel zu verhindern. Leitungen dürfen durch die Beplankungen geführt werden, wobei, wie bereits bei der Frage 5.07 erwähnt, der Restquerschnitt vollständig zu verschließen ist. Leitungsbündel und Kabeltragsysteme dürfen nur durch raumabschließende Wände und Decken geführt werden, wenn ein Schottsystem nach DIN 4102-9 eingesetzt wird. Die Eignung des eingesetzten Schottsystems ist vom Hersteller mit einer allgemeinen bauaufsichtlichen Zulassung oder durch ein Prüfzeugnis nachzuweisen.
Nach DIN 4102-4 sind gegenüberliegende Schalter und Steckdosen bei raumabschließenden Wänden versetzt einzubauen. Der Dämmstoff darf dabei auf minimal 30 mm zusammengedrückt werden.

6 Elektroenergieversorgung

6.1 Allgemeine Grundsätze

Bei allen Überlegungen ist immer wieder zu beachten, daß ambulante medizinische Einrichtungen eine nach der medizinischen Wichtigkeit und Bedeutung unterteilte Aufgabe zu erfüllen haben. Dies spiegelt sich in der Einordnung in eine der Anwendungsgruppen wider. Entscheidend ist dabei, – kurz zusammengefaßt – ob in den Med-Räumen von Arztpraxen und ähnlichen medizinischen Einrichtungen medizinische elektrische Geräte betrieben werden oder nicht, und ob bei deren Ausfall und der damit verbundenen Unterbrechung der medizinischen Tätigkeit eine Lebensgefahr, eine Gesundheitsschädigung oder eine unzulässige Belastung von Patienten zu erwarten ist bzw. nicht wiederbeschaffbare Untersuchungsergebnisse von Patienten verloren gehen.

Eines der möglichen Ausfallkriterien ist die Versorgung mit Elektroenergie. Grundsätzlich gilt deshalb, daß für ambulante medizinische Einrichtungen im allgemeinen und für die der medizinischen Versorgung dienenden medizinischen elektrischen Geräte und Systeme im besonderen eine sichere Versorgung gewährleistet werden muß. Das bedeutet, daß beginnend an der Übergabestelle des Energieversorgungsunternehmens ein nach der Bedeutung der medizinischen Einrichtung zu differenzierendes Netz zu planen und zu errichten ist.

Die Versorgung einer medizinischen Einrichtung mit Elektroenergie erfolgt im Regelfall aus dem öffentlichen Netz (Bild 6.1). Da diese Einrichtungen – mit Ausnahme von Ärztehäusern oder Polikliniken – in Gebäuden mit gemischter Nutzung, z. B. in Wohngebäuden, untergebracht werden, sind für den Anschluß die „Verordnung über allgemeine Bedingungen für die Elektrizitätsversorgung von Tarifkunden" (AVBEltV) [1.5] sowie die „Technischen Anschlußbedingungen für den Anschluß an das Niederspannungsnetz" (TAB) [1.6] des jeweiligen Energieversorgungsunternehmens zu berücksichtigen. In den nachfolgenden Ausführungen wird vom Vorhandensein eines diesen Bestimmungen entsprechenden Hauptstromversorgungssystems ausgegangen. Das Hauptstromversorgungssystem dient der Fortleitung und Verteilung elektrischer Energie innerhalb des Gebäudes. Zu ihm gehören, wie aus Bild 6.1 ersichtlich:

- gegebenenfalls vorhandener Hauptverteiler nach dem Hausanschlußkasten,
- Hauptleitung, Hauptleitungsabzweige,
- eventuell vorhandene Unterverteiler vor dem Zählerplatz,
- Zählerplatz (unterer Anschlußraum).

Bei der Planung und Ausführung des Hauptstromversorgungssystems für ambulante medizinische Einrichtungen müssen zur Sicherstellung eines uneingeschränkten Betriebes von elektrischen Geräten – insbesondere der medizinischen elektrischen Geräte – neben einer ausreichenden Leistungsverfügbarkeit aus dem öffentlichen Netz auch alle Anforderungen hinsichtlich des Spannungsfalls zwischen Hausanschluß und allen Teilen der Verbraucheranlage erfüllt werden (Bild 6.1). Wichtig ist weiterhin die Normenvorgabe [2.37], daß vom Gebäudeverteiler ausgehend kein PEN-Leiter mehr verwendet werden darf.

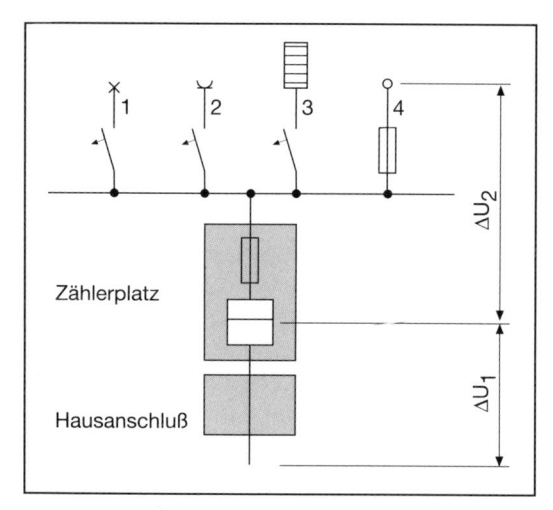

Bild 6.1 *Zulässiger Spannungsfall in den Abschnitten der elektrischen Anlage einer ambulanten medizinischen Einrichtung*

6.2 Allgemeine Stromversorgung (AV-Netz)

Als Netz der „Allgemeinen Stromversorgung" – kurz AV-Netz – im Sinne der elektrotechnischen Vorschriften wird jene elektrische Anlage bezeichnet, die die gesamte Versorgung der ambulanten medizinischen Einrichtung mit Elektroenergie ab einem Einspeise- bzw. Übernahmepunkt übernimmt. Dies ist im Regelfall der Hausanschlußkasten eines Energieversorgungsunternehmens (EVU).

Zum AV-Netz gehören neben den Teilen des Hauptstromversorgungssystems auch die Hauptleitung zur ambulanten medizinischen Einrichtung, der oder die Verteiler sowie die Verteilungs- und Verbraucherstromkreise bis zu den Installationsgeräten und den fest angeschlossenen Geräten.

Das wesentliche Merkmal des AV-Netzes ist, daß im Falle des Ausfalls der Spannung vor dem Verteiler der ambulanten medizinischen Einrichtung die Endstromkreise nicht mehr versorgt werden und damit alle angeschlossenen Verbraucher einschließlich der Beleuchtung ausfallen.

Die Versorgungszuverlässigkeit aus den Netzen der EVU ist in Deutschland besonders hoch. Durch eine frühzeitige Einbeziehung in die Planung der medizinischen Einrichtungen können mit dem jeweiligen EVU unter Berücksichtigung der speziellen Nutzungsanforderungen weitere Maßnahmen zur Verbesserung der Zuverlässigkeit der Versorgung an dem betreffenden Netzpunkt vereinbart werden. Besonders wichtig ist jedoch, daß durch eine sorgfältige und in jeder Hinsicht sichere Installation nach der Übergabestelle die Wahrscheinlichkeit eines Ausfalls der Spannungsversorgung für die medizinische Einrichtung minimiert wird. Hierzu gehört, daß neben der ordnungsgemäßen handwerklichen Ausführung der Leistungen

- die Planungsgrundsätze für den Hausanschluß und Hausanschlußraum gemäß TAB der EVU [1.6], DIN 18012 und DIN 18015 [2.64] [2.63] erfüllt werden,
- die Zugänglichkeit des Hauptanschlußraumes jederzeit gewährleistet und dieser stets gut verschlossen ist,
- die Manipulationsmöglichkeiten an der Hauptleitung, gegebenenfalls an Hauptleitungsabzweigen und an eventuell vorhandenen Unterverteilern vor dem Zählerplatz sowie am Zählerplatz selbst durch das Anordnen in verschlossenen Räumen eingeschränkt werden.

Tatsache ist, daß die überwiegende Zahl von Netzausfällen in ambulanten medizinischen Einrichtungen durch unberechtigte Eingriffe fremder Personen verursacht wurde. Unverschlossene Zählerschränke laden förmlich den unbefriedigten Patienten dazu ein, seinem „Doktor" den Unmut über die nicht erfolgte Krankschreibung durch Entfernung der Hauptsicherung an der Zählertafel zu attestieren.

Ambulante medizinische Einrichtungen, in denen sich nur Med-Räume der Anwendungsgruppe 1 befinden, werden im Regelfall nur aus dem allgemeinen Stromversorgungsnetz versorgt. Davon wird jedoch abgesehen, wenn:

- die dort benutzten medizinischen elektrischen Geräte, Systeme oder Verfahren für eine sichere Diagnose und/oder für eine erfolgreiche Therapie des Patienten besonders bedeutungsvoll sind, obwohl die Anwendungsgruppe 2 nicht zwingend gefordert wird, oder wenn

- bei einem Ausfall der Energieversorgung einer solchen Einrichtung ein erheblicher wirtschaftlicher Schaden entstehen kann (hierzu siehe Abschnitt 6.3 sowie die Beispiele in Tafel 4.1 und 4.2).

Zur Sicherheitsbeleuchtung in ambulanten medizinischen Einrichtungen siehe Abschnitt 6.3.4

6.3 Sicherheitsnetz (SV-Netz)

6.3.1 Sicherheitsanforderungen

Ein Kriterium zur Erfüllung des Sicherheitskonzeptes für eine ambulante medizinische Einrichtung ist die ständige Verfügbarkeit von Elektroenergie, d. h. die Abschätzung des Risikos für den Patienten, wenn die gesamte elektrotechnische Versorgung plötzlich nicht mehr zur Verfügung steht. Dabei sind nicht nur die Lebensbedrohlichkeit, die zu erwartende Gesundheitsschädigung und/oder eine unzumutbare Belastung für den Patienten, sondern in zunehmendem Maße auch der wirtschaftliche Erfolg einer Diagnostik oder Therapie zu beurteilen und zu berücksichtigen. Eine medizinisch hochwertige Untersuchung mit entsprechender Vorbereitung des Patienten, beispielsweise an einem Computertomographen, stellt für den Arzt immer dann ein wirtschaftliches Risiko dar, wenn im Falle eines Ausfalls des öffentlichen (AV-Netzes) das Untersuchungsergebnis verloren geht.
In VDE 0107: 1994-10 [2.37] wird im Abschnitt 8.1.4 lediglich vorgegeben, daß

„..bei Störungen des allgemeinen Netzes in Räumen der Anwendungsgruppe 2 aus einer geeigneten Sicherheitsstromversorgung für die Dauer von mindestens drei Stunden weiter betrieben werden müssen:

- *OP-Leuchten und vergleichbare Leuchten mit einer Umschaltzeit von höchsten 0,5 Sekunden,*
- *lebenswichtige medizinische elektrische Geräte mit einer Umschaltzeit von höchsten 15 Sekunden."*

Der verantwortungsbewußten Elektrofachkraft wird jedoch dringend empfohlen, mit dem verantwortlichen Arzt zur Sicherung des Schutzzieles für seine ambulante medizinische Einrichtung über die genannte Normenanforderung hinaus das Erfordernis eines Sicherheitsnetzes zu beraten. Dabei ist vom Arzt sowohl von der medizinischen Bedeutung und der Wertigkeit der Untersuchung und/oder Behandlung für den Patienten als auch von der Kosten-/Nutzenseite bei einem Ausfall des AV-Netzes auszugehen.
Qualitätsmerkmal des SV-Netzes ist, daß bestimmte Teile der ambulanten medizinischen Einrichtungen bei Ausfall der allgemeinen Strom-

versorgung nach einer zusätzlichen Umschaltzeit aus einer Sicherheitsstromversorgung über einen bestimmten Zeitraum mit Energie weiter versorgt werden können.
Zur Sicherheitsstromversorgung gehören

- die netzunabhängige Sicherheitsstromquelle,
- die Netzüberwachungs- und Umschalteinrichtung,
- der Verteiler oder eigenständige Verteilerabschnitt, der nach der Umschalteinrichtung liegend über eine zweite Zuleitung von der netzunabhängigen Sicherheitsstromquelle versorgt wird, sowie
- die zu versorgende Verbraucheranlage bis zu den Anschlußklemmen von Installationsgeräten wie Schaltern, Steckdosen, Leuchten oder fest angeschlossenen Geräten.

Das SV-Netz ist somit ein von der allgemeinen Stromversorgung völlig unabhängiges eigenständiges Netz.
Die allgemein zulässigen Sicherheitsstromquellen sind in DIN VDE 0100 Teil 560 [2.32] aufgeführt. Für ambulante medizinische Einrichtungen kommen jedoch nur folgende Bauarten in Frage:

- Generatoren, deren Antriebsmaschine unabhängig von der allgemeinen Stromversorgung ist, (also Stromerzeugungsaggregat mit Verbrennungsmotor) oder
- Akkumulatoren-Batterien.

6.3.2 Stromerzeugungsaggregate

Stromerzeugungsaggregate werden heute in allen Leistungsgrößen angeboten. Zur Sicherstellung ihrer Funktionen benötigen Sie jedoch zahlreiche Zusatzeinrichtungen wie Kühler, Kraftstoff-Vorratstank und Abgasanlage. Während des Betriebes treten Lärmbelastungen auf. Für sie sind daher in ambulanten medizinischen Einrichtungen die notwendigen Voraussetzungen nicht vorhanden; Ausnahmen sind Polikliniken und Ärztehäuser.
Zu beachten ist aber auch, daß für OP-Leuchten und andere, aus medizinischer Sicht mit ihnen vergleichbare Leuchten, eine Umschaltzeit von 0,5 s gefordert wird [2.37], die mit einem Stromerzeugungsaggregat nicht erreicht werden kann. Sie scheiden somit als mögliche Sicherheitstromquellen für ambulante medizinische Einrichtungen aus.

6.3.3 Akkumulatoren-Batterien

Für ambulante medizinische Einrichtungen sind Akkumulatoren-Batterien als Sicherheitsstromquelle die akzeptabelste Lösung, da sie als fabrikfertige Baueinheiten in abgestimmten Leistungsgrößen am Markt verfügbar sind. Je nach Bauart wird zwischen batteriegestützten Sicherheitsstromversorgungsanlagen mit und ohne Umrichter unterschieden.

Batteriegestützte Sicherheitsstromversorgungsanlagen ohne Umrichter werden im Regelfall als Stromversorgungsquelle für OP-Leuchten verwendet. Sie sind für eine OP-Lichtversorgung von 24 V ausgelegt und ermöglichen je nach Bauart, Nennkapazität und Ausbaustufe den Anschluß von mindestens einer OP-Leuchte. Weitere Hinweise sind den Abschnitten 6.4 und 11.2.3 zu entnehmen.

Batteriegestützte Sicherheitsstromversorgungsanlagen mit Umrichter ermöglichen den Anschluß von 230 V-Verbrauchern. Sie sind als fabrikfertige Systemeinheit – jeweils in Wechselstrom- oder in Drehstromausführung – mit statischem Wechselrichter oder mit rotierendem Umformer am Markt verfügbar. Die von ihrem Hersteller zu garantierenden technischen Anforderungen an Bauart, an Betriebsbedingungen, die Betriebs- und Störungsanzeigen sowie an die Prüfung von batteriegestützten Sicherheitsstromversorgungsanlagen sind in DIN VDE 0107 [2.37] Abschnitt 5.4, 5.6 bis 5.9 enthalten. Insbesondere ist dabei auf die Qualitätssicherung der Akkumulatoren-Batterien zu achten!

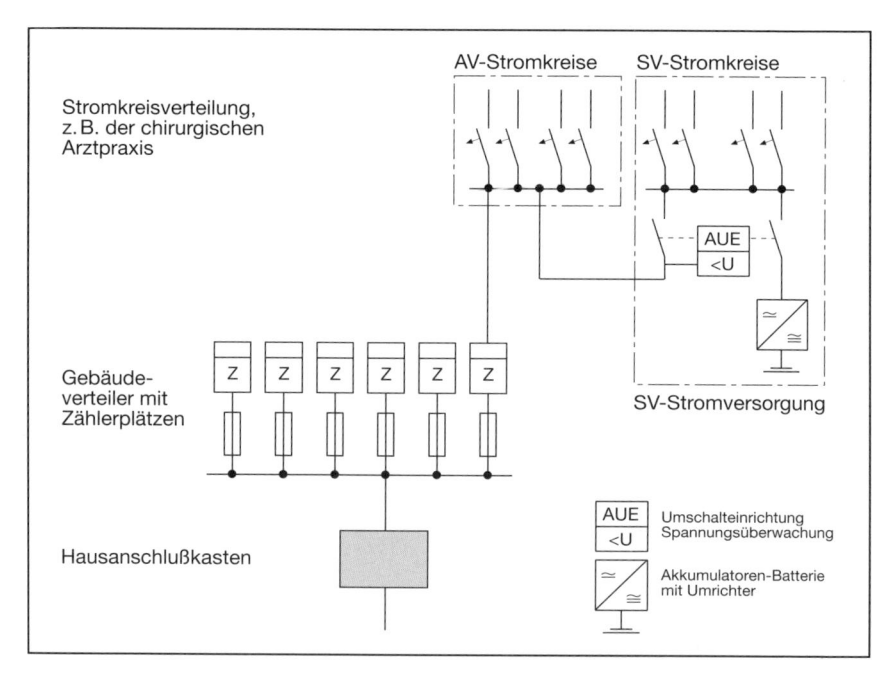

Bild 6.2   *Beispiel der AV-/SV-Stromversorgung einer ambulanten medizinischen Einrichtung mit einer Baueinheit Umrichter und Verteiler*

Licht aus der Dose –
Das Berker Lichtsignal

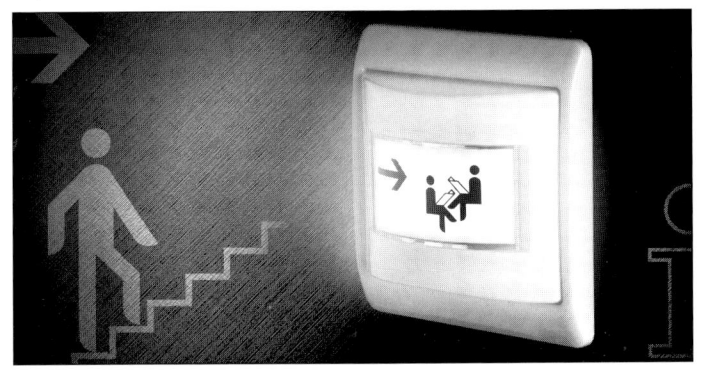

Lichtsignale sind wichtige Bestandteile unseres Lebens. Und sie können mehr als nur mit Licht und Farbe signalisieren: Sie können informieren.

Mit Piktogrammen, die jeder kennt, die überall anzutreffen sind und die jeder versteht. International und von der Sprache unabhängig!

Schalten Sie um auf Information:
Berker Lichtsignale.

Gebr. Berker GmbH & Co
Postfach 1160
58567 Schalksmühle
Telefon 0 23 55/9 05-0
Telefax 0 23 55/9 05-111
http://www.berker.de

Berker Schalter und Systeme

Barrierefreies Bauen

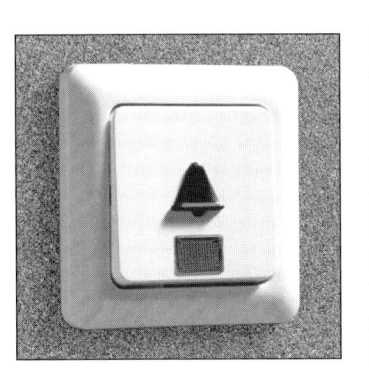

Die Belange sehbehinderter, sehgeschädigter, blinder und in der körperlichen Bewegung behinderter Menschen als Nutzerklientel wurden bisher bei der Herstellung von Installationsapparaten wie Schalter, Taster und Steckdosen nicht, oder nur in geringem Maße berücksichtigt.

Berker hat sich mit diesem Problem befaßt und entsprechende Produkte entwickelt, um die Anforderungen der DIN 18 025 Teil 2, Punkt 12, zu erfüllen.

Berker Schalter und Systeme

Gebr. Berker GmbH & Co
Postfach 1160
58567 Schalksmühle
Telefon 0 23 55/9 05-0
Telefax 0 23 55/9 05-111
http://www.berker.de

ELEKTROPRAKTIKER // Bibliothek

Überspannungen können unangenehme und teure Folgen haben.

Sicherheit für Personen und Technik, sorgfältig abgestimmte und ausgewählte Überspannungseinrichtungen, die auch bei starker Beanspruchung zuverlässig schützen: das sind die Ansprüche an die Elektroinstallation.

Das Buch von Veiko Raab beschreibt anschaulich und genau, was Sie beachten müssen, um Ihren Kunden eine wirklich überspannungsfeste Anlage übergeben zu können.

Veiko Raab
Überspannungsschutz in Verbraucheranlagen
Auswahl, Errichtung, Prüfung
168 Seiten, 97 Bilder, 18 Tafeln
DM 39,80
ISBN 3-341-01202-8

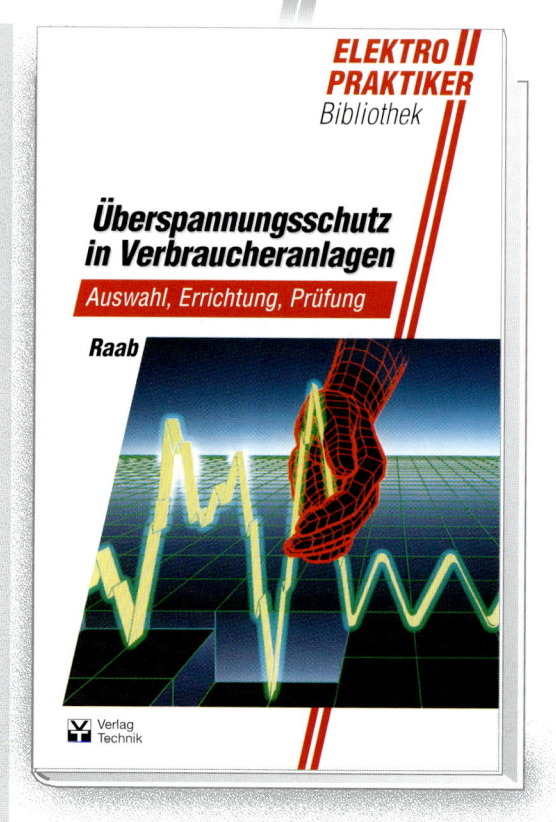

Verlag Technik
10400 Berlin
Tel.: 030/42151-462
Fax: 030/42151-468

ELEKTRO PRAKTIKER //
Bibliothek

Überspannungsschutz in Verbraucheranlagen
Auswahl, Errichtung, Prüfung

Raab

Verlag Technik

Aus dem Inhalt:

- Das Ereignis „Transiente Überspannung" in Verbraucheranlagen
- Möglichkeiten zur Begrenzung transienter Überspannungen
- Begrenzung transienter Überspannungen in Verbraucheranlagen durch Überspannungsschutzgeräte
- Einsatz von Überspannungsschutzgeräten unter Beachtung des Schutzes bei indirektem Berühren in Verbraucheranlagen
- Wechselwirkungen von Überspannungsschutzgeräten mit Überstrom-Schutzeinrichtungen in Verbraucheranlagen
- Einfluß der Installationsausführung von Überspannungsschutzgeräten auf deren Wirksamkeit
- Koordination von Überspannungsschutzgeräten unterschiedlicher Anforderungsklassen
- Einsatz von Überspannungsschutzgeräten der Anforderungsklasse B in Hauptstromversorgungssystemen
- Prüfung der Funktionsfähigkeit von Überspannungsschutzgeräten

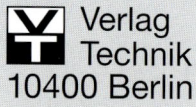

Batteriegestützte Sicherheitsstromversorgungsgeräte mit Umrichter sind in verschiedenen Schaltungsvarianten erhältlich. In den Bildern 6.2 bis 6.5 sind übliche Kombinationen derartiger Anlagen mit Stromkreisverteilungen für ambulante medizinische Einrichtungen dargestellt.
Im Bild 6.2 befinden sich alle Bauteile der SV-Stromversorgung, also Batterie mit Ladeeinrichtung, Netzüberwachung und Umschalteinrichtung sowie die SV-Abgangskreise in einem Gerät. An die Verbindungsleitungen zwischen AV-Stromkreisverteilung und SV-Stromversorgungseinheit werden keine über die allgemeinen Errichtungsbestimmungen hinausgehenden Anforderungen gestellt. Der Vorteil dieser Anordnung besteht in der kompakten Bauweise, die als fabrikfertige Baueinheit die SV-Stromquelle mit der SV-Stromkreisverteilung vereint.

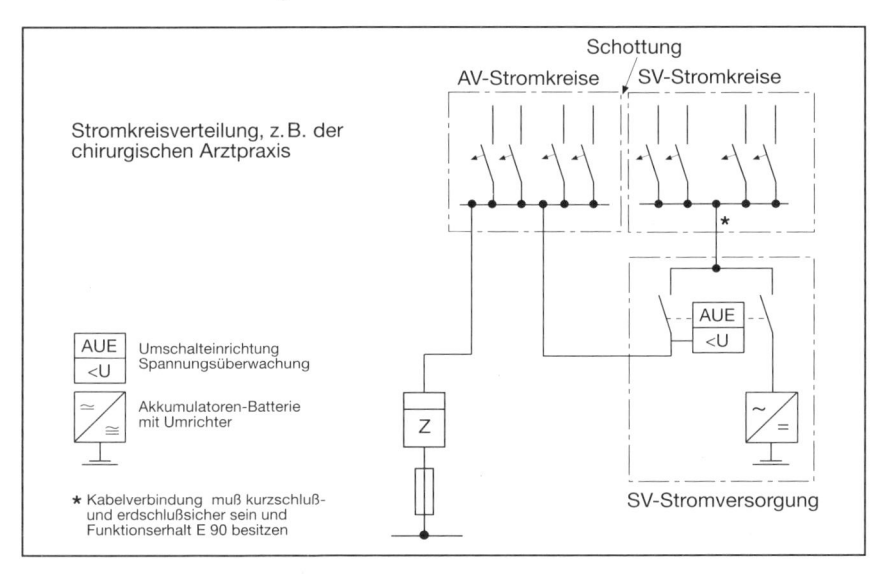

Bild 6.3 Beispiel der AV-/SV-Stromversorgung mit getrennter Aufstellung der batteriegestützten Umrichteranlage

Dem gegenüber ist im Bild 6.3 ein gemeinsamer AV-/SV-Stromkreisverteiler in der ambulanten medizinischen Einrichtung vorhanden. Die beiden Systeme sind voneinander durch eine Zwischenwand zu trennen und müssen mit getrennten Abdeckungen versehen sein.
Die batteriegestützte Stromversorgungsquelle mit Netzüberwachung und Umschalteinrichtung kann in einem gesonderten Raum untergebracht werden, der sich im gleichen Brandabschnitt befinden muß und zur ambulanten medizinischen Einrichtung gehört. Die Kabelverbindung zwischen SV-Stromversorgung und SV-Stromkreisverteiler muß kurzschluß- und erd-

schlußsicher sein. Darüber hinaus muß sie vor Brandeinwirkung so geschützt sein, daß sie im Brandfall für die Dauer von mindestens 90 Minuten funktionsfähig bleibt (Funktionserhalt E 90).

Eine weitere, mitunter praktizierte Form der Sicherheitsstromversorgung ist im Bild 6.4 dargestellt. Die batteriegestützte Umrichteranlage besitzt keine Spannungsüberwachung des AV-Netzes und keine Netz-Umschalteinrichtung. Diese sind Bestandteil der Stromkreisverteilung. Die Kabelverbindung zwischen Umrichteranlage und Netzumschalteinrichtung im SV-Stromkreisverteiler muß ständig unter Spannung stehen. Für sie gelten die gleichen Anforderungen wie für die Einrichtung nach Bild 6.3.

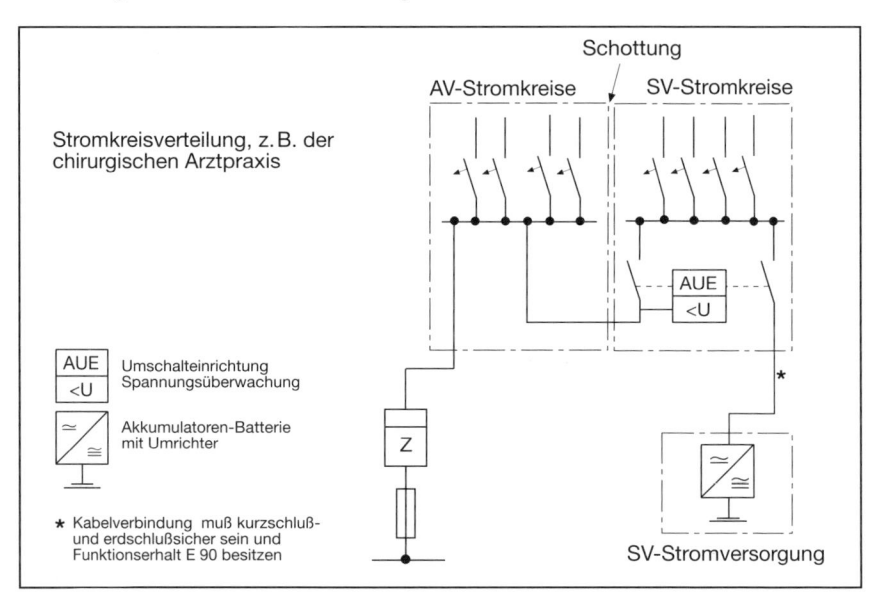

Bild 6.4   *Beispiel für AV-/SV-Stromversorgung mit getrenntem Aufstellort der Verteilung incl. Umschaltung und der batteriegestützten Umrichteranlage*

Die in den Bildern 6.2 bis 6.4 dargestellten Stromversorgungsbeispiele gehen davon aus, daß an den Verteilerabschnitten sowohl des AV-Netzes als auch des SV-Netzes Endstromkreise angeschlossen werden, die nicht im IT-System betrieben werden müssen. Dazu gehören die Sicherheitsbeleuchtung und solche medizinischen technischen Anlagen, die nicht die Einordnungskriterien für AG 2-Räume erfüllen müssen, jedoch für die Absicherung medizinischer Prozesse bedeutungsvoll sind (siehe Tabelle 4.1).

Sind in einer ambulanten medizinischen Einrichtung Räume der Anwendungsgruppe 2 vorhanden, empfiehlt sich der Einsatz einer SV-Stromversorgungsanlage mit IT-System nach Bild 6.5.

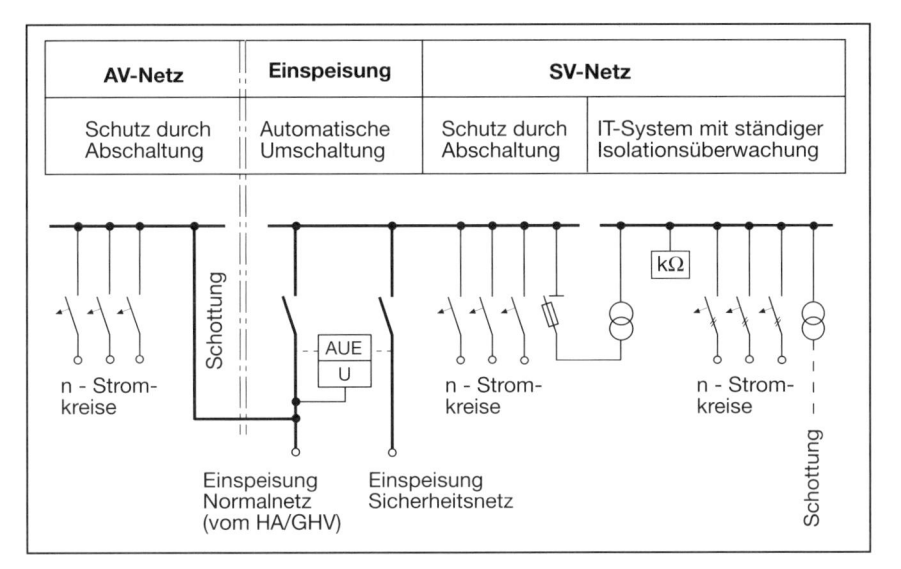

Bild 6.5 *Beispiel der Stromkreisverteilung für eine ambulante medizinischen Einrichtung mit AG1- und AG2-Räumen*

Auch derartige Anlagen sind als fabrikfertige Systemlösungen erhältlich und werden für Leistungsgrößen bis 3 kVA angeboten. Diese Größe stellt auch die ideale Stromversorgungsanlage für die Raumeinheit ambulantes Operieren dar. Die Anlage besteht aus dem batteriegestützten Sicherheitsstromversorgungs-Schrank und dem SV-Verteiler-Schrank. Dieser enthält je nach Ausbauanforderungen die Anschlußmöglichkeiten für die AV-Stromkreise und einen IT-Systemtransformator mit allen Schutz- und Überwachungseinrichtungen nach DIN VDE 0107. Die selbsttätige Umschalteinrichtung ist dem IT-Systemtrafo nachgeordnet. Die redundante Einspeisung erfolgt aus dem Batterieschrank. Generell gilt für den Netzaufbau der Sicherheitsstromversorgung nach DIN VDE 0107 Abschnitt 5.10.4 die Verpflichtung nach selektivem Aufbau. Die Erfüllung dieser Anforderung gilt sowohl für die Speisung aus dem AV-Netz als auch aus der SV-Sicherheitsstromquelle. Die Überstromschutzeinrichtungen müssen hinsichtlich ihres Auslösestromes so gestaffelt sein, daß immer nur die im Fehlerstromkreis liegende Schutzeinrichtung und nicht die vorgeordnete Schutzeinrichtung ausgelöst wird.

6.3.4 Sicherheitsbeleuchtung

Die wichtigste Sicherheitseinrichtung einer Arbeitsstätte im allgemeinen und einer medizinischen Einrichtung im besonderen ist eine ausreichende, auf die Sehbedürfnisse der sich bestimmungsgemäß in diesen Räumen aufhaltenden Personen abgestimmte Beleuchtung. Die künstliche Beleuchtung, die bei Störung der allgemeinen Stromversorgung rechtzeitig wirksam wird, beschreibt DIN 5035 als *Notbeleuchtung*. Darunter sind die Sicherheitsbeleuchtung und die Ersatzbeleuchtung zu verstehen. Die *Sicherheitsbeleuchtung* gliedert sich in die Beleuchtung der Rettungswege, d.h. der Wege für das gefahrlose Verlassen von Räumen und Gebäuden, und die Sicherheitsbeleuchtung für Arbeitsplätze mit besonderer Gefährdung, d.h. die Beleuchtung für das gefahrlose Beenden von Tätigkeiten. Die *Ersatzbeleuchtung* übernimmt für einen begrenzten Zeitraum ersatzweise die Aufgabe der Allgemeinbeleuchtung, damit laufende Arbeiten weitergeführt werden können. Wie im Abschnitt 6.3.1 beschrieben, wird eine Sicherheitsstromversorgung in ambulanten medizinischen Einrichtungen nach DIN VDE 0107 Abschnitt 8 lediglich für OP-Leuchten und mit ihnen vergleichbare Leuchten gefordert. Dabei wird vom zuständigen Normenkomitee berücksichtigt, daß

– die Rettungswege für ambulante medizinische Einrichtungen in den Baugenehmigungsunterlagen von der zuständigen Bauaufsichtsbehörde bestimmt werden müssen und daraus die speziellen Sicherheitsbeleuchtungsanforderungen abzuleiten sind (siehe Abschnitt 6.5),
– das Beurteilen und Festlegen, wo Leuchten erforderlich sind, die mit OP-Leuchten vergleichbare Aufgaben zu erfüllen haben, ausnahmslos durch den verantwortlichen Mediziner zu erfolgen hat.

OP-Leuchten sichern bei Ausfall der Allgemeinbeleuchtung innerhalb von max. 0,5 Sekunden die sichere Weiterführung des medizinischen Eingriffs, d. h. die Tätigkeit des Mediziners kann gefahrlos für Patient und medizinisches Personal zu Ende geführt werden. Die kurze Überbrückungszeit sichert dabei auch ab, daß die bei Ausfall des Netzes zu erwartenden Schreckreaktionen nicht zu unkontrollierten Bewegungen am möglicherweise geöffneten Patienten führen. Wenn also im Zusammenhang mit der Sicherheitsstromversorgung die Frage nach der Vergleichbarkeit der betreffenden Leuchte mit OP-Leuchten gestellt wird, muß durch den Mediziner beurteilt werden, welche Folgen bei einem Totalausfall der Beleuchtung im medizinischen Arbeitsraum auftreten. Diese Beurteilung darf sich selbstverständlich nicht nur auf die Tätigkeiten des Mediziners beschränken, sondern sie muß ausnahmslos auf die für den Patienten entstehenden Folgen ausgerichtet sein. Patienten sind – von Vorsorgeuntersuchungen abgesehen – gesundheitlich geschwächt, wobei hier zwischen physischen und psychi-

schen Erkrankungen zu unterscheiden ist. Jeder Ausfall von Licht während einer Untersuchung oder Behandlung verursacht beim Patienten unterschiedliche Reaktionen, von leichtem Unbehagen bis zu ernsten psychischen Schädigungen.
Dies soll an nachfolgenden Beispielen verdeutlicht werden:

- Ein an chronischer Bronchitis erkranktes Kind, das an einem speziellen Inhalationsplatz einer Aerosoltherapie unterzogen wird, erleidet aufgrund der Schädigung seiner Atemwege bei Ausfall der Beleuchtung vielfach eine Schreckreaktion, die zu einer unkontrollierten Atemfrequenz führen kann.
- Ein sich im Bildaufnahmeteil eines bildgebenden Systems, z.B. eines Computertomographen, befindlicher Patient ist auf engstem Raum gefangen. Er kann sich durch eigenes Handeln nicht aus dieser Kammer befreien. Dieser Gedanke löst bei Patienten trotz im Regelfall vorhandener Notruftaste Unwohlsein aus. Bei Ausfall der Beleuchtung im Raum schlägt dieses Unbehagen naturgemäß in einen Panikzustand um.
- Der Patient, der in einem hydrotherapeutischen Wannenbad eine Unterwasserstrahlmassage erhält, wird im Regelfall einen Beleuchtungsausfall leichter verkraften als ein Patient in einem Überwärmungsbad, in dem die Wassertemperatur bis zum Erreichen einer „Mundtemperatur" von 38°C bis 41°C ansteigt.
- Bei einem psychisch labilen Patienten, der ambulant in einer Facharztpraxis behandelt wird, kann der Ausfall der Beleuchtung zu unkalkulierbaren Reaktionen bis hin zur Zerstörungswut und dem Demolieren der Praxis führen.

Hieraus wird erkennbar, daß das Erfordernis nach der Vergleichbarkeit mit OP-Leuchten nicht technisch, sondern ausnahmslos aus medizinischer Sicht zu beurteilen ist. Hierbei ist auch zu beurteilen, welche Umschaltzeit (bis 0,5 bzw. bis 15 Sekunden) zwischen dem Ausfall der allgemeinen Stromversorgung und dem Weiterbetrieb aus der Sicherheitsstromquelle zulässig ist. Zu empfehlen ist die Versorgung aus einer batteriegestützten Sicherheitsstromquelle nach Abschnitt 6.3.3, die eine Umschaltzeit von 0,5 Sekunden problemlos ermöglicht.

6.3.5 Notwendige Sicherheitseinrichtungen

Für die sichere Funktion aller der Sicherheit einer ambulanten medizinischen Einrichtung dienenden technischen Anlagen ist es notwendig, diese ebenfalls aus dem Sicherheitsstromnetz zu versorgen. Im Gegensatz zu Krankenhäusern und größeren Ärztehäusern gilt dies hier jedoch nicht für Aufzüge und Lüftungsanlagen zur Entrauchung, da diese im Regelfall zum Gebäude und nicht zur ambulanten medizinschen Einrichtung gehören. Notwendige Sicherheitseinrichtungen sind, soweit diese netzabhängig betrieben und nicht aus eigener Ersatzstromquelle gespeist werden,

- Gefahrenmeldeanlagen für Brand, Einbruch und Überfall nach DIN VDE 0833 [2.58],
- Lichtruf- und Notrufanlagen nach DIN VDE 0834 [2.66],
- Aufruf- und Wechselsprechanlagen, insbesondere zur Sicherstellung der Kommunikation zwischen Patient und medizinischem Personal bei Untersuchungen und/oder Behandlungen,
- Videoüberwachungsanlagen, z.B. zur Überwachung von Anlagen mit bildgebenden Systemen,
- Türfeststell- und Rauchwarnanlagen innerhalb der ambulanten medizinischen Einrichtung,
- Anlagen zur Übertragung und Aufzeichnung von Patientendaten sowie
- EDV-Systeme und elektrische Türöffneranlagen.

6.3.6 Medizinisch-technische Einrichtungen

Grundsätzlich zählen hierzu sämtliche medizinischen elektrischen Geräte, die in Räumen der Anwendungsgruppe 2 bestimmungsgemäß zum Einsatz kommen, mit Ausnahme der OP-Leuchten. Dazu gehören entsprechend dem Schutzziel auch jene elektrotechnischen Geräte, die die Erfüllung der medizinischen Aufgabe zu sichern haben, sich jedoch außerhalb des medizinisch genutzten Raumes befinden (können). Sicherlich ist für viele Fachgebiete in ambulanten medizinischen Einrichtungen das Erfordernis nach der Versorgung medizinischer elektrischer Geräte aus einem Sicherheitsnetz aus medizinischer Sicht nicht unbedingt gegeben. Hier sollte jedoch der Elektrofachmann im Beratungsgespräch mit dem verantwortlichen Mediziner auch wirtschaftliche Aspekte berücksichtigen. Eine kostenaufwendige Untersuchung und/oder Behandlung sicher und erfolgreich auch bei Ausfall des Netzes der allgemeinen Stromversorgung zu Ende führen zu können, ist nicht nur für den Patienten aus medizinischer Sicht wichtig, sondern auch für die medizinische Einrichtung mit wirtschaftlichem Erfolg verbunden.

6.4 Zusätzliche Sicherheitsstromversorgung (ZSV-Netz)

Hinter der Beschreibung einer zusätzlichen Sicherheitsstromversorgung (ZSV) in DIN VDE 0107 verbirgt sich die Forderung, daß bei Ausfall des allgemeinen Netzes und gleichzeitigem Ausfall des Sicherheitsnetzes bestimmte medizinisch-technische Einrichtungen für eine begrenzte Zeit mit elektrischer Energie aus einer weiteren – zusätzlichen – Sicherheitsstromversorgungsquelle mit einer Umschaltzeit von 0,5 Sekunden versorgt werden müssen. Derartige Einrichtungen sind als medizinische elektrische Geräte und Systeme zum Zeitpunkt der Erarbeitung von DIN VDE 0107: 1994-10 in ambulanten medizinischen Einrichtungen noch nicht üblich gewesen. Deshalb ist in dieser Norm eine Forderung nach einer zusätzlichen Sicherheitsstromversorgung nicht enthalten. Hier ist wiederum zwischen Elektrofachmann und verantwortlichem Mediziner zu beraten, ob neben der Sicherheitsstromversorgung eine ZSV-Anlage erforderlich ist. Vielfach wird im Sprachgebrauch jedoch auch die Stromversorgung der OP-Leuchten oder der von der medizinischen Bedeutung her mit ihnen vergleichbaren Leuchten als ZSV-OP-Licht-Versorgung bezeichnet, obwohl dies die einzige Sicherheitsstromquelle der ambulanten medizinischen Einrichtung ist. Die Besonderheit dieser ZSV-OP-Lichtgeräte besteht darin, daß sie als Kompaktanlagen den Anschluß einer oder mehrerer OP-Leuchten mit einer Nennspannung von 24 V ermöglichen. Sie versorgen im Bereitschaftsparallelbetrieb bei vorhandenem Netz die OP-Leuchten über einen Transformator 230/24 V AC. Bei Netzausfall übernimmt die eingebaute Akkumulatoren-Batterie die Versorgung mit 24 V DC. Der oder die OP-Lichtstromkreise sind konstant spannungsgeregelt und gewährleisten eine konstante Ausgangsleistung für die OP-Leuchten. Dieses Gütemerkmal ist auch während des Entlade- und Ladevorganges der Batterie zu erfüllen. Für die Spannungsversorgung der OP-Leuchte gilt, daß die Nennspannung von 24 V an der am Deckenflansch der OP-Leuchte befindlichen Anschlußklemme zur Verfügung stehen muß. Um den Spannungsfall zwischen dem ZSV-OP-Lichtgerät und der OP-Leuchte ausgleichen zu können, muß deshalb am ZSV-OP-Lichtgerät die Spannung um +/- 5% in Schritten von 2% der Nennspannung regelbar sein. Sinnvoll ist die Einzelkreis-Netzumgehung, die die OP-Leuchte bei Ausfall eines Reglerkreises im ZSV-OP-Lichtgerät über einen Trafo 230/24 V versorgen kann. Zu beachten ist, daß die zusätzliche Sicherheitsstromversorgung für die OP-Leuchten (ZSV-OP-L) für eine Betriebsdauer von drei Stunden zu bemessen ist! Sollte die ambulante medizinische Einrichtung über eine eigenständige Sicherheitsstromversorgung nach Abschnitt 6.3 verfügen, die für eine Mindestbetriebsdauer von drei Stunden bemessen ist, gilt für die Sicherheitsstromquelle der ZSV-OP-L eine Mindestbetriebsdauer von einer Stunde. Die Batteriekapazität muß bereits nach einer Ladezeit von sechs Stunden die genannten Mindestbetriebsanforderungen sicherstellen.

6.5 Rettungswege und Notausgänge, Sicherheitsbeleuchtung

6.5.1 Rechtliche Anforderungen

Bauordnungsrechtlich sind Arztpraxen und andere ambulante medizinische Einrichtungen als bauliche Anlagen besonderer Art und Nutzung zu beurteilen. Da das Baurecht in der Bundesrepublik Deutschland Länderrecht ist, gibt es in jedem Bundesland eine entsprechende Landesbauordnung. Darin ist u. a. geregelt, was Rettungswege sind, wie sie ausgestaltet sein müssen, und welche Anforderungen hinsichtlich der Türen im Verlauf von Rettungswegen zu erfüllen sind. Neben diesen Landesbauordnungen sind in Sonderbauverordnungen und – aus der Sicht des Unfallschutzes – in Unfallverhütungsvorschriften (UVV) Festlegungen zum Erfordernis von Rettungswegen sowie deren Kennzeichnung enthalten. Die wesentlichen derzeit – auch für ambulante medizinische Einrichtungen – geltenden Festlegungen werden nachfolgend aufgeführt.

Arbeitsstättenverordnung (ArbStättV) [1.14] § 10, Abschnitt 7
Beleuchtungseinrichtungen in Arbeitsräumen und Verkehrswegen sind so anzuordnen und auszulegen, daß sich aus der Art der Beleuchtung keine Unfall- und Gesundheitsgefahren für die Arbeitnehmer ergeben können. Die Beleuchtung muß sich nach der Art der Sehaufgabe richten. Die Stärke der Allgemeinbeleuchtung muß mindestens 15 lx betragen.

Unfallverhütungsvorschrift (VBG 1) [1.1] , § 30, Absatz 2
Rettungswege und Notausgänge müssen als solche deutlich erkennbar und dauerhaft gekennzeichnet sein und auf möglichst kurzem Weg ins Freie oder in einen gesicherten Bereich führen. Auf sie ist zusätzlich hinzuweisen, wenn sie nicht von jedem Arbeitsplatz aus gesehen werden können.

Unfallverhütungsvorschrift (VBG 125) [1.3], § 10, Absatz 1 bis 3
Sicherheitszeichen müssen jederzeit deutlich erkennbar sein und dauerhaft angebracht werden. Sie müssen aus solchen Werkstoffen bestehen, die gegen die Umgebungseinflüsse am Anbringungsort widerstandsfähig sind. Bei unzureichender natürlicher Beleuchtung am Anbringungsort der Sicherheitszeichen muß die Erkennbarkeit durch künstliche Beleuchtung der Sicherheitszeichen sichergestellt werden. Ist aufgrund anderer Rechtsvorschriften eine Sicherheitsbeleuchtung nicht erforderlich, muß auf Rettungswegen die Sicherheitsaussage der dort notwendigen Rettungs- und Brandschutzzeichen durch Verwendung von lang nachleuchtenden Materialien auch bei Ausfall der Allgemeinbeleuchtung für eine bestimmte Zeit erhalten bleiben. Die Erkennbarkeit der Zeichen bleibt ausreichend lang erhalten,

wenn die lang nachleuchtenden Materialien in ihren Eigenschaften und in ihrer Qualität den Anforderungen der DIN 67510/4 [2.67] entsprechen. Über die Verwendung von einzelnen lang nachleuchtenden Sicherheitszeichen hinaus ist es empfehlenswert, insbesondere wenn Personen auf den vorgesehenen Rettungswegen in sichere Bereiche zu führen sind, Sicherheitsleitsysteme bzw. Leitmarkierungen als bodennahe Sicherheitsleitsysteme zu verwenden. Als Lichtquelle zur Anregung der lang nachleuchtenden Materialien eignen sich vorzugsweise Leuchtstofflampen; nicht geeignet sind Lampen mit überwiegendem Rotanteil.

Für die brandschutztechnische Beurteilung sowie das Erfordernis von Rettungswegen für ambulante medizinische Einrichtungen ist die jeweilige Bauaufsichtsbehörde zuständig. Diese hat entsprechende Bauten zu genehmigen und soll darüber wachen, daß alle Vorschriften des Baurechts eingehalten werden. Die Beurteilung hängt wesentlich von der zu erwartenden Personenzahl im Praxisbereich sowie von der lagemäßigen Einordnung der medizinischen Einrichtung im jeweiligen Gebäude ab. Darüber hinaus ist für die brandschutztechnische Beurteilung nach der Art der medizinischen Nutzung zu unterscheiden. Für Einrichtungen, in denen Patienten mit einem höheren Schädigungsgrad betreut werden, z. B. Augenarztpraxen oder orthopädische Praxen, sind verschärfende Aspekte bei den zu treffenden Maßnahmen zu berücksichtigen. Praxen, in denen ambulante Operationen unter Teil- oder Vollnarkose durchgeführt werden, sind u. a. hinsichtlich ihrer Rettungswegsituation wie Krankenhäuser zu betrachten.

Da die baulichen Maßnahmen zur Einbringung einer medizinischen Einrichtung in Bauten mit gemischter Nutzung genehmigungspflichtig sind, müssen durch die Bauaufsichtsbehörde neben dem erwähnten Erfordernis von Rettungswegen und Notausgängen Festlegungen zur Sicherheitsbeleuchtung, zu Sicherheitszeichen, zum Rettungswegsystem und gegebenenfalls zu Entrauchungsanlagen getroffen werden.

Zusammengefaßt bedeutet dies: es muß für eine medizinische Einrichtung, die sich nicht zu ebener Erde befindet und die nur über ein Treppenhaus erreichbar ist, einen zusätzlichen Flucht- bzw. Rettungsweg geben, wenn das Treppenhaus im Brandfall kein sicherer Weg ist (Bilder 6.6 a/b). Der Rettungsweg muß an einen sicheren Ort bzw. ins Freie führen und über eine entsprechende Sicherheitskennzeichnung verfügen. Diese soll auch bei Ausfall der Beleuchtung erkennbar sein. Diese Erfordernisse der Sicherheitsbeleuchtung in der medizinischen Einrichtung sowie auf dem Flucht- und Rettungsweg sind im Abschnitt 6.3 und die Systeme für Rettungswege und Entrauchung in den Abschnitten 11.3 und 11.4 beschrieben. Zu beachten ist, daß neben der Sicherheitsbeleuchtung in Rettungswegen auch elektrische Verriegelungen für Notausgänge nach Abschnitt 10.3 sowie Türfeststellanlagen nach Abschnitt 10.4 erforderlich sein können.

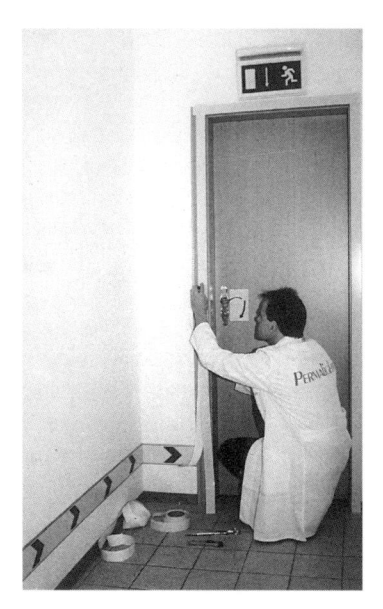

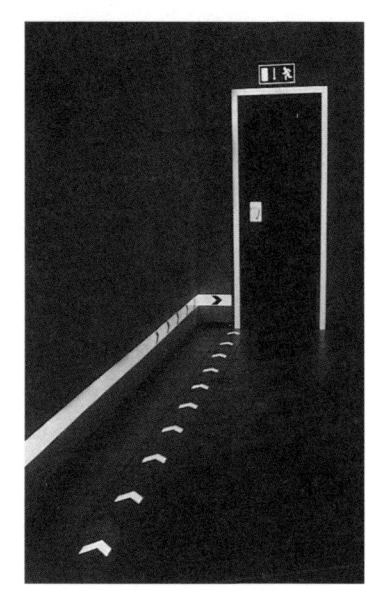

Bild 6.6 a) Nachleuchtende Systeme (Montage), *b)* Nachleuchtende Systeme (aktive Phase)

6.5.2 Sicherheitsleitsysteme

Als Sicherheitsleitsystem wird die Kombination von Leitmarkierungen, Kennzeichnungen und Sicherheitszeichen bezeichnet, um Personen auf den durch die Bauaufsichtsbehörden vorgegebenen Rettungswegen sicher ins Freie oder einen sicheren Bereich zu führen. Es werden elektrisch betriebene Systeme und lichtspeichernde Systeme unterschieden. (Tafel 6.1).

Das Sicherheitsleitsystem ist so zu planen und zu errichten, daß neben den genauen Kennzeichnungen der Rettungswege auch Gefahrenstellen, z. B. Stufen oder Einengungen des Rettungsweges sowie brandschutztechnische Einrichtungen, wie z. B. Feuerlöscher zu erkennen sind.

Rettungszeichen, also Bildzeichen nach DIN 4844 bzw. VBG 125 [1.3], müssen sowohl als Rettungszeichenschild wie auch auf Rettungszeichenleuchten während der jeweils erforderlichen Zeit im Verlauf des Rettungsweges deutlich erkennbar sein. Das Erfüllen dieser Anforderung aus DIN 5035-5 setzt eine Mindestgröße h für das Rettungszeichen voraus. Diese Höhe h des Zeichens oder der Schrift errechnet sich aus der sogenannten Erkennungsweite e und dem Distanzfaktor z (Tafel 6.2):

$$h = \frac{e}{z}$$

Für Buchstaben und Ziffern gilt ein Distanzfaktor z = 300 bezogen auf die Schrifthöhe h.

Rechenbeispiel:
Wie hoch muß ein Rettungszeichen sein, damit es aus einer Entfernung von 20 m noch erkennbar ist?

Rettungszeichen als beleuchtetes Schild $\quad h = \dfrac{e}{z} = \dfrac{20\,m}{100} = 0{,}2\,m$

Rettungszeichen als Leuchte (hinterleuchtet) $\quad h = \dfrac{e}{z} = \dfrac{20\,m}{200} = 0{,}1\,m$

Grundsätzlich gilt: Ein Rettungszeichenschild muß stets doppelt so groß (hoch) sein wie ein hinterleuchtetes Rettungszeichen (Rettungszeichenleuchte).
Als Sicherheitsfarbe für Rettungszeichen ist in DIN 4844-2 grün und als Kontrastfarbe weiß festgelegt.
Zu dem Sicherheitsleitsystem jeder ambulanten medizinischen Einrichtung gehört auch, daß ein Flucht- und Rettungsplan aushängt. Dieser muß gut sichtbar und für jedermann zugänglich sein. Die Beschäftigten der Einrichtung müssen Gelegenheit haben, sich die Flucht- und Rettungswege einzuprägen, um Notausgänge und Nottreppen jederzeit sicher finden zu können.

Tafel 6.1   Sicherheitsleitsysteme nach BG-Regel ZH 1/190

Anordnung	elektrisch betriebene Systeme	lichtspeichernde Systeme
nicht bodennah	* Sicherheitsleuchten * Rettungszeichenleuchten	* Langnachleuchtende Kennzeichnung nach VBG 125 § 10 Abs.3
bodennah	* LED-Systeme * Elektrolumineszenzsysteme * Lichtleiter	* langnachleuchtende Rettungsweg-Leitsysteme nach DIN VDE 67510 [2.67]

Tafel 6.2   Distanzfaktor zum Ermitteln der Größe (Höhe) der Sicherheitskennzeichnung

	beleuchtet	hinterleuchtet
Rettungszeichen	100	200
Verbotszeichen	40	65
Warnzeichen	40	65
Gebotszeichen	40	65

Tafel 6.3 Zulässige maximale Lichtstärke von Sicherheitsleuchten für Rettungswege

Lichtpunkthöhe über Fußboden [m]	2	2,5	3	3,5	4	4,5	5
Maximale Lichtstärke [lx]	100	400	900	1.600	2.500	3.500	5.000

6.5.3 Sicherheitsbeleuchtung für Rettungswege

Rettungswege innerhalb von ambulanten medizinischen Einrichtungen müssen nach den Festlegungen zum Arbeitsschutz beleuchtet und gekennzeichnet sein.

In gleicher Weise muß dies außerhalb der Einrichtung für die bis ins Freie oder in einen gesicherten Bereich führenden Rettungswege gewährleistet werden. Ob eine Sicherheitsbeleuchtung für Rettungswege innerhalb und außerhalb der ambulanten medizinischen Einrichtung erforderlich ist, hat die zuständige Bauaufsichtsbehörde zu entscheiden. Dies muß unter Beachtung der Art der medizinischen Nutzung, des Schädigungsgrades der Patienten und auch der lagemäßigen Anordnung der Einrichtung in dem betreffenden Gebäude erfolgen.

Selbstverständlich setzt dies die aktive Mitwirkung des verantwortlichen Mediziners nach einer diesbezüglichen Beratung durch die verantwortliche Elektrofachkraft voraus.

Um die Sicherheit auf Rettungswegen zu gewährleisten, sind zwei verschiedene – aber aufeinander abgestimmte – Maßnahmen erforderlich:

– Rettungswege müssen beleuchtet werden.
– Rettungswege müssen gekennzeichnet werden.

Durch Sicherheitsleuchten sind die nach DIN 5035-5 festgelegten Anforderungen auf den Rettungswegen wie folgt zu realisieren:

– Der Minimalwert der Beleuchtungsstärke auf der Mitte des Rettungsweges, gemessen in 0,2 m Höhe über dem Fußboden muß örtlich und zeitlich > 1 Lux betragen. Insbesondere dieser Wert ist aus medizinischer Sicht kritisch zu betrachten und entsprechend dem Schädigungsgrad des Patienten anzupassen (heraufzusetzen).
– Die Gleichmäßigkeit g der Beleuchtung zwischen der auf dem Rettungsweg vorhandenen geringsten und höchsten Beleuchtungsstärke muß mindestens 1:40 betragen:

$$g = \frac{E_{min}}{E_{max}} > \frac{1}{40}.$$

- Die Blendung ist in Abhängigkeit von der Montagehöhe über dem Fußboden auf die in DIN 5035-5 aufgeführten maximal zulässigen Werte der Lichtstärke zu begrenzen (Tafel 6.3). Das Begrenzen der Blendung ist besonders in Einrichtungen mit sehschwachen Patienten, z.B. Augenarztpraxen und geriatrischen Praxen bedeutungsvoll.
- Die Einschaltverzögerung darf höchstens 15 Sekunden und die Nennbetriebsdauer muß mindestens 1 Stunde betragen.

Sicherheitsleuchten sind in ambulanten medizinischen Einrichtungen vorzugsweise aus dem Sicherheitsnetz nach Abschnitt 6.3 zu speisen. Zulässig sind jedoch auch Sicherheitsleuchten mit eigener Energiequelle.

Durch den Einsatz von nachrüstbaren Bausätzen in Leuchten der Allgemeinbeleuchtung lassen sich problemlos die Anforderungen der Sicherheitsbeleuchtung des Rettungsweges innerhalb der Einrichtung erfüllen. Sie werden von allen Leuchtenherstellern angeboten. Außerhalb der ambulanten medizinischen Einrichtung sind spezielle Sicherheitsleuchten sinnvoll, die eine erhöhte mechanische Festigkeit besitzen und gegebenenfalls mit Rettungszeichen kombiniert werden können.

Durch Rettungszeichenleuchten oder mit hinterleuchteten Schildern sind die Rettungswege zu markieren. Die lichtspeichernden langnachleuchtenden Beschilderungen sind in Abschnitt 6.5.2 beschrieben.

Rettungszeichenleuchten schalten bei Ausfall der allgemeinen Stromversorgung automatisch auf eine Ersatzstromquelle um. Sie sollen während der Nutzungszeit der ambulanten medizinischen Einrichtung in Dauerschaltung betrieben werden. Auch für Rettungszeichenleuchten gilt eine Nennbetriebsdauer von 1 Stunde.

Bei kleineren ambulanten medizinischen Einrichtungen sind Rettungszeichenleuchten mit Einzelbatterie häufig die zweckmäßigste Leuchtenart. Hier bilden Leuchte, verschlossene Batterie, Ladeteil und Umschalteinrichtung eine Einheit. Die Vorteile dieser für Glühlampen oder Leuchtstoffröhren geeigneten Leuchten bestehen im geringen Installationsaufwand, der wartungsfreien Batterie, der leichten Prüfmöglichkeit und der durch Redundanz erhöhten Sicherheit.

In größeren Einrichtungen wie Ärztehäusern ist der Anschluß an ein besonders gesichertes Netz nach Abschnitt 6.3 zulässig.

Frage 6.01 Wie hat die Bemessung des Hauptstromversorgungssystems zu erfolgen, und welche Anforderungen sind hinsichtlich des Spannungsfalls zu erfüllen?

Die Bemessung der Kabel und Leitungen in der Verbraucheranlage hat wie allgemein üblich grundsätzlich nach der AVBEltV und den TAB des jeweiligen Energieversorgungsunternehmens zu erfolgen. Für Hauptleitungen gilt nach AVBEltV § 12 Abs. 5, daß der Spannungsfall ΔU zwischen Hausanschluß und dem Zähler unter Zugrundelegung der Nennstromstärke der vorgeschalteten Sicherung nicht mehr als 0,5 % betragen darf (Bild 6.1). Dieser Wert gilt bei einem Leistungsbedarf der medizinischen Einrichtung bis 100 kVA. Für einen größeren Leistungsbedarf sind die Werte nach Tafel 6.4 zulässig. Zu beachten ist, daß bildgebende medizinische elektrische Geräte wie Röntgen- und Durchleuchtungsgeräte, Computertomographen sowie Kernspintomographen höhere Anforderungen an die Spannungsqualität stellen. Am Verknüpfungspunkt zwischen der Installationsanlage mit dem Netz – dies ist für ambulante medizinische Einrichtungen im Regelfall der Hausanschlußkasten – kann es bedingt durch die hohe und pulsierende Leistungsaufnahme während der Bildaufnahme zu Spannungseinbrüchen von bis zu 10 % kommen. Abhängig von deren Höhe, der Betriebsweise der bildgebenden Systeme und gegebenenfalls dem Wiederholungsfaktor für Bildaufnahmen sind Spannungsschwankungen in allen Teilen der Installationsanlage feststellbar. Während Helligkeitsschwankungen der Beleuchtungsstärke – sie werden als Flicker bezeichnet – nur optisch wahrgenommen werden, können die Auswirkungen auf andere spannungsempfindliche medizinische elektrische Geräte und EDV-Anlagen zu Störungen im Betrieb und sogar zu deren Ausfall führen.

Seitens der Hersteller medizinischer elektrischer Großgeräte (s. Tafel 6.5) werden neben den Anschlußwerten Vorgaben zur Mindest-Kurzschlußleistung gemacht. Dabei wird vorausgesetzt, daß diese immer am entsprechenden Gerät zur Verfügung steht, um dessen fehlerfreien Betrieb zu ermöglichen. Damit ist jedoch nicht der störungsfreie Betrieb anderer medizinischer elektrischer Geräte gewährleistet. Werden solche Großgeräte eingesetzt, so ist eine frühzeitige Klärung dieses Zusammenhangs mit dem zuständigen Energieversorger unter Beachtung der Grundsätze für die Beurteilung von Netzrückwirkungen der VDEW erforderlich und für den späteren Betrieb besonders wichtig.

Tafel 6.4   Zulässiger Spannungsfall in Abhängigkeit vom Leistungsbedarf

Leistungsbedarf	maximal zulässiger Spannungsfall ΔU_{max}
Bis 100 kVA	0,5 %
über 100 bis 250 kVA	1,0 %
über 250 bis 400 kVA	1,25 %
über 400 kVA	1,5 %

Tafel 6.5 Mindestkurzschlußleistungen von bildgebenden Systemen

Art des bildgebenden Systems	Minimal erforderliche Kurzschlußleistung	
	SK"/SA	SA/SK"
Durchleuchtungsgerät (stationär)	0,03 MVA/kVA	33 kVA/MVA
Mammomat (bei zweiphasigem Anschluß)	0,06 MVA/kVA	17 kVA/MVA
Röntgengerät (stationär)	0,04 MVA/kVA	25 kVA/MVA
Computertomograph	0,05 MVA/kVA	20 kVA/MVA
Kernspintomograph	0,025 MVA/kVA	40 kVA/MVA

Frage 6.02 Gibt es Richtwerte für den Leistungsbedarf ambulanter medizinischer Einrichtungen?

Der Gesamtleistungsbedarf bestimmt sich ausnahmslos aus der Art der medizinischen Nutzung. Hier wird zwischen den geräteintensiven und leistungsintensiven medizinischen Fachgebieten unterschieden.

Als **leistungsintensiv** gelten ambulante medizinische Einrichtungen mit bildgebenden Systemen, also Röntgengeräten, Computertomographen und Kernspintomographen.

Geräteintensiv sind Facharztpraxen der Funktionsdiagnostik und -therapie, der Physiotherapie mit Elektrotherapie sowie Einrichtungen für ambulantes Operieren.

Zu beachten ist, daß in nahezu allen diagnostischen Einrichtungen – also Arztpraxen und Dentalarztpraxen – Sterilisatoren und/oder Autoklaven verfügbar sein müssen, die je nach Nutzinhalt erhebliche Anschlußwerte besitzen.

Die überschlägige Leistungsbedarfsberechnung dient neben der Bemessung des Hauptstromversorgungssystems zugleich der Antragsstellung zum Anschluß an das Niederspannungsnetz des jeweiligen Energieversorgungsunternehmens (EVU).

Als Grundlage für die Leistungsberechnung dienen:

1. das medizinische Nutzungskonzept,
2. das Sicherheitskonzept,
3. der Vorentwurf der Elektroausführungsplanung sowie
4. Detailunterlagen von medizinischen elektrischen Geräten und Systemen sowie sonstigen elektrischen Geräten.

Aus diesen Unterlagen ist vorzugsweise ein Raumbuch zu erstellen, das die Aussagen zur Art der Nutzung der Räume enthält. Hier sind die Anforderungen an die Beleuchtungsgüte, an die Energieversorgungszuverlässigkeit und -verfügbarkeit sowie an besondere Geräte oder Systemanforderungen aufzunehmen. In Tafel 6.5 sind Grob-Anschlußwerte wichtiger medizinischer elektrischer Geräte aufgeführt.

Frage 6.03 Ist der Anschluß einer ambulanten medizinischen Einrichtung an eine vorhandene Steigeleitung zulässig?

Grundsätzlich nein. Im Regelfall sind Steigeleitungen in 4-adriger Ausführung verlegt worden, d.h. der Schutzleiter ist stromführend. Nach Abschn. 3.3.1 von DIN VDE 0107 dürfen jedoch vom Hauptverteiler des Gebäudes ab keine PEN-Leiter verwendet werden
Das bedeutet, daß die Nutzungsänderung zur Verlegung einer neuen 5-adrigen Zuleitung ab Gebäudehauptverteiler führt. In Altbauten besteht aber gerade für alle Teile des Hauptstromversorgungssystems nach DIN 18015 Teil 1 Bestandsschutz. Dieser besteht jedoch nur so lange, bis Änderungen, Erweiterungen und/oder Ergänzungen an Teilen des Systems vorgenommen werden. Dies führt jedoch zu erheblichen Kosten, die häufig zu Auseinandersetzungen zwischen dem Vermieter und dem künftigen medizinischen Mieter führen.
Unabhängig vom Anmelde- und Genehmigungsverfahren des zuständigen Energieversorgungsunternehmens ist über das Erfordernis notwendiger Veränderungen im Hauptstromversorgungssystem frühzeitig eine Klärung zwischen Vermieter und Mieter über die Finanzierung der Baumaßnahmen herbeizuführen.

Frage 6.04 Wo sollten die Verteiler einer ambulanten medizinischen Einrichtung untergebracht werden?

Zunächst gilt, daß sich sämtliche Verteiler für die medizinisch genutzten Räume im gleichen Brandabschnitt mit diesen befinden müssen (siehe DIN VDE 0107 [2.37], Abschnitt 3.2.3.3). Die Forderung ist in Bauten mit gemischter Nutzung im Regelfall auch dann erfüllt, wenn sich die Verteilung im Treppenhaus befindet. Dies ist jedoch ein Sicherheitsrisiko! Sämtliche Verteiler für die ambulante medizinische Einrichtung sollten deshalb innerhalb der Einrichtung angeordnet werden. Ausgenommen hiervon sind mögliche Unterverteiler für außerhalb der Einrichtung befindliche, aber technologisch zugehörige Räume, z.B. in Räumen für die Spüllösungsaufbereitung und Dialysepraxen, in Aufstellräumen für Lüftungs- und Klimageräte oder für bildgebende Systeme (Computertomographie, Kernspintomographie).

Als Standort ist ein solcher Platz auszuwählen, der für das Personal leicht zugänglich ist. Er so abzusichern, daß er durch die im normalen Tagesbetrieb üblichen Handlungen nicht verstellt werden kann. Wichtig ist ebenfalls, ihn dem Zugriff durch Unbefugte zu entziehen (s. Abschnitt 6.2). Der zweckmäßigste Ort seiner Anordnung ist erfahrungsgemäß in der Nähe eines ständig besetzten Arbeitsplatzes, von dem aus er vom medizinischen Personal eingesehen werden kann. Damit ist auch die schnelle Zugänglichkeit zu den Schutzgeräten und/oder sonstigen Sicherheitseinrichtungen gegeben. Zugleich ist mit diesem Standort Vorsorge gegen einen möglichen Mißbrauch und auch gegen Vandalismus getroffen.

Frage 6.05 Für wen sollen die Verteiler zugänglich sein?

Handelsübliche Verteiler werden heute ausnahmslos entsprechend den Normenreihen DIN VDE 0603 oder DIN VDE 0660 zum Verkehr gebracht. Somit sind sie aus stoßfestem flammwidrigem Isolierstoff oder aus Stahlblech gefertigt.

Die im Verteiler angeordneten Reiheneinbaugeräte werden durch Verkleidung aus flammwidrigem Isolierstoff abgedeckt. Damit können bei ordnungsgemäßer Ausführung keine im Verteiler vorhandenen spannungsführenden Teile durch fachunkundige Personen berührt werden. Dies setzt jedoch voraus, daß die Verkleidungen nach der Inbetriebnahme und auch nach allen Wiederholungsprüfungen ordnungsgemäß gesichert werden. Unter dieser Prämisse ist – auch arbeitsschutzrechtlich gesehen – gegen die Zugänglichkeit und damit die Bedienbarkeit der Überstrom- sowie der Fehlerstromschutzgeräte nichts einzuwenden. Nach einem Ansprechen der Schutzgeräte und der Beseitigung der Ursache dieses Auslösens ist eine schnelle Wiederinbetriebnahme des betroffenen Endstromkreises möglich. Wichtig für eine schnelle Fehlerbeseitigung ist, daß die Geräte des Endstromkreises, also Schukosteckdosen, Schalter, fest angeschlossene elektrische oder medizinische elektrische Geräte dauerhaft gekennzeichnet sind, und daß diese Angaben mit denen der Kennzeichnung der zugehörigen Überstrom- und Fehlerstromschutzgeräte vollständig und in allen Einzelheiten übereinstimmen.

Frage 6.06 Dürfen alle Schalteinrichtungen, Überstromschutz-, Fehlerstromschutz- und sonstige Sicherheitseinrichtungen durch das medizinische Personal bedient werden können?

Nein. Die Zugänglichkeit und damit die Betätigung durch das medizinische Personal muß auf Geräte und Einrichtungen von Endstromkreisen begrenzt sein. Schraubsicherungen, Einspeiseschalter sowie Betätigungselemente von Umschalt- und anderen Sicherheitseinrichtungen dürfen durch das medizinische Personal nicht betätigt werden.

Diese Einschränkung der Zugänglichkeit setzt voraus, daß der gesamte konstruktive Aufbau der Verteilung dieser Forderung gerecht wird. Es sind somit die Leitungsschutz- und Fehlerstromschutzschalter der Endstromkreise grundsätzlich getrennt von anderen Schalt- und Sicherheitseinrichtungen und -geräten in gesonderten Verteilerfeldern unterzubringen. Ausgenommen davon sind lediglich außerhalb von Verteilern befindliche Zentralschalteinrichtungen, z. B. Taster EIN/AUS für die Schaltung der gesamten Praxis oder sonstige technologisch erforderliche Notschalter, z. B. für Sterilisatoren und Röntgengeräte.

Notwendig ist, das medizinische Personal mindestens durch eine Erstunterweisung und danach mindestens alle zwei Jahre durch eine Wiederholungsunterweisung über Funktionen und Wirkungsweise der Schutzgeräte sowie über die Gefahren des elektrischen Stromes nachweisbar zu belehren! Dies muß der Errichter in der Dokumentation aktenkundig machen.

Frage 6.07 Sollen Verteiler verschließbar sein?

Wie bereits in Frage 6.05 erläutert, sind die Verteiler in je einen Teil mit den für das medizinische Personal zugänglichen und unzugänglichen Einbauten aufzuteilen. Damit ergibt sich die Notwendigkeit, mindestens einen Teil verschließbar auszuführen. Der verschlossene Teil darf nur den Mitarbeitern der Einrichtung zugänglich sein, die bezüglich dieser Besonderheiten als fachkundig gelten und vom Leiter der Einrichtung entsprechend unterwiesen worden sind. Der Schlüssel muß an einem sicheren Ort innerhalb der Einrichtung aufbewahrt werden.

Frage 6.08 Welche Anforderungen werden an Klemmen in Verteilern für Med-Räume gestellt?

Für Endstromkreise ist in DIN VDE 0107 [2.37] Abschnitt 3.2.3.5 die Forderung aufgestellt, daß die Messung des Isolationswiderstandes aller Leiter gegen Erde bei Leiter-Nennquerschnitten unter 10 mm^2 ohne Abklemmen des Neutralleiters möglich sein muß. Dazu werden N-Trennklemmen oder mehrstöckige Verteiler-Reihenklemmen – auch als Installations-Etagenklemmen bezeichnet – verwendet. Diese werden von zahlreichen Herstellern angeboten.

Besonders bewährt beim Einsatz in Stromkreisverteilern für medizinische Einrichtungen haben sich schraublose Anschluß- und Verbindungsklemmen mit Federklemmanschluß. Bei diesen Klemmen ist die Kontaktqualität des Leiteranschlusses weitestgehend von der Sorgfalt des Montagepersonals unabhängig. Zugleich besteht durch die Unempfindlichkeit der Klemmverbindung gegenüber Vibrationen, wechselnde Strombelastungen und Setzerscheinungen des angeschlossenen Leiters eine absolute Wartungsfreiheit.

N-Trennklemmen und Installations-Etagenklemmen sind als Federzugklemmen für alle Anwendungsfälle in der Medizin am Markt verfügbar. Die Besonderheit in medizinischen Einrichtungen resultiert aus der konsequenten Anwendung der Schutzmaßnahme „Schutz durch Abschaltung" in Räumen der Anwendungsgruppe 1 (siehe Abschnitt 7.2.4.1). Zur Erreichung des Schutzzieles ist es erforderlich, daß die Stromkreisaufteilung hinter einer Differenz-(Fehlerstrom-)Schutzeinrichtung (RCD) sinnvoll begrenzt wird. Damit soll vermieden werden, daß beim Ansprechen des RCD mehrere Stromkreise mit gleicher Versorgungsaufgabe ausfallen (siehe Frage 5.04). Dies führt zwangsläufig zu einem erhöhten Einsatz von FI-Schutzschaltern (RCD) und damit auch zu einem erhöhten Platzbedarf für das ordnungsgemäße Klemmen der abgehenden Stromkreise. Hier ergeben sich durch Einsatz der Installations- und Etagenklemmen mit Federzugklemme besondere Platzvorteile (siehe Bilder 6.7 und 6.8).

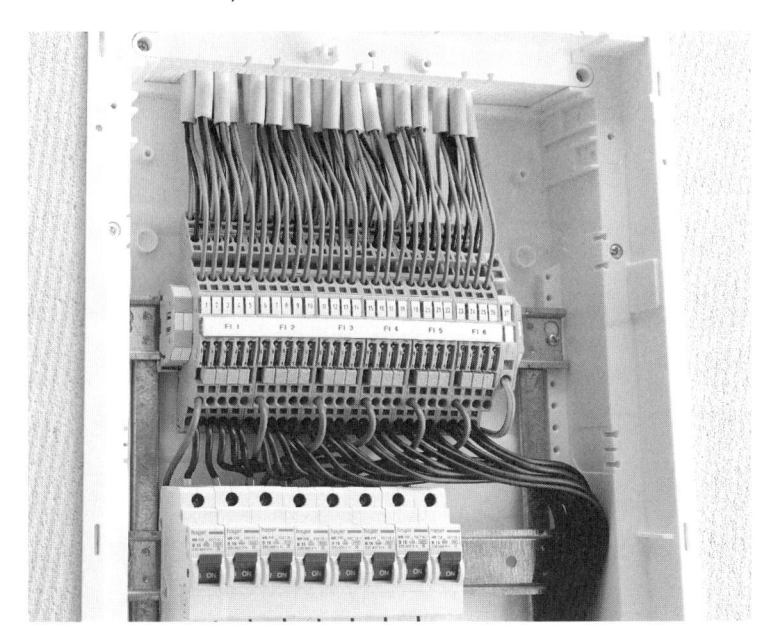

Bild 6.7   *Neutralleitertrennklemmen LINT/PE*

Der Vollständigkeit halber sei hier noch erwähnt, daß es diese Federzugklemmen auch für den Einsatz in Med-Räumen der Anwendungsgruppe 2 gibt. Hier sind bei der Anwendung des IT-Systems bekanntermaßen 2 aktive Leiter und 1 PE-Leiter je Endstromkreis vorhanden. Durch Verwendung der Installations-Etagenklemmen L1/L2/PE ist auch in den AG 2-Verteilern eine sehr platzsparende Bauweise möglich.

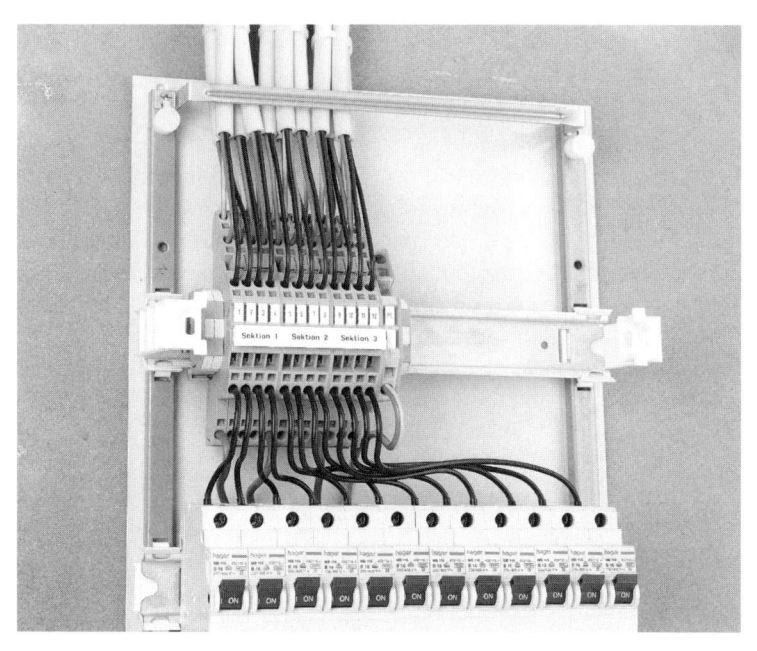

Bild 6.8 *Installationsetagenklemmen L1/L2/PE für Stromkreise im IT-System*

Frage 6.09 Vielfach werden in Med-Räumen Steckdosen mit unterschiedlichen Farben eingesetzt. Gibt es dafür eine Normenanforderung, und wie hat gegebenenfalls die farbliche und sonstige Kennzeichnung zu erfolgen?

Stromkreise mit zweipoligen Steckdosen sind in Räumen der Anwendungsgruppe 2 an ein IT-System mit der Schutzmaßnahme Meldung durch Isolationsüberwachung anzuschließen. Die Zahl der Steckdosen je Stromkreis soll nach DIN VDE 0107 Abschnitt 3.4.1.2 auf sechs Steckdosen begrenzt sein. Weitere Hinweise sind in Frage 5.04 bzw. Tafel 5.4 zu finden. Die Gesamtleistung aller bestimmungsgemäß zum Einsatz kommenden elektrotechnischen und medizinischen elektrischen Geräte bestimmt die Leistung des Trenntransformators für das IT-System. Empfohlen werden Einphasen-Transformatoren mit Nenngrößen zwischen 3,15 kVA und 8 kVA. Erfahrungsgemäß sind Trenntrafos mit einer Leistung zwischen 4 kVA bis 6,3 kVA für alle medizinischen Fachbereiche in der ambulanten Medizin ausreichend. Aufgrund der hohen Qualitätsanforderungen an diese IT-System-Trenntrafos sind – die Einhaltung der Fristen für Wiederholungsprüfungen vorausgesetzt – keine Ausfälle bekannt. Es besteht somit für ambulante medizinische Einrichtungen kein Erfordernis, ein zweites IT-System für den medizinisch genutzten Raum bzw. die Raumgruppe der Anwendungsgruppe 2 zu errichten. Das bedeutet, daß alle zweipoligen Steckdosen innerhalb dieser Räume keine unterschiedlichen Farben benötigen. Auch die zusätzliche Kennzeichnung mit SV und ZSV kann entfallen. Die oftmals vorgenommene Steckdosen-Kennzeichnungspraxis mit grün (RAL 6029) für SV-Netz und orange (RAL 2002) für ZSV-Netz setzt zusätzliche Verhaltensanforderungen für das medizinische Personal voraus, die in der Regel – insbesondere im medizinischen Notfall – überhaupt nicht erfüllt werden können. Die einzige sinnvolle Kennzeichnung von Steckdosen – und dies gilt für alle Arten von medizinisch genutzten Räumen – ist die Kennzeichnung der Funktionstüchtigkeit mit einer optischen Spannungsanzeige. Mit dieser Anzeige wird dem medizinischen Personal jederzeit die Verfügbarkeit der Elektroenergie leicht überschaubar signalisiert. Für ein sicheres Betreiben – auch im Fehlerfall – ist die zusätzliche, dauerhafte Kennzeichnung mit der Stromkreisnummer auf der Steckdose ein unbedingtes Erfordernis.

Frage 6.10 Was versteht man unter einem „bodennahen Sicherheitsleitsystem"?

Bei Vorhandensein einer vorschriftsmäßigen Sicherheitsbeleuchtung kann – die regelmäßige Wiederholungsprüfung vorausgesetzt – davon ausgegangen werden, daß bei Ausfall der allgemeinen Stromversorgung keine Gefahr für das medizinische Personal bzw. die Patienten einer ambulanten medizinischen Einrichtung besteht. Bei Bränden innerhalb von Gebäuden entsteht dichter beißender Rauch, der die Räume in kurzer Zeit von der Decke her füllt. Die in der Regel über Türen angebrachten Sicherheitsleuchten – Montagehöhe > 2 m – verlieren somit durch den dichten Rauch schnell ihre Funktion, d.h. sie sind nicht oder nur unzureichend erkennbar. Daher ist es auch in ambulanten medizinischen Einrichtungen zweckmäßig, ein bodennahes Sicherheits- bzw. Rettungsweg-Leitsystem möglichst nahe am Boden anzubringen. Die langnachleuchtenden Komponenten dieses Systems müssen nach DIN 67510 in einer sehr kurzen Anregungsdauer von ca. 5 bis 15 Minuten aktiviert, d.h. mit Licht aufgeladen werden, um dann über mehrere Stunden nachzuleuchten. Das Nachleuchten bedeutet, daß die Komponenten ohne jegliche Elektroenergie bei plötzlich eintretender Dunkelheit sofort leuchten. Dieser Nachleuchteffekt entsteht, wenn lichtspeichernde Kristalle durch eine Lichtquelle aufgeladen werden, d. h. Energie speichern und dann bei Dunkelheit wieder abgeben können. Der anfangs sehr hohe Leuchteffekt nimmt zeitlich verzögert ab, ist aber für ein an die Dunkelheit adaptiertes Auge noch lange deutlich zu erkennen.

Frage 6.11 Womit ist die Notwendigkeit von Sicherheitsbeleuchtungen in ambulanten medizinischen Einrichtungen zu begründen?

Wie bereits im Abschnitt 6.5 ausgeführt, werden ambulante medizinische Einrichtungen baurechtlich als „Bauliche Anlagen besonderer Art und Nutzung" beurteilt. Aus den Sicherheitsnormen der Elektrotechnik, z. B. DIN VDE 0107 und 0108 [2.37] [2.38] läßt sich eine Forderung nach Rettungswegen nicht entnehmen. Auch die Unfallverhütungsvorschriften [1.3] sowie die Arbeitsstättenverordnung [1.14] mit den Arbeitsstätten-Richtlinien [1.15] können nur indirekt zum Begründen der Notwendigkeit und des Umfangs von Sicherheitsbeleuchtungen herangezogen werden, da sie nur für die Mitarbeiter, nicht aber für die Patienten der ambulanten medizinischen Einrichtung gelten (können).

Die genannten Verordnungen und Richtlinien können außerdem nur sehr schwer zur Begründung herangezogen werden, da ambulante medizinische Einrichtungen die dort vorgegebenen Grundflächen und Personenzahlen nicht erreichen.

Dennoch muß für sie eine Sicherheitsbeleuchtung, insbesondere auf Rettungswegen, in Erwägung gezogen werden, denn der Arbeitgeber hat nach der Arbeitsstättenverordnung § 3 Abs 1

„ ...die Arbeitsstätte nach dieser Verordnung, den sonst geltenden Arbeitsschutz- und Unfallverhütungsvorschriften und den allgemein anerkannten sicherheitstechnischen, arbeitsmedizinischen und hygienischen Regeln sowie den sonstigen gesicherten arbeitswissenschaftlichen Erkenntnissen einzurichten und zu betreiben."

Es ist somit unstrittig, daß dem Arbeitgeber – also dem Betreiber einer ambulanten medizinischen Einrichtung – die Obhutspflicht für seine Mitarbeiter obliegt. Von ihm ist, selbstverständlich unter Mitwirkung der technischen Aufsichtsbeamten der zuständigen Berufsgenossenschaft, der zuständigen Behörde für den Arbeitsschutz und der sachkundigen Elektrofachkraft, beim Erarbeiten des Sicherheitskonzeptes nach Abschnitt 3 auch abzusichern, daß bei Gefahr seine Mitarbeiter die Räume schnell und sicher verlassen und/oder schnell gerettet werden können.

Natürlich wäre es unsinnig, diese Anforderungen auf die Mitarbeiter zu beschränken. Gerade aus der medizinischen Verantwortung des Leiters einer medizinischen Einrichtung für die Patienten ergibt sich somit das Erfordernis der Beleuchtung der Rettungswege (Frage 6.12).

Frage 6.12 Nach welchen Gesichtspunkten soll die Notwendigkeit der Sicherheitsbeleuchtung in ambulanten medizinischen Einrichtungen eingeschätzt werden?

Rettungswegbeleuchtungen sollen das gefahrlose Verlassen der Räume bis ins Freie oder in gesicherte Bereiche ermöglichen. Wie bereits in Frage 6.11 erläutert, ergibt sich im Regelfall aus Normen und Vorschriften nur selten das Erfordernis der Rettungswege in ambulanten medizinischen Eintrichtungen.

Unstrittig ist aber, daß z.B. der Augenarzt, der im 1. Obergeschoß eines Wohngebäudes seine Praxis führt, auch dafür zu sorgen hat, daß seine Patienten trotz ihres mitunter stark eingeschränkten Sehvermögens sicher die Praxis erreichen und wieder verlassen können. Das setzt eine den medizinischen Erfordernissen angepaßte Beleuchtung auch im Treppenhaus voraus, sowohl hinsichtlich der Beleuchtungsgüte als auch der Brenndauer. Naturgemäß überwiegt in einer Augenarztpraxis der Anteil älterer Patienten, so daß häufig auch noch Einschränkungen in der Bewegungsfähigkeit berücksichtigt werden müssen. Auch eine ausreichende Einschaltzeit der Treppenhausbeleuchtung ist also abzusichern. Bereits ein Ausfall der Beleuchtung unter normalen Nutzungsbedingungen kann zu schweren Unfallfolgen führen. Im Gefahrenfall – z.B. bei einem Brand – sind die Folgen nicht absehbar.

An diesem Beispiel wird deutlich, daß neben der Lage der ambulanten medizinischen Einrichtung im Bauwerk – also der Lage des Geschosses – die Art der medizinischen Nutzung die Notwendigkeit, den Umfang und die Gütemerkmale einer Sicherheitsbeleuchtung auf Rettungswegen bis ins Freie bestimmen.

Aus medizinischer Sicht besonders hervorzuheben sind Einschränkungen und Behinderungen der Bewegungsfähigkeit und der Sehtüchtigkeit der Patienten. Weiterhin ist zu betrachten, ob diese Patienten nach der Untersuchung oder Behandlung – z.B. nach ambulanten Operationen – ohne fremde Hilfe die Einrichtung verlassen können.

Frage 6.13 Wer ist dafür verantwortlich, daß auch außerhalb der ambulanten medizinischen Einrichtung Rettungszeichen angebracht werden?

Innerhalb der Einrichtung liegt die Verantwortung – die im Sicherheitskonzept festgelegte Notwendigkeit vorausgesetzt – beim medizinischen Betreiber. Zwischen diesem und dem Hausbesitzer ist zu klären, wie eine im Gefahrenfall für das sichere Führen der Mitarbeiter und Patienten außerhalb der Einrichtung notwendige Sicherheitsbeleuchtung angeordnet und errichtet werden kann. Dies hängt von den örtlichen Gegebenheiten (Stockwerk, Treppenhausgestaltung, Grundhelligkeit nach den Farben im Treppenhaus usw.) ab.

Anzustreben ist in jedem Fall eine auf die Ausstattung der Rettungswege abgestimmte Sicherheitsleuchtenanordnung auf allen Treppenabsätzen sowie die Rettungsweg-Kennzeichnung.

7 Schutz gegen elektrischen Schlag

7.1 Schutz gegen direktes Berühren

Der Schutz gegen das direkte Berühren aktiver Teile, auch Basisschutz genannt, ist die grundlegende Maßnahme des Schutzes gegen den elektrischen Schlag. Ihn sicher und zuverlässig zu gewährleisten, ist eine besonders zu beachtende Aufgabe des Errichters der elektrischen Anlage und dann aber auch des Beteibers der ambulanten medizinischen Einrichtung.

7.1.1 Grundsätzliche Anforderungen, Schutzarten

Dieser Schutz wird durch die Basisisolierung, durch Abdeckungen oder Umhüllungen, durch Hindernisse oder einen ausreichenden Abstand erreicht. Er ist für den ungestörten Betriebsfall ausgelegt. Die Isolierung der aktiven Teile, die den grundlegenden Schutz gegen gefährliche Körperströme als Basisschutz gegen direktes Berühren sicherstellt, wird Basisisolierung genannt. Beeinflußt wird der Basisschutz durch Alterserscheinungen und die während des Betreibens auftretenden mechanischen, thermischen oder chemischen Beanspruchungen. Durch Beschädigungen äußerer Isolierungen oder bei fehlenden Abdeckungen wird es möglich, daß aktive Teile direkt berührt werden können; durch Isolationsfehler der Basisisolierung im Innern der Geräte nehmen leitfähige Teile möglicherweise Fehlerspannungen an.

Die elektrotechnischen Normen sowohl für die Herstellung von Geräten aller Art als auch für die Errichtung elektrischer Anlagen fordern deshalb übereinstimmend, daß bei Auswahl und Einsatz der Betriebsmittel die beim bestimmungsgemäßen Einsatz und Betrieb zu erwartenden Umgebungsbedingungen berücksichtigt werden.

Elektrische Betriebsmittel – und damit auch die in Installationsanlagen zum Einsatz kommenden Installationsgeräte wie Schalter, Steckdosen, Abzweigdosen, Leuchten – müssen zur Sicherstellung des Basisschutzes durch geeignete Maßnahmen

– sowohl gegen das Eindringen von festen Fremdkörpern als auch
– gegen das Eindringen von Wasser

geschützt sein.

Die Kennzeichnung von Art und Umfang der Maßnahmen, die

- das direkte Berühren spannungsführender oder bewegter Teile an elektrischen Betriebsmitteln **und**
- das Eindringen von Fremdkörpern oder von Wasser in elektrische Betriebsmittel verhindern,

wird als Schutzart bezeichnet.

International Protection

Bedeutung der ersten Kennziffer

Schutz des Betriebsmittels gegen das Eindringen von festen Fremdkörpern	UND	Schutz von Personen gegen den Zugang zu gefährlichen Teilen
nicht geschützt	0	nicht geschützt
>50 mm Durchmesser	1	Berührung mit Handrücken
>12,5 mm Durchmesser	**2**	**Berührung mit Fingern**
> 2,5 mm Durchmesser	3	Berührung mit Werkzeug
< 1,0 mm Durchmesser	4	Berührung mit Draht
geschützt gegen Staub	5	Berührung mit Draht
staubdicht	6	Berührung mit Draht
nicht angegeben	X	nicht angegeben

Zusätzlich mögliche Information durch ergänzende Buchstaben

- A Handrückenschutz
- B Fingerschutz
- **C Werkzeug(schutz)**
- D Draht(schutz)

IP 22 CS

Zusätzlich mögliche Information durch ergänzende Buchstaben

- H Hochspannungsbetriebsmittel
- M in Bewegung während der Wasserprüfung
- **S Stillstand während der Wasserprüfung**
- W Wetterbedingungen

Bedeutung der zweiten Kennziffer

Schutz gegen das Eindringen von Wasser mit schädlichen Wirkungen

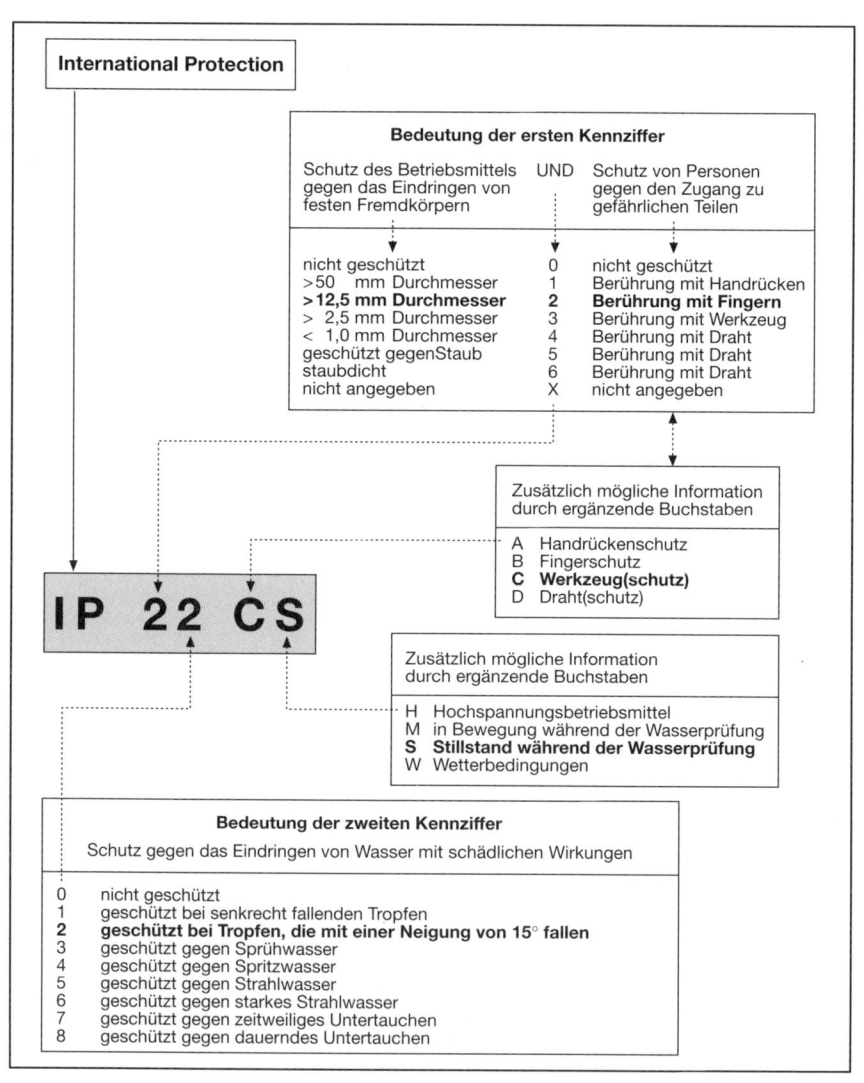

0	nicht geschützt
1	geschützt bei senkrecht fallenden Tropfen
2	**geschützt bei Tropfen, die mit einer Neigung von 15° fallen**
3	geschützt gegen Sprühwasser
4	geschützt gegen Spritzwasser
5	geschützt gegen Strahlwasser
6	geschützt gegen starkes Strahlwasser
7	geschützt gegen zeitweiliges Untertauchen
8	geschützt gegen dauerndes Untertauchen

Bild 7.1   Schutzarten, Anordnung und Bedeutung des IP-Codes

Tafel 7.1 Symbolkennzeichnung: Erläuterung und Gegenüberstellung zum IP-Code

IP-Schutzart	Symbol-Kennzeichnung	Bedeutung
IPX0	Ohne Symbol	kein Schutz
IPX1 und IPX2	⬤	tropfwassergeschützt
IPX3	[⬤]	sprühwasser- und regengeschützt
IPX4	△	spritzwassergeschützt
IPX5	△△	strahlwassergeschützt
IPX6 und IPX7	⬤⬤	eintauch- und flutungsgeschützt, wasserdicht
IPX8	⬤⬤ ... bar ... m	untertauchgeschützt, druckwasserdicht
IP5X	◆	staubgeschützt
IP6X	◆	staubdicht

Die Qualität der Schutzart, und damit des Schutzes gegen direktes Berühren und gegen das Eindringen von Wasser durch Umhüllungen oder Gehäuse, wird durch die IP-Kennzeichnung beschrieben (Bild 7.1). Bei Installationsgeräten aller Art, aber auch bei elektrischen Betriebsmitteln, erfolgt die Kennzeichnung ihrer Wasser-Schutzart häufig durch die Symbole (Tropfen-Kennzeichnung). In Tafel 7.1 sind im sinngemäßen Vergleich der IP-Code und die Symbol-Kennzeichnung gegenübergestellt.

7.1.2 Anforderungen in medizinisch genutzten Räumen

Medizinisch genutzte Räume aller Anwendungsgruppen unterscheiden sich hinsichtlich der Maßnahmen zum Schutz gegen das direkte Berühren aktiver Teile grundsätzlich nicht von Räumen für sonstige Zwecke. Demzufolge ist der Schutz gegen direktes Berühren von betriebsmäßig spannungsführenden Teilen dann gemäß DIN VDE 0100 Teil 410 erforderlich, wenn die Nennspannung 25 Volt Wechselspannung oder 60 Volt Gleichspannung beträgt. Das bedeutet, daß zur Erfüllung dieser Grundforderung der vollständige Berührungsschutz durch die Mindestschutzart IP 2X vorgegeben ist.
Damit wird zuverlässig verhindert, daß betriebsmäßig unter Spannung stehende Teile mit den Fingern berührt werden können.

Zu beachten ist jedoch auch die Vorgabe nach DIN VDE 0100 Teil 410 [2.5], nach der horizontale obere Flächen von Abdeckungen oder Umhüllungen, die leicht zugänglich sind, der Schutzart IP 4X entsprechen müssen. Überall dort, wo unkontrollierte Aktionen von Patienten oder spielerische, unüberlegte Handlungen denkbar sind, sollten Betriebsmittel mit dieser Schutzart eingesetzt werden (Frage 7.1).

Elektrische Anlagen, elektrische Geräte sowie medizinische elektrische Geräte und Systeme müssen also so gebaut sein und eingesetzt werden, daß ihre aktiven Teile vollständig isoliert, d.h. gegen direktes Berühren geschützt und ihre Isolierungen gegen mechanische und elektrische Beanspruchung, gegen Desinfektions- und Reinigungsmittel sowie gegen Wärme und Feuchtigkeit ausreichend widerstandsfähig sind. Dies gilt sowohl für den bestimmungsgemäßen Gebrauch als auch bei unachtsamer bzw. unbeabsichtigter Bedienung und Behandlung. Zu keiner Zeit darf eine Gefährdung für den Patienten selbst und die ihn umgebenden Personen bestehen. Auf den geforderten Schutz gegen direktes Berühren im normalen Betrieb – auch als Basisschutz bezeichnet – darf nur für solche Anwendungsteile von medizinischen elektrischen Geräten verzichtet werden, mittels derer Patienten zu diagnostischen und/oder therapeutischen Zwecken elektrisch durchströmt werden sollen. Dazu gehören z. B. Elektroden bei externer Defibrillation, Elektroden von Reizstromgeräten sowie Elektroden für hydroelektrische Vollbäder zur galvanischen Durchströmung des Patientenkörpers. Für diese medizinischen elektrischen Geräte und Systeme gelten strengste Sicherheitsvorschriften nach der Normenreihe EN 60601.

7.1.3 Schutz gegen direktes Berühren bei Anwendung der Schutzkleinspannung (SELV)

Über die grundsätzlichen Normenanforderungen von DIN VDE 0100 Teil 410 hinaus besteht in medizinisch genutzten Räumen nach DIN VDE 0107 [2.37] das Erfordernis, bei Anwendung der Schutzkleinspannung (SELV) den Basisschutz – also den Schutz durch Isolierung, Abdeckung oder Umhüllung aktiver Teile – auch bei weniger als 25 Volt Wechselspannung oder 60 Volt Gleichspannung zu gewährleisten. Diese Anforderung gilt nicht für die in Abschnitt 7.1.2 genannten Anwendungsfälle, bei denen Elektroden oder andere Anwendungsteile zur Sicherstellung der medizinischen Aufgabe nicht isoliert werden dürfen.

Das Verschärfen dieser grundsätzlichen Normenanforderungen des Berührungsschutzes begründet sich in einem möglicherweise durch Schmerzlinderung oder Schmerzausschaltung geminderten Reaktionsvermögen des Patienten oder seinem durch äußere Einflüsse herabgesetzten Widerstand der Körperoberfläche.

7.1.4 Installationsgeräte

Das besondere Verhalten erkrankter Menschen in ihrer Umwelt führt zwangsläufig zum Erfordernis, Installationsgeräte in medizinisch genutzten Räumen

- auf den unbedingt notwendigen Umfang zu beschränken

und

- unbedingt in der vorgesehenen Gebrauchslage anzuordnen

und

- grundsätzlich Installationsgeräte, soweit auf sinnvolle Weise möglich, mit einem erhöhten Berührungsschutz einzusetzen.

Bei der Planung und Installation medizinisch genutzter Räume in ambulanten medizinischen Einrichtungen ist deshalb auch darauf zu achten, daß

- Abdeckungen von Installationsgeräten nur mit Werkzeug geöffnet werden können,
- Steckdosen mit Kindersicherungen (Shutter) zum Einsatz kommen,
- Steckdosen für Reinigungszwecke in Warteräumen zusätzlich abschaltbar ausgeführt werden sowie
- keine Abzweigdosen im Handbereich angeordnet werden.

Gerade zur Sicherstellung des Schutzes gegen direktes Berühren – sowohl unter normalen Nutzungsbedingungen, als auch unter besonderen medizinischen Anforderungen – ist die Anwendung moderner Installationstechnologien sinnvoll. Dazu gehören sowohl der Einsatz von BUS-Technik, z. B. EIB und EIB-Powernet, als auch bei kleineren medizinischen Einrichtungen Installationssysteme auf der Basis speicherprogrammierbarer Steuerungen (SPS).

7.1.5 Schutz gegen direktes Berühren in speziellen medizinischen Räumen z.B. der Kinderheilkunde (Pädiatrie) und Nervenheilkunde (Neurologie)

In Warteräumen und solchen Untersuchungs- und Behandlungsräumen, in denen der Patient möglicherweise über einen bestimmten Zeitraum allein, ohne Aufsicht durch medizinisches Personal, verbringt, sind zusätzliche Maßnahmen sinnvoll, die eine Gefährdung durch elektrischen Strom ausschließen, zumindest aber über das normale Maß hinaus vermindern. Dazu gehört, daß die im Abschnitt 7.1.4 beschriebenen Maßnahmen in Absprache mit dem medizinischen Nutzer ergänzt werden. Derartige Maßnahmen, auf den medizinischen Anwendungsfall und auf die Raumanordnung bezogen, können sein:

- der Einsatz von verschließbaren Steckdosen, die sowohl das Einstecken von Fremdteilen in die Steckdosen im verschlossenen Zustand als auch das Herausziehen von eingeführten Gerätesteckern aus der Steckdose verhindern (Bild 7.2),
- die Anordnung von Installationsgeräten aller Art in verschließbaren Kästen, um sie dem ungehinderten Zugriff von Patienten zu entziehen sowie
- die zentrale (Ab-)schaltung von Stromkreisen und Schaltstellen außerhalb des medizinisch genutzten Raumes, aber auch der Warte- und Patientenaufenthaltsräume, z. B. vom zentralen Anmeldeplatz der ambulanten medizinischen Einrichtung aus.

Derartige Sicherheitsanforderungen, die sich, wie hier geschildert oder auf andere Weise, aus dem speziellen Patientenkreis der ambulanten medizinischen Einrichtung ergeben, müssen bei der Erarbeitung des Sicherheitskonzeptes (siehe Abschnitt 3) von dem medizinischen Nutzer und dem verantwortlichen Fachplaner bzw. dem Errichter der elektrischen Anlage erfaßt, vertrauensvoll besprochen und in entsprechende Maßnahmen umgesetzt werden.

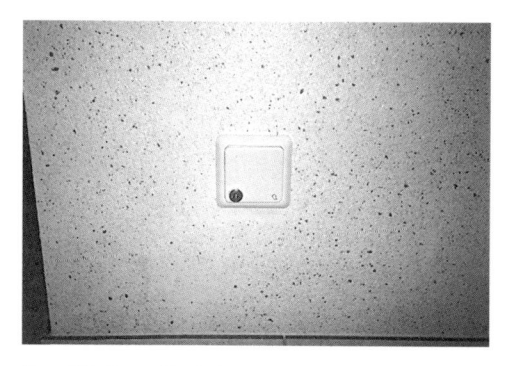

Bild 7.2 *Verschließbare Steckdose im Warteraum einer Kinderarztpraxis*

7.2 Schutz bei indirektem Berühren

7.2.1 Grundsätzliche Anforderungen

Während der Basisschutz die erste und wichtigste Maßnahme gegen gefährliche Berührungsströme darstellt, ist der Fehlerschutz die zweite Säule der Schutzmaßnahmen gegen die Gefahren des elektrischen Stromes. Als Fehlerschutz wird der Schutz von Personen vor Gefahren bezeichnet, die sich im Fehlerfall – also dem Versagen der Basisisolierung – aus einer Berührung mit Körpern oder fremden leitfähigen Teilen ergeben können. Die

Gesamtheit aller Schutzvorkehrungen im Fehlerfall werden als Schutzmaßnahmen gegen elektrischen Schlag bezeichnet. Unterschieden wird bei den Schutzmaßnahmen des Fehlerschutzes zwischen den Maßnahmen mit oder ohne Schutzleiter (PE/PEN-Leiter), wobei bei dieser Einteilung ausnahmslos der geerdete Schutzleiter (PE-Leiter) und nicht der Potentialausgleichs-Leiter (PA-Leiter) zu verstehen ist. In Tafel 7.2 sind die Schutzmaßnahmen aufgeführt. Allgemein kann man festhalten, daß der Fehlerschutz mit Schutzleiter fast ausnahmslos bei Installationen Anwendung findet, während der Fehlerschutz ohne Schutzleiter sich überwiegend auf elektrische Geräte oder Anwendungsfälle mit geringem Umfang beschränkt.

Die Schutzmaßnahmen mit Schutzleiter sind dadurch gekennzeichnet, daß

- sie systemabhängig sind (d. h. die Schutzmaßnahme ist an die Betriebsweise des versorgenden Netzes gekoppelt) und
- sie im allgemeinen eine Gefährdung des Menschen durch Abschaltung vermeiden oder eine Gefährdung melden, sobald eine gefährliche Berührungsspannung auftritt.

Demgegenüber sind Schutzmaßnahmen ohne Schutzleiter unabhängig vom System des Versorgungsnetzes und beziehen sich in der Regel auf einen konkreten Anwendungsfall, auf ein Betriebsmittel. Diese Schutzmaßnahmen werden auch durch die Schutzklassen der elektrischen Betriebsmittel bestimmt.

Tafel 7.2 Schutzmaßnahmen bei indirektem Berühren (Fehlerschutz)

Fehlerschutz mit Schutzleiter (PE-Leiter)		Fehlerschutz ohne Schutzleiter (PE-Leiter)
Schutz durch automatische Abschaltung im ersten Fehlerfall	Schutz durch Meldung ohne Abschaltung im ersten Fehlerfall	
TN-System mit Überstromschutzeinrichtung alt: *klassische/stromlose Nullung*	IT-System mit Isolationsüberwachungseinrichtung	Schutztrennung alt: *Schutztrennung*
TT-System mit Fehlerstromschutzeinrichtung alt: *Fehlerstromschutzschaltung*	alt: Schutzleitungssystem, Isolationsüberwachungssystem	Schutz durch Kleinspannung a) SELV alt: *Schutzkleinspannung*, b) PELV alt: *Funktionskleinspannung*
TT-System mit Überstromschutzeinrichtung alt: *Schutzerdung*		Schutzisolierung

Tafel 7.3 *Schutzklassen, Klassifizierung elektrischer Betriebsmittel*

Schutzklasse	Bildzeichen	Basisschutz	Fehlerschutz
0	–	Basisisolierung	nicht vorhanden
I	–	Basisisolierung	Schutzleiteranschluß, Stecker mit Schutzkontakt
II	□	Basisisolierung	zusätzliche Isolierung, verstärkte Isolierung
III	⟨III⟩	schwächere Basisisolierung in manchen Fällen	Schutz durch Kleinspannung SELV und PELV und sichere Trennung vom Versorgungsnetz

7.2.2 Schutzklassen elektrischer Betriebsmittel

Elektrische Betriebsmittel müssen für den vorgesehenen Verwendungszweck geeignet sein und den einschlägigen Normen entsprechen. Sie sind nach den zu erwartenden elektrischen Beanspruchungen sowie den äußeren Einflüssen am Verwendungsort auszuwählen. Dies bedeutet, daß

– die Betriebsmittel die richtige Schutzart (Berührungs-, Fremdkörper und Wasserschutz) aufweisen müssen

und

– der Schutz gegen gefährliche Berührungsströme (gegen elektrischen Schlag) gegeben sein muß (Basisschutz **und** Fehlerschutz).

Für die Kennzeichnung der Maßnahmen des Fehlerschutzes bei den Betriebsmitteln gilt (Tafel 7.3):

– Schutzklasse I: Einbeziehung in eine Schutzmaßnahme mit Schutzleiter vorbereitet durch den Schutzleiteranschluß am Körper,
– Schutzklasse II: Schutz durch Schutzisolierung,
– Schutzklasse III: Schutz durch Kleinspannung.

7.2.3 Allgemeine Anforderungen in medizinisch genutzten Räumen

Die zulässigen Schutzmaßnahmen in medizinisch genutzten Räumen sind in Abschnitt 4.3 von DIN VDE 0107 [2.37] aufgeführt.
Zu empfehlen ist, daß diese Schutzmaßnahmen auch in den übrigen nicht medizinisch genutzten Räumen der ambulanten medizinischen Einrichtun-

gen Anwendung finden. Damit wird ein einheitliches Betreiben aller elektrischen Geräte gewährleistet, die Fehlersuche im Störungsfall erleichtert, ein nicht bestimmungsgemäßer Einsatz von medizinischen elektrischen Geräten außerhalb medizinisch genutzter Räume ohne Gefährdung ermöglicht und ein hoher elektrischer Fehlerschutz erreicht.

Als Grundforderung zum Schutz gegen indirektes Berühren gilt in medizinisch genutzten Räumen, daß Schutzmaßnahmen gegen elektrischen Schlag (gegen gefährliche elektrische Durchströmungen) nach DIN VDE 0100 Teil 410 [2.5] immer errichtet werden müssen, wenn die Nennspannung der elektrotechnischen Anlagen des betreffenden Raumes der ambulanten medizinischen Einrichtung 25 V WS oder 60 V GS überschreitet.

7.2.4 Räume der Anwendungsgruppe 1

7.2.4.1 Schutz durch Abschaltung

Zum Schutz gegen gefährliche Körperströme sind in Räumen der Anwendungsgruppe 1 die Schutzmaßnahmen nach DIN VDE 0100 Teil 410 mit den Einschränkungen nach DIN VDE 0107 zulässig. Für die ortsfeste elektrische Anlage kommt jedoch in der Praxis nur der Schutz durch automatische Abschaltung im TN-/TT-System zur Anwendung. Ziel dieser Schutzmaßnahme ist es, im Fehlerfall eine gefährliche Berührungsspannung durch automatisches Abschalten der Stromversorgung so schnell zu beseitigen, daß keine Gesundheitsschädigung von Personen – hier der Mitarbeiter und der Patienten – entsteht. Dazu ist es notwendig, alle berührbaren leitfähigen Teile mit dem Schutzleiter zu verbinden. Man spricht deshalb auch von einer Schutzleiter-Schutzmaßnahme. Abhängig von der Art der Erdverbindung unterscheidet man Maßnahmen im TN-, TT- und IT-System. Diese Art der Erdverbindung hat zur Ablösung der früheren Schutzmaßnahmen-Begriffe Schutzerdung, Nullung, Schutz-Leitungssystem, Fehlerspannungs-Schutzschaltung und Fehlerstrom-Schutzschaltung geführt. Diese Schutzmaßnahmen waren jeweils nur an eine spezielle Art von Schutzeinrichtung gebunden. Es wurden z. B.

- die klassische (kurze) und die stromlose (moderne) Nullung mit einer Überstromschutzeinrichtung und
- die schnelle oder FI-Nullung mit einer FI-Schutzeinrichtung

realisiert.

Für diese alten Begriffe werden heute folgende harmonisierten Bezeichnungen verwendet:

- **Nullung:** Schutz durch automatische Abschaltung der Stromversorgung in TN-Systemen mit Überstrom-Schutzeinrichtungen.
- **Fehlerstrom-(FI-)Schutzschaltung:** Schutz durch automatische Abschaltung der Stromversorgung in TT-Systemen mit FI-Schutzeinrichtungen (RCDs).
- **Schutzleitungssystem:** Schutz durch automatische Abschaltung der Stromversorgung im IT-System, sofern der erste Fehler nicht nur gemeldet wird.

Der alleinige Schutz durch Abschaltung mittels Überstrom-Schutzeinrichtungen, also Sicherungen oder Leitungs-Schutzschaltern, ist nicht zulässig. Diese Anforderung beruht darauf, daß zur Abschaltung derartiger Schutzeinrichtungen in der erforderlichen sehr kurzen Zeit [2.5] Auslöseströme erforderlich sind, die ein Vielfaches des Nennstromes dieser Schutzeinrichtungen betragen. Damit steigt jedoch das Risiko einer Gefährdung durch den elektrischen Strom bei der Anwendung von elektrischen und/oder medizinischen elektrischen Geräte am Patienten.

Somit ist der Schutz durch automatische Abschaltung nach DIN VDE 0107 Abschnitt 4.3.6 in Räumen von ambulanten medizinischen Einrichtungen grundsätzlich mit dem Einsatz von Fehlerstromschutzschaltern (RCDs) verbunden.

In Räumen der Anwendungsgruppe 1 ist dieser Schutz durch automatische Abschaltung in TN- oder TT-Systemen sicherzustellen:

1. Durch RCDs mit einem Bemessungs-(Nenn-)Fehlerstrom $\Delta n \leq 30$ mA für
   - alle Steckdosen-Stromkreise und
   - alle über eine Überstromschutzeinrichtung bis 63 A fest angeschlossenen elektrischen und/oder medizinischen elektrischen Geräte, die sich innerhalb der Patientenumgebung (Patientenposition) befinden.
2. Durch RCD mit einem Bemessungs- (Nenn-) Fehlerstrom $\Delta n \leq 300$ mA für alle
   - Geräte/Betriebsmittel mit Überstrom-Schutzeinrichtungen über 63 A und
   - anderen Geräte/Betriebsmittel außerhalb der Patientenumgebung.

Die Praxis in ambulanten medizinischen Einrichtungen zeigt, daß jede Ausnahme und jede Erleichterung zu den vorgenannten und anderen sicherheitstechnisch begründeten Vorgaben zwar zu Kostenentlastungen beim Errichten führen kann, zugleich aber gravierende Einschränkungen beim Betreiben der Anlagen entstehen. Dies sind u.a. auch zusätzliche Verhaltensanforderungen an das Personal, zusätzliche – verwirrende – Kennzeichnungen von Steckdosen und dergleichen. Deshalb gehört zur richtigen Planung und Errichtung von medizinischen Einrichtungen, daß der Schutz durch Abschaltung durch RCDs mit $\Delta n \leq 30$ mA für alle Steckdosen-Stromkreise und vorzugsweise durch RCDs mit $\Delta n \leq 30$ mA für alle fest angeschlossenen Geräte/Betriebsmittel sicherzustellen ist.

Zu beachten ist, daß diese Forderung auch für jene elektrischen Geräte und Betriebsmittel gilt, die sich außerhalb des Med-Raumes befinden, mit denen der Patient aber durch ein besonderes Medium verbunden ist. Zu diesen Medien gehört beispielsweise die elektrisch leitende Spüllösungsflüssigkeit bei der Hämo-Dialyse, die über elektrisch betriebene Pumpen von der Aufbereitungsanlage zum Patientenplatz befördert wird. Auch diesen Misch- und Förderpumpen sowie Dosieranlagen sind RCDs mit $\Delta n \leq 30$ mA vorzuschalten!

An Fehlerstrom-Schutzschaltern (RCDs) mit Bemessungsfehlerströmen bis 300 mA können in den Med-Räumen außerhalb der Patientenumgebung befindliche Sterilisatoren, Autoklaven, Wärme-, Lüftungs- und Klimageräte angeschlossen werden.

Hinweise zum Schutz in Beleuchtungsstromkreisen von Med-Räumen enthält die Frage 7.02.

7.2.4.2 Schutz durch Verwendung von Betriebsmitteln der Schutzklasse 2

Diese, früher als Schutzisolierung bezeichnete Schutzmaßnahme, ist darauf gerichtet, daß die Schutzqualität durch eine verstärkte Isolierung zusätzlich zur Basis-Isolierung erreicht wird. Anwendungsfälle in der Medizin sind lediglich einzelne ortsfeste oder ortsveränderliche medizinische elektrische und elektrische Geräte.

7.2.4.3 Schutz durch Kleinspannung SELV oder PELV

Anwendungsfälle für die Schutzkleinspannung SELV nach Abschnitt 7.1.4 und für die Funktionskleinspannung PELV in der Medizin sind neben Lichtrufanlagen nach Abschnitt 9.4 und der Versorgung von ortsfesten OP-Leuchten nach Abschnitt 11.2.3 insbesondere

– Handleuchten mit Anschluß-Steckvorrichtung in Augen- und HNO-Praxen,
– Operations-Hilfsleuchten älterer Bauart (OP-Storch) sowie
– mobile OP-Leuchten.

Für die ortsfeste Installation sind im Regelfall keine besonderen Maßnahmen notwendig, da diese Geräte über einen eigenen Transformator zur Erzeugung der Kleinspannung verfügen. Aus Sicherheitsgründen darf die Nennspannung dieser Geräte 25 V WS oder 60 V GS nicht überschreiten.

Mobile OP-Leuchten sind OP-Hilfsleuchten. Sie werden über zweipolige Schukostecker angeschlossen, besitzen einen eigenen Transformator 230/25 V und gelten als Geräte der Schutzklasse I. Sie müssen darüber hinaus der Med-GV Gruppe 3 Klasse I nach den Richtlinien des Rates 93/94/EWG-MPG entsprechen.

In ausgedehnten Augen- und HNO-Praxen kann es das Erfordernis nach einer zentralen Kleinspannungsversorgung geben. In diesen Fällen ist darauf zu achten, daß solche Steckvorrichtungen verwendet werden, die mit denen der übrigen Rauminstallation nicht verwechselt werden können.

7.2.4.4 Schutztrennung

Die Anwendung dieser Schutzmaßnahme ist an die Bedingung geknüpft, daß die Stromquelle – im Regelfall ein Trenn-Transformator nach DIN VDE 0551 [2.47] – nur ein einzelnes Gerät versorgt. Damit sind Einschränkungen verbunden, die das Anwenden in der ambulanten Medizin auf Einzelfälle begrenzt.

7.2.4.5 Schutz durch automatische Abschaltung im IT-System

Das IT-System ist aus der Sicht des ungestörten Betriebes die sicherste Maßnahme zum Schutz der Mitarbeiter und Patienten in medizinischen Einrichtungen. Sie ist die einzige Schutzleiter-Maßnahme, die bei einem Körperschluß oder einem einpoligen Erdschluß den gestörten Stromkreis nicht abschaltet, sondern die in Verbindung mit einer Isolations-Überwachungseinrichtung den Isolationszustand des Netzes sowie der daran angeschlossenen elektrischen und medizinischen elektrischen Geräte gegen Erde ständig überwacht und das Unterschreiten des geforderten Isoliervermögens automatisch optisch und akustisch signalisiert. Ein diesbezüglicher Fehler wird dadurch erkannt und kann behoben werden. Ein zweiter, zusätzlicher Fehler, z. B. in einem anderen Außenleiter, führt dagegen zu einer automatischen Abschaltung des Stromkreises, da er einem Kurzschluß gleichzusetzen ist. Das IT-System ist gegenüber den übrigen Schutzmaßnahmen an eine spezielle elektrotechnische Ausrüstung gebunden, die

– einen zusätzlichen Raumbedarf erfordert und
– mit erhöhten Kosten verbunden ist.

Die Anwendung dieser vorteilhaften Schutzmaßnahme ist deshalb in der ambulanten Medizin – trotz vielfältiger Überlegenheit gegenüber anderen

Schutzmaßnahmen – äußerst selten. Sie kann aber letzlich auch auch aus wirtschaftlichen Erwägungen heraus trotzdem für ambulante medizinische Einrichtungen dem verantwortlichen Mediziner empfohlen werden, wobei der zwangsläufig entstehende Mehraufwand zumeist zu einer Beschränkung auf Räume der Anwendungsgruppe 2 führen wird.
Wird diese Maßnahme doch für Räume der Anwendungsgruppe 1 eingesetzt, so sind die im folgenden bei der Anwendungsgruppe 2 genannten Bedingungen ebenso zu berücksichtigen.

7.2.5 Räume der Anwendungsgruppe 2

Mit Rücksicht auf die geforderte hohe Versorgungszuverlässigkeit und Sicherheit der elektromedizinischen Einrichtungen ist in medizinisch genutzten Räumen der Anwendungsgruppe 2 die Auswahl der Schutzmaßnahmen stark eingeschränkt.
Nach DIN VDE 0107 Abschnitt 8.1.2.3 ist in diesen Räumen grundsätzlich die Schutzmaßnahme „Schutz durch Meldung im IT-System" anzuwenden. Die Meldung im IT-System bezieht sich dabei aus der Sicht des Schutzes gegen elektrischen Schlag auf den ersten Fehler, z. B. einen einpoligen Körperschluß. Ein zweiter Fehler im Stromkreis führt aber zu einem Kurzschluß und damit zum Ansprechen des vorgeschalteten Überstrom-Schutzgerätes, weshalb zunehmend vom Schutz durch automatische Abschaltung im IT-System gesprochen wird.
Das Schutzprinzip des IT-Systems besteht darin, alle aktiven Leiter eines Netzes (-Systems), das hinter einem besonderen Trenn-Transformator aufgebaut wird, gegen Erde zu isolieren. Diese Isolierung schließt den gegebenenfalls vorhandenen Sternpunkt des Transformators ein. Alle fremden, großflächig berührbaren leitfähigen Teile, die von außen in den Med-Raum – insbesondere in die Patientenumgebung – hineinführen, die fest installiert oder montiert sind und entweder mit Erde direkt oder indirekt in Verbindung stehen und/oder deren Berührung im Fehlerfall nicht sicher ausgeschlossen werden kann, sind in einen zusätzlichen Potentialausgleich nach Abschnitt 7.2.6 der genannten Norm einzubeziehen und mit allen Schutzleitern – auch des allgemeinen Versorgungsnetzes (Systems) – zu verbinden.
Im Fehlerfall, z. B. einem einpoligen Körperschluß in einem angeschlossenen Gerät, entsteht kein Stromfluß über die Fehlerstelle, sondern das gesamte leitende System der in den Potentialausgleich einbezogenen Teile sowie der Körper der mit Schutzleiteranschluß versehenen elektrischen Geräten und Betriebsmitteln nimmt dieses Fehlerpotential an. Dies kommt der Erdung eines Außenleiters gleich. Damit bleibt auch die Funktionstüchtigkeit des mit einem Körperschluß behafteten Gerätes – die Funktionsfähigkeit dieses Gerätes vorausgesetzt – im Fehlerfall erhalten.

Der Isolationszustand des IT-Netzes (-Systems) ist ständig zu überwachen. Die Unterschreitung eines Mindest-Isolationswertes ist optisch und akustisch anzuzeigen, um im Störungsfall schnellstmöglich die Fehlerursache beseitigen zu können. Dies ist notwendig, da ein zweiter Fehler im System zu einem Kurzschluß und damit zum Geräteausfall führt.

Das IT-System besteht aus folgenden Komponenten:

1. Trenn-Transformator
Der Trenn-Trafo muß DIN VDE 0551 Teil 1 [2.47] entsprechen, eine doppelte oder verstärkte Isolierung aufweisen und eine Nenngröße zwischen 3,15 kVA und 8 kVA besitzen. Kurzschlußspannung wie auch Leerlaufstrom dürfen 3 % nicht überschreiten, der Transformatoren-Leerlaufstrom darf maximal das Achtfache seines Nennstroms betragen. Auf den selbsttätig abschaltenden Überstromschutz dieses Trafos soll zugunsten einer Stromüberwachung mit Meldung verzichtet werden.

2. Isolations-Überwachungsgerät
Das Isolations-Überwachungsgerät muß DIN VDE 0413 Teil 2 [2.43] entsprechen und mindestens folgende zusätzliche Forderungen erfüllen:

– Der Wechselstrom-Innenwiderstand muß mindestens 100 kOhm betragen.
– Die Meßspannung darf maximal 25 V Gleichspannung sein.
– Der Meßstrom darf auch im Fehlerfall 1 mA nicht überschreiten.
– Die Anzeige muß spätestens bei Absinken des Isolationswiderstandes auf ≤ 50 kOhm erfolgen.

Damit einzelne Körper- oder Erdschlüsse erkannt und zum frühestmöglichen Zeitpunkt auch beseitigt werden können, ist jedem IT-System eine Überwachungs- und Prüfkombination zuzuordnen. Diese Einrichtungen müssen mindestens aufweisen:

– eine grüne Meldeleuchte als Betriebsanzeige,
– eine gelbe Meldeleuchte als Störungsanzeige, die weder löschbar noch abschaltbar sein darf,
– eine akustische Meldung, die bei Erreichen des eingestellten Mindest-Isolationswiderstandes ertönt (sie darf löschbar, aber nicht abschaltbar sein) sowie
– eine Prüftaste zur Funktionsprüfung, bei deren Betätigung durch Zwischenschalten eines Prüfwiderstandes von 42 kOhm zwischen einem Außenleiter und dem Schutzleiter ein Fehlerstrom simuliert wird.

Für einen ordnungsgemäßen Betrieb und die vollständige Gewährleistung der Ziele der Sicherheitskonzeption ist es erforderlich, daß

- diese Isolationsüberwachungsgeräte an einem, während der medizinischen Nutzung ständig besetzten Arbeitsplatz, angeordnet werden und
- die Mitarbeiter eindeutige Anweisungen erhalten, wie und durch wen beim Ansprechen der Isolations-Überwachungseinrichtung zu handeln ist, um das geforderte Isoliervermögen und somit die Gebrauchsfähigkeit der Anlagen schnellstmöglich wiederherstellen zu können.

Für die Ausführung des IT-Systems gelten folgende Anforderungen:

- Jedem Med-Raum der Anwendungsgruppe 2, einschließlich der zu ihm gehörenden Funktionsräume (Med-Raumgruppe), ist ein eigenes IT-System zuzuordnen. Funktionsnebenräume sind z. B. OP-Vorbereitungsraum oder OP-Gipsraum.
- Das IT-System ist über zwei Zuleitungen zu versorgen. Bei Ausfall der ersten Leitung – im Regelfall der Versorgung aus dem öffentlichen (AV-)Netz – wird automatisch auf die zweite redundante Leitung umgeschaltet. Diese wird aus dem SV-Netz nach Abschnitt 6.3 gespeist.
- Die Umschaltzeit nach einer Spannungsabsenkung um mehr als 10 % über mehr als 0,5 Sek. darf max. 0,5 Sekunden betragen.
- Die IT-System-Verteilung mit eingebautem Trenntrafo ist unter Beachtung ausreichender Belüftung, der elektromagnetischen Verträglichkeit und einer leichten Bedienbarkeit möglichst in der Nähe des jeweiligen AG 2-Raumes bzw. der Raumgruppe aufzustellen.

Die Funktionstüchtigkeit aller für die Sicherheit wesentlichen Geräte muß mit einer Prüftaste prüfbar sein. Dabei gelten die in Abschnitt 12 aufgeführten Prüffristen.

Sinnvoll – wenn auch nicht ausdrücklich gefordert – ist die mindestens tägliche Prüfung der Funktionsfähigkeit der Isolations-Überwachungseinrichtung vor der Arbeitsaufnahme im betreffenden Med-Raum.

Die Erfüllung aller technischen Normenanforderungen – auch der für automatische Umschalteinrichtungen nach Abschnitt 5.8 und 5.9 von DIN VDE 0107 [2.37] in Verbindung mit DIN VDE 0100 Teil 560 [2.23] ist mit den am Markt verfügbaren Einzelkomponenten möglich. Allerdings sind auch fabrikfertige Baueinheiten in Modulbauweise zur kompletten Stromversorgung von ambulanten medizinischen Einrichtungen erhältlich, die sämtliche Bedingungen der Normen erfüllen und mit batteriegestützten Ersatzstromversorgungen kombiniert werden können.

7.3 Potentialausgleich, zusätzlicher Potentialausgleich

Potentialausgleich ist eine elektrische Verbindung, mit der die Körper elektrischer Betriebsmittel und fremde leitfähige Teile auf gleiches oder annähernd gleiches Potential gebracht werden. Das bedeutet: Alle leitfähigen Rohrleitungen, wie Wasser-, Gas-, Heizungs- und medizinische Gasleitungen, die leitfähigen Gebäudeteile sowie alle Schutzleiter müssen elektrisch gut leitend miteinander verbunden werden. Die Verbindung kann direkt oder indirekt durch Potentialausgleichsleiter erfolgen. Der Potentialausgleich ist eine bewährte Maßnahme, mit verhältnismäßig einfachen Mitteln und vergleichsweise geringen Kosten Potentialunterschiede zwischen inaktiven Teilen beträchtlich herabzusetzen oder praktisch zu beseitigen. Der Potentialausgleich dient in Verbindung mit weiteren Maßnahmen der Verminderung von Blitzstrombeeinflussungen.

Nach DIN VDE 0100, Teil 410, Abschnitt 6.1.2, muß in jedem Gebäude ein Hauptpotentialausgleich durchgeführt werden. Für ambulante medizinische Einrichtungen ist nach DIN VDE 0107, Abschnitt 8.1.3, ein zusätzlicher Potentialausgleich erforderlich, in den die fremden leitfähigen Teile einbezogen werden müssen, die der Patient bei Behandlung oder Untersuchung mit netzabhängigen medizinischen elektrischen Geräten berühren kann.

Die Einschränkung auf den räumlichen Bereich der Patientenumgebung ist nicht praxisgerecht, da der eigentliche Patienten-, Untersuchungs- oder Behandlungsplatz in ambulanten medizinischen Räumen in der Regel nicht ortsfest ist. Deshalb sollte – und dies bedeutet einen nur unbedeutenden Mehraufwand – der zusätzliche Potentialausgleich für den gesamten medizinisch genutzten Raum gesichert werden.

Die Ausführung des zusätzlichen Potentialausgleichs ist wie folgt auszuführen:

Vorgabe 1 Jedem medizinischen Raum wird eine Potentialausgleichsschiene zugeordnet. An diese sind – soweit vorhanden – anzuschließen:

- Die Körper von fest angeschlossenen medizinischen elektrischen Geräten, z. B. OP-Leuchten und OP-Tische,
- die Körper von fest angeschlossenen elektrischen Geräten und Systemen, z. B. Sterilisatoren und zentrale Medienversorgungssysteme für Zentraleinheiten,
- Anschlußdosen mit PA-Bolzen nach DIN 42801 zum Anschluß ortsveränderlicher medizinischer elektrischer Geräte,
- fremde leitfähige Teile, über die die Gefahr einer Potentialverschleppung besteht bzw. sich entwickeln kann, wie
  - metallene Rohre für Kalt- und Warmwasser,

- metallene Rohre für Heizung, Lüftung, Klima und deren Auslässe im Raum,
- metallene Rohre für sonstige medizinische Zwecke, z. B. Dialysat,
- medizinische Gasleitungen, wie Druckluft oder Sauerstoff,
- das Ableitnetz eines leitfähigem Fußbodens,
- die Abschirmungen von Kabeln, Leitungen und Geräten gegen elektrische Störfelder,
- elektrisch leitende Ausbausysteme, z. B. Strahlenschutzwände,
- Tragekonstruktionen von Leichtbauwänden, wenn Körper von elektrischen Betriebsmitteln oder Körper von medizinischen elektrischen Geräten oder Systemen, z. B. medizinische Versorgungseinheiten, durch diese Wände geführt und/oder an ihnen befestigt werden (können) sowie
- die Körper von medizinischen Versorgungseinheiten ohne elektrische Einbauten, z. B. Med-Gasversorgungsampeln.
- Im Abschnitt 4.4.3 von DIN VDE 0107 wird weiterhin gefordert, daß alle fremden leitfähigen Teile in den PA einzubeziehen sind, wenn
- diese nicht bereits direkt oder indirekt mit dem Schutzleiter verbunden sind und
- ihr Widerstand gegen Erde nicht höher ist als
  - 7 kOhm in Räumen der Anwendungsgruppe 1 bzw.
  - 2,4 MOhm in Räumen der Anwendungsgruppe 2.

Der Nachweis der Verbindung bzw. der meßtechnische Nachweis der Widerstandswerte können während des Errichtens der ortsfesten elektrischen Anlage selten erbracht werden, da zum Zeitpunkt der Installation die betreffenden Ausrüstungsteile noch nicht bzw. noch nicht vollständig auf der Baustelle vorhanden sind. Die gegebenenfalls erforderliche nachträgliche Installation von Potentialausgleichsleitern ist aber meistens mit optisch unschönen und hygienisch bedenklichen Leitungsführungen verbunden. Daher sollten bereits zum Zeitpunkt der Planung die nötigen Möglichkeiten für derartige Verbindungen berücksichtigt werden.

Vollständig unstrittig ist dagegen, daß es nicht sinnvoll und damit überflüssig ist, den meßtechnischen Nachweis der Einbeziehung in den PA für metallene Ausrüstungs- und Ausbauteile zu führen, die vom Hersteller der Ausrüstung nicht mit einem Schutzleiteranschluß versehen wurden und mit einer flächendeckenden, nahezu vollständig isolierenden Farbbeschichtung versehen sind.

Wichtig für das Erreichen des Schutzzieles ist auch das Vermeiden von Potentialverschleppungen. Bei zunehmendem Einsatz von isolierenden Rohrleitungen, z. B. Kunststoff-Leitungen für flüssige Medien, sind besondere Maßnahmen notwendig. Die große Bedeutung des zusätzlichen Potentialausgleichs wird am Beispiel der Hämodialyse deutlich, wodurch die enge Verknüpfung von Kunststoff-Rohrleitungen mit Rohwasser, entionisiertem Wasser und aufbereiteter (leitender) Spüllösungsflüssigkeit einerseits und den medizinischen elektrischen Geräten der Schutzklasse 1 (künstliche Niere mit Blutpumpe) sowie gegebenenfalls Patientenüberwachungsgerät andererseits der Patient beim Auftreten von Potentialdifferenzen einer erheblichen Gefahr ausgesetzt ist. In diesen Fällen ist der zusätzliche Potentialausgleich des medizinisch genutzten Raumes und des Spüllösungsaufbereitungsraumes möglichst niederohmig, d.h. auf dem kürzesten möglichen Weg und einer entsprechend dimensionierten Leitung, zu verbinden.

Das Erfordernis nach einem zusätzlichen Potentialausgleich besteht für alle medizinisch genutzten Räume. Er ist jedoch besonders wichtig für medizinisch genutzte Räume der Anwendungsgruppe 2 sowie für solche medizinisch genutzten Räume der Anwendungsgruppe 1, in denen bestimmungsgemäß Sonden, Katheter oder Elektroden in das Körperinnere von Patienten oder Probanden eingeführt werden, oder bei denen der Hautwiderstand des Patienten durch äußere Einflüsse erheblich gemindert ist, z. B. durch Wasseranwendungen. In Tafel 7.2 sind beispielhaft medizinisch genutzte Räume der Anwendungsgruppe 1 aufgelistet, in denen der zusätzliche Potentialausgleich besonders bedeutungsvoll ist.

Vorgabe 2 Die Potentialausgleichsschiene jedes Raumes ist mit der/den Schutzleiter-(PE-)Schiene(n) der zugehörigen Stromkreis-Verteilung(en) zu verbinden. Somit ist die Potentialgleichheit zwischen den in den Potentialausgleich einbezogenen fremden leitfähigen Teilen und den Schutzleitern von Steckdosen und sonstigen elektrischen Betriebsmitteln und medizinischen elektrischen Geräten gegeben.

Vorgabe 3 Für Med-Räume der Anwendungsgruppe 2 gilt zusätzlich die Bedingung, daß zwischen fremden leitfähigen Teilen sowie den Schutzkontakten von Steckdosen bzw. den Körpern von fest angeschlossenen elektrischen Betriebsmitteln die Spannung im fehlerfreien Betrieb den Wert von 20 mV nicht überschreiten darf. In Anlagen, in denen PE- und N-Leiter ab Gebäudeverteiler getrennt verlegt sind, gilt diese Forderung grundsätzlich als erfüllt. Andernfalls ist das Einhalten dieser Vorgabe bei der Erstprüfung nach Abschnitt 12 meßtechnisch nachzuweisen.

Diese Messung sollte jedoch in Med-Räumen der Anwendungsgruppe 2 grundsätzlich schon vor der Inbetriebnahme unter aktiven Meßbelastungen, d. h. nach Einschalten sämtlicher elektrischer Geräte einschließlich Beleuchtung und allen bestimmungsgemäß zum Einsatz kommenden medizinischen Geräten, durchgeführt und regelmäßig wiederholt werden (siehe Abschnitt 12). Für die Messung des Spannungsfalls über dem PE-Leiter und dem PA-System ist ein Spannungsmesser mit einem (körperähnlichen) ohmschen Eingangswiderstand von 1 kOhm ± 2 % und einem Frequenzbereich von ≤ 1 kHz zu verwenden.

Vorgabe 4 Potentialausgleichsleiter für den zusätzlichen Potentialausgleich in medizinisch genutzten Räumen sollen grün/gelb isoliert sein und einen Mindestquerschnitt von 4 mm² besitzen. Die Anschlüsse an PA-Schienen sollen einzeln lösbar, übersichtlich angeordnet und mit dem Zielort bezeichnet sein. Diese elektrischen Anforderungen müssen mit dem Hinweis ergänzt werden, daß der gesamte zusätzliche Potentialausgleich sich auch den hygienischen Anforderungen der medizinisch genutzten Räume unterordnen muß. Band-Erdungsschellen sind beispielsweise ebenso unzweckmäßig wie offene Potentialausgleichschienen auf den Wänden des Med-Raumes. Anzustreben ist eine vollständige Unterputz-Installation mit abgedecktem Anschluß und Klemmstellen durch Verwendung handelsüblicher Unterputz-Potentialausgleichsschienen.

Frage 7.01 Gibt es spezielle Bestimmungen für die Schutzmaßnahmen in Praxisräumen der Kinderheilkunde (Pädiatrie) oder Nervenheilkunde (Neurologie)?

In Warteräumen und solchen Untersuchungs- und Behandlungsräumen, in denen der nur eingeschränkt selbständig handelnde Patient möglicherweise über einen Zeitraum allein ohne Aufsicht durch medizinisches Personal verbringt, sind alle zusätzlichen Maßnahmen sinnvoll, die eine Gefährdung durch elektrischen Strom ausschließen, zumindest aber unwahrscheinlicher werden lassen. Dazu gehört, daß die im Abschnitt 7.1.5 beschriebenen Maßnahmen in Absprache mit dem medizinischen Nutzer ergänzt werden. Solche ergänzenden Maßnahmen, auf den medizinischen Anwendungsfall und auf die Raumanordnung bezogen, können sein:

- Der Einsatz von verschließbaren Steckdosen, die sowohl das Einstecken von Fremdteilen in die Steckdosen im verschlossenen Zustand, als auch das Herausziehen von eingeführten Gerätesteckern aus der Steckdose verhindern (Bild 7.2),
- die Anordnung von Installationsgeräten aller Art in verschließbaren Kästen, um sie dem ungehinderten Zugriff von Patienten zu entziehen sowie
- die zentrale (Ab-)schaltung von Stromkreisen und Schaltstellen außerhalb des medizinisch genutzten Raumes, aber auch von Warte- und Patientenaufenthaltsräumen, z. B. vom zentralen Anmeldeplatz der ambulanten medizinischen Einrichtung.

Bei der Erarbeitung des Sicherheitskonzeptes (siehe Abschnitt 3) müssen zwischen dem medizinischen Nutzer und dem verantwortlichen Fachplaner bzw. dem Errichter der elektrotechnischen Anlage vertrauensvoll auch solche Sicherheitsanforderungen erfaßt und umgesetzt werden, die sich aus dem speziellen Patientenkreis der ambulanten medizinischen Einrichtung ergeben.

Frage 7.02 Was ist hinsichtlich des Schutzes mittels RCDs in Beleuchtungsstromkreisen von ambulanten medizinischen Einrichtungen zu beachten?

Daß nach Abschnitt 4.3.6.1 b und 4.3.6.3 von DIN VDE 0107 [2.37] die Versorgung der Deckenbeleuchtung über RCD mit einem Bemessungs-Fehlerstrom von $I_{\Delta n} \leq 300$ mA zulässig ist, sollte hier kritisch betrachtet werden: Unter der Voraussetzung, daß in Med-Räumen mindestens zwei Leuchten aus unterschiedlichen Stromkreisen versorgt werden, müssen diese Stromkreise selbstverständlich jeweils einem anderen Fehlerstrom-Schutzschalter (RCD) zugeordnet sein.

Mit zunehmender Lebensdauer steigt insbesondere bei kompensierten Leuchten die Gefahr, daß der Ableitstrom den Auslösestrom der RCDs übersteigt. Als Ableitstrom wird dabei der (zulässige) Strom bezeichnet, der in einem fehlerfreien Stromkreis zur Erde oder zu einem fremden leitfähigen Teil fließt. Dieser Strom kann bei Verwendung von Kondensatoren zur Verbesserung des Leistungsfaktors oder zur Entstörung von Geräten auch eine kapazitive Komponente haben. Mit dem Ansteigen des Ableitstromes steigt aber auch die Gefahr des Ausfalls der Beleuchtung durch Ansprechen des Fehlerstrom-Schutzschalters. Sinnvoll ist deshalb der Einsatz von schutzisolierten Leuchten, die jedoch für die hohen Beleuchtungsanforderungen der Medizin nicht oder nur unzureichend verfügbar sind. Dies spricht dafür, die Anlage so zu gestalten, daß möglichst jede Leuchte über einen anderen Fehlerstromschutzschalter versorgt wird.

Frage 7.03 Wieviel Verbraucherstromkreise sollten höchstens hinter einer RCD angeordnet werden?

Die elektrische Anlage einer ambulanten medizinischen Einrichtung ist in mehrere Stromkreise aufzuteilen, wobei die Größe und die Art der medizinischen Nutzung der Einrichtung sowie die Benutzungshäufigkeit und Benutzungsdauer eingesetzter medizinischer elektrischer Geräte und sonstiger elektrischer Geräte zu berücksichtigen sind. In den Tafeln 5.3 und 5.4 sind Hinweise zum Ausstattungsumfang sowie zur Begrenzung von Steckdosen und Geräten je Stromkreis gegeben. Mit der damit empfohlenen Begrenzung soll sichergestellt werden, daß ein fehlerbehaftetes Gerät nicht den Ausfall weiterer Betriebsmittel, z. B. medizinischer elektrischer Geräte, zur

Folge hat, die am gleichen Stromkreis angeschlossen sind. Diese Sicherheitsanforderung gilt natürlich auch für RCDs, die mehreren Überstrom-Schutzgeräten vorgeschaltet werden. Das Ansprechen eines RCDs kann sowohl durch den Fehlerstrom eines einzelnen Geräts als auch durch die Summe der Ableitströme von mehreren fehlerfreien elektrischen Geräten erfolgen. Daraus folgt, daß die Zahl der Steckdosen hinter einer RCD der medizinischen Nutzung angepaßt wird, also möglichst gering sein muß. Fest angeschlossenen elektrischen oder medizinischen elektrischen Geräten ist in jedem Falle eine eigene RCD zuzuordnen.

Frage 7.04 Ist die Verwendung von Mehrfach-Tischsteckdosen und anderen Mehrfach-Verteilern in Med-Räumen zulässig?

Der Einsatz von derartigen Geräten nach DIN VDE 0620 ist in Med-Räumen der Anwendungsgruppen 1 und 2 problematisch und nicht zu empfehlen. Die für den jeweiligen Med-Raum zu begrenzende Anzahl von zweipoligen Schukosteckdosen je Stromkreis hat zum Ziel, die Sicherheit für den Patienten zu erhöhen. Im Fall eines elektrischen Fehlers an einem angeschlossenen Gerät soll es möglichst nicht zum Ausfall mehrerer medizinischer elektrischer Geräte kommen.
Durch Mehrfach-Tischsteckdosen wird diese Sicherheitskonzeption unterlaufen. Eine Verwendung derartiger Verteiler in Med-Räumen aller Anwendungsgruppen ist deshalb – auch bei fester Montage an Gerätewagen für mehrere medizinische elektrische Geräte – sicherheitstechnisch äußerst bedenklich. Einerseits steigt das Risiko für das Auslösen des Überstrom-Schutzgeräts bzw. der RCD im Stromkreis oder das Ansprechen der Isolationsüberwachung bei Überschreiten des Einstellwertes; andererseits erhöht sich die Gefahr, daß durch Herausziehen des Steckers sämtliche medizinischen elektrischen Geräte ausfallen und damit eine Gefährdung für den Patienten entsteht.

Frage 7.05 Im Zusammenhang mit der stetig steigenden Umverlagerung von Leistungen der stationären zur ambulanten Medizin bzw. zu ambulanten Leistungen ist zu gewährleisten, daß die Sicherheit des Patienten nicht verringert wird. Was ist dabei zu beachten?

Ausgehend von der bestimmungsgemäßen Nutzung ambulanter medizinischer Einrichtungen ergibt sich das Erfordernis nach richtiger Auswahl der Stromversorgung sowie sorgfältiger und richtiger Auswahl der Betriebsmittel. Ebenso ist das Errichten der elektrischen Anlagen mindestens nach dem Stand der Technik, d.h. der jeweils gültigen DIN-VDE-Norm, zu gewährleisten.

Zum Errichten der elektrischen Anlage gehört aber auch, daß – über die Vorgaben der Normen hinaus – eine Auswahl der im jeweiligen Anwendungsfall optimal wirksamen Schutzmaßnahmen gegen elektrischen Schlag erfolgt. Der jeweils für das Errichten bzw. Prüfen Verantwortliche ist ja nicht nur dafür zuständig, daß die Norm mit ihren Mindestforderungen eingehalten wird. Er muß vielmehr eigenständig und somit vielleicht auch abweichend von den formalen Vorgaben entscheiden, durch welche Maßnahmen das Schutzziel – hier die Sicherheit der Patienten – am wirksamsten und zuverlässig erreicht wird. Natürlich hat er auch die Realisierbarkeit seiner Vorstellungen zu bedenken.

Wichtigstes Kriterium bei der Auswahl der Schutzmaßnahme ist, ob der Ausfall der Stromversorgung in den medizinisch genutzten Räumen – für ein oder mehrere Geräte – aus medizinischer Sicht hingenommen werden kann oder nicht.

Zu fragen ist somit, welche Folgen sich bei einem ersten Isolationsfehler ergeben.

Bei der Anwendung des IT-Systems ist die Sicherheit gegenüber einer Unterbrechung des medizinischen Handelns am größten, da der erste Fehler nicht zum Ansprechen einer Schutzeinrichtung führt, sondern die Isolationsverschlechterung frühzeitig gemeldet wird.

Bei der Anwendung des Fehlerstromschutzschalters im TN- oder TT-System erfolgt im Gegensatz dazu im Falle eines ersten Erd- oder Körperschlusses die Abschaltung des fehlerbehafteten Stromkreises und damit auch der angeschlossenen Geräte.

Durch den Einsatz von Differenzstrom-Überwachungsgeräten RCM (Residual Current Monitors) (Bild 7.3) erfolgt ähnlich dem IT-System mit der Isolationsüberwachung die frühzeitige Meldung von Fehlerströmen. Diese RCMs erfüllen folgende Anforderungen:

– Trenderkennung bei Isolationsverschlechterungen,
– Erkennen der fehlerhaften Abgänge,
– Melden statt Abschalten,
– frühzeitige Warnung, bevor es zur Abschaltung kommt,
– schnelle Fehlersuche,
– Reduzierung der Brandgefahr sowie
– hohe Verfügbarkeit der Stromversorgung.

Die Aufgabe eines Differenzstrom-Überwachungsgerätes ist es, ein optisches Warnsignal zu geben, wenn der Differenzstrom zwischen einem spannungsführenden Teil und einem leitfähigen, berührbaren Teil oder Erde über einen festgelegten Wert steigt. Ein akustisches Warnsignal kann zusätzlich vorgesehen werden.

Unter Beachtung dieser Merkmale muß die Auswahl der Schutzmaßnahme durch den Errichter der Anlage in Abstimmung mit dem Mediziner erfolgen.
An diesem Sachverhalt läßt sich auch ablesen, daß der jeweilige Stand der Normenvorgaben nicht unbedingt „Derzeitiger Stand der Technik" ist, der berücksichtigt werden sollte. In der Norm DIN VDE 0107 [2.37] wird der Einsatz von RCDs – also abschaltenden Differenzstrom-Schutzeinrichtungen – gefordert. Für viele Fälle der gesamten Medizin ermöglicht die Differenzstrom-Überwachung mittels RCMs (Bild 7.3) aber bereits eine neue Qualität der Untersuchung oder Behandlung. Dies kann erst beim Überarbeiten der Norm DIN VDE 0107 oder künftig DIN VDE 0100 Teil 710 berücksichtigt werden.

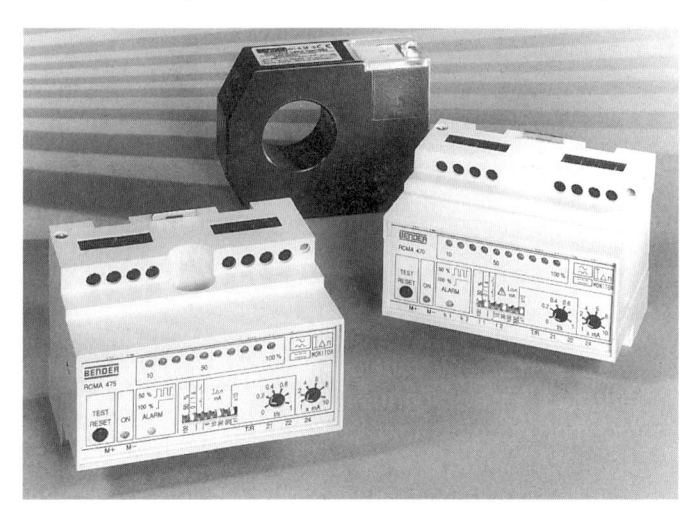

Bild 7.3 RCM (Residual Current Monitor)

Frage 7.06 Sind die Ständerprofile in den Potentialausgleich einzubeziehen?

In Med-Räumen besteht nach DIN-VDE 0107: 1994-10 [2.37] Abschnitt 4.4 das Erfordernis, zum Ausgleich von Potentialunterschieden zwischen den Körpern der elektrischen Betriebsmittel und fest eingebauten fremden leitfähigen Teilen einen zusätzlichen Potentialausgleich zu errichten. Durch die elektrische Verbindung von Körpern elektrischer Betriebsmittel einschließlich der Schutzkontakte von Steckdosen mit fremden leitfähigen Teilen soll ein gleiches oder annähernd gleiches Potential erreicht werden, wobei als fremde leitfähige Teile alle leitfähigen Teile verstanden werden, die nicht zur elektrischen Anlage gehören, die jedoch ein elektrisches Potential einschließlich des Erdpotentials einführen können. Dazu gehören auch leitfähige Fußböden und Wände, wenn über diese ein elektrisches Potential eingeführt werden kann.

Ein Erfordernis, auch die Stahlprofile von Ständerwänden in den zusätzlichen, also raumbezogenen Potentialausgleich einzubeziehen, ist nach [2.5] [2.20] nicht gegeben. Für Med-Räume ist es dennoch sinnvoll, diesen räumlichen Potentialausgleich vorzunehmen, da vielfach metallene Leitungen durch die Wände geführt und zum Teil auch an den Ständerprofilen befestigt werden. Zudem wird häufig die direkte Montage von Versorgungseinheiten, metallenen Halterungen und Aufnahmeelementen für medizinisch elektrische Geräte an den Wänden praktiziert. Damit ist die Möglichkeit gegeben, daß als Folge einer Beschädigung der Leitungsisolation ein elektrisches Potential in den Med-Raum eingeführt und zu einer Gefährdung für den Patienten werden kann.

Für Räume der Med-Einrichtung, die mit Badewanne oder Dusche ausgerüstet sind, wird in DIN VDE 0100-701 [2.25] ein zusätzlicher Potentialausgleich gefordert. Selbstverständlich ist diese Forderung auch in Räumen der Hydro- und Balneotherapie zu erfüllen. In diesen Räumen ist die Einbeziehung der metallenen Ständerkonstruktion besonders wichtig, wenn dies auch z. Z. in keiner Norm vorgeschrieben wird. Die Ausführung des zusätzlichen Potentialausgleiches wird im Abschnitt 7.3 behandelt (zum PA in Räumen mit Strahlenschutzwänden siehe Abschnitt 11.1).

Frage 7.07 Besteht für OP-Leuchten, die mit Funktionskleinspannung mit sicherer Trennung (PELV) betrieben werden, das Erfordernis zur Einbeziehung in den zusätzlichen Potentialausgleich?

Im Bereich des Operationstisches entsteht durch den Einsatz mehrerer medizinischer elektrischer Geräte am Patienten die Gefahr, daß unterschiedliche Potentiale aus Ableitströmen zwischen diesen Geräten, dem OP-Tisch sowie der häufig bewegten OP-Leuchte überbrückt werden. Bei Anwendung der Funktionskleinspannung mit sicherer Trennung (PELV) ist der Leuchtenkörper entweder mit dem Schutzleiter zu verbinden oder in den zusätzlichen Potentialausgleich einzubeziehen.

Frage 7.08 Frühere Ausgaben von DIN VDE 0107, aber auch aktuelle internationale Vorschriften, enthalten die Festlegung, daß in medizinisch genutzten Räumen der Anwendungsgruppe 2 der Widerstand zwischen Schutzleitern und den in den Potentialausgleich einbezogenen fremden leitfähigen Teilen 0,2 Ohm nicht überschreiten darf. Welche Bedeutung hat dieser Wert?

Dieser geringe Widerstand soll sicherstellen, daß zwischen den Anschlußstellen von Schutzleitern, z. B. an Schukosteckdosen einerseits und den Anschlußbolzen für den ortsveränderlichen Potentialausgleich bzw. den fremden leitfähigen Teilen andererseits, Potentialgleichheit, d. h. ein annähernd gleiches elektrisches Potential, vorhanden ist. Die Einhaltung dieser Forderung setzt voraus, daß die Querschnitte für den zusätzlichen Potentialausgleich ausreichend bemessen und sämtliche Leitungsverbindungen elektrisch gut leitend ausgeführt sind. Der Widerstand bestimmt sich nach Bild 7.4 aus

- der PE-Leitungslänge, d.h. der Länge der Stromkreisleitung von der Verteilung bis zur Steckdose (Länge L1),
- der Verbindungsleitung zwischen der PE-Schiene, der Verteilung zur PA-Schiene (Länge L2) sowie
- der Länge des Potentialausgleichsleiters zwischen der PA-Schiene und der jeweiligen Anschlußstelle im Raum (Länge L3).

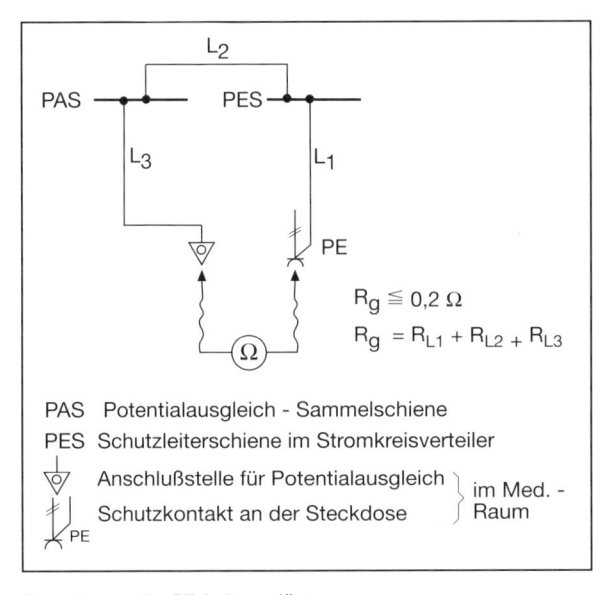

$$R_g \leq 0{,}2\ \Omega$$
$$R_g = R_{L1} + R_{L2} + R_{L3}$$

PAS Potentialausgleich - Sammelschiene
PES Schutzleiterschiene im Stromkreisverteiler
Anschlußstelle für Potentialausgleich ⎫
Schutzkontakt an der Steckdose ⎬ im Med. - Raum

Bild 7.4   *Berechnung der PE-Leitungslänge*

Bei einer Länge der Stromkreisleitung von L1 = 20 m und einem Querschnitt dieser Leitung von 2,5 mm² ergibt sich für diese erste Teilstrecke bereits ein Widerstandswert von 0,143 Ohm. Demzufolge dürfen zur Einhaltung des geforderten Wertes von 0,2 Ohm die Längen zwischen der PE-Schiene und der PA-Anschlußstelle im medizinisch genutzten Raum der Anwendungsgruppe 2 selbst ohne Berücksichtigung von Übergangswiderständen an den Klemmstellen folgende Werte nicht überschritten werden:

PA-Leiter (Cu) mit A = 4 mm² L_{max} = 12,8 m
                      A = 6 mm² L_{max} = 19,2 m
                      A = 10 mm² L_{max} = 31,9 m
                      A = 16 mm² L_{max} = 51,1 m

Hieraus wird erkennbar, daß die ordnungsgemäße, vorschriftsgerechte zusätzliche Ausführung des Potentialausgleichs eine gründliche Planung sowie eine handwerklich hochwertige Ausführung voraussetzt. Dies gilt unabhängig von der genannten numerischen Benennung des Widerstandswertes!

Frage 7.09 Wie hat die Einbeziehung ortsveränderlicher Geräte in den zusätzlichen Potentialausgleich von medizinisch genutzten Räumen zu erfolgen?

Ortsveränderliche medizinische elektrische Geräte müssen zusätzlich zum Schutzleiter der Anschlußleitung eine separate Potentialausgleichleiterverbindung besitzen. Hierzu sind an den jeweiligen Geräten und in der Nähe der Patientenposition Anschlußbolzen nach DIN 42801 vorzusehen. Die fest installierten Anschlußbolzen sind mit der Potentialausgleichsammelschiene des jeweiligen Raumes zu verbinden.

Mit dieser doppelten Verbindung durch den PE-Leiter der Anschlußleitung und der ortsveränderlichen Potentialausgleichsleitung wird sichergestellt, daß selbst im Falle der Unterbrechung einer dieser Verbindungen keine Gefahr für den Patienten entstehen kann.

Der Anordnung von Anschlußbolzen für den ortsveränderlichen Potentialausgleich kommt in medizinisch genutzten Räumen eine besondere Bedeutung zu: Sie müssen den Anschluß der Leitung auf kürzestem Wege und ohne Beeinträchtigung der Handlungs- und Bewegungsfreiheit für das medizinische Personal ermöglichen. Das gilt im besonderen Maße bei gleichzeitiger Anwendung von Elektrochirurgie-Geräten und Geräten zur Überwachung während der Operation, bei intravasalen (in das Innere der Gefäße eingreifenden) und intrakardialen (in das Innere des Herzens eingreifenden) Diagnostik- und Therapieverfahren. Hier kann der Patient längere Zeit mit mehreren medizinischen elektrischen Geräten gleichzeitig in Berührung gebracht und durch unbeachtete, für einen Hautreiz unterschwellige, jedoch die Fibrillations(grenze) für das Herzkammerflimmern überschreitende Mikroströme gefährdet werden. Sollen zwecks Verringerung der Leitungslängen, wegen der besseren Handhabung der Geräte sowie zur Verminderung von Stolperstellen oder aus anderen wichtigen Gründen mehrere Potentialausgleichschienen und/oder Anschlußmöglichkeiten für den ortsveränderlichen Potentialausgleich in der Patientenumgebung angeordnet werden, so sind diese extrem niederohmig und auf kürzestem Wege miteinander zu verbinden.

8 Beleuchtung

8.1 Bedeutung richtiger Lichtanwendung in der Medizin

Der Beleuchtung mit natürlichem und künstlichem Licht kommt gerade in medizinisch genutzten Räumen eine besondere Bedeutung zu. Größe und Gestaltung der Räume und ihre Einrichtung müssen gemeinsam einen ausgewogenen Kompromiß zwischen hoher Funktionalität, moderner Technik und humanem Umfeld bilden. Die Ärzte und ihre Mitarbeiter brauchen funktionell optimierte Arbeitsplätze, der Patient dagegen wünscht sich eine Atmosphäre, die ihm Ruhe, Vertrauen und Zuversicht, also das „visuelle Ambiente" vermittelt. Die wesentliche Voraussetzung für eine gute Beleuchtung ist die Einhaltung von Mindestanforderungen. Diese sind als quantitative und qualitative Gütemerkmale in DIN 5034 sowie in der Arbeitsstätten-Richtlinie 7/3 [1.15] festgelegt. Die Einhaltung dieser Gütemerkmale ist für ambulante medizinische Einrichtungen durch rechtzeitige Planung bedarfsgerecht und wirtschaftlich so zu realisieren, daß je nach der Raumnutzung alle Kriterien der Sehleistung, des Sehkomforts und des gewünschten visuellen Ambientes erfüllt werden.

Diese allgemeinen Gütemerkmale einer guten Beleuchtung werden in medizinisch genutzten Räumen um die hygienischen Anforderungen an die Leuchten ergänzt. Hierzu gehören vor allem:

- desinfektions- und lösungsmittelbeständige Leuchtenoberflächen,
- leicht zu reinigende Oberflächen, auch der Leuchtenabdeckungen,
- eine bei den zu verordnenden Medikamenten und bei den zu erwartenden Behandlungen geringe Möglichkeit zur Staubablagerung durch vorzugsweise quaderförmige Leuchtenkörper sowie
- die bevorzugte Montage der Leuchten an der Decke.

Ein weiteres Gütemerkmal für die Beleuchtung von medizinisch genutzten Räumen ist die elektromagnetische Verträglichkeit (EMV).
In morphologischen Befundungsräumen, also in Räumen, in denen Körperaktionsspannungen aufgenommen werden, wie

- EEG-, EKG- und EMG-Räume,
- Intensiv-Untersuchungsräume, Herzkatheterrräume oder
- Räume für ambulantes Operieren

müssen Einkopplungen von Störspannungen durch elektrische und elektromagnetische Felder vermieden werden.

Um die in DIN VDE 0107 [2.37], Abschnitt 7.3, geforderte Sicherheit gegen Störungen durch netzfrequente magnetische Felder gewährleisten zu können, sind bei der Installation von Leuchten grundsätzlich immer Mindestabstände zwischen Leuchten und dem jeweiligen medizinischen elektrischen Gerät einzuhalten.

Eine besondere Bedeutung kommt in medizinisch genutzten Räumen der richtigen Auswahl der Leuchten hinsichtlich ihrer Schutzart (Bild 7.1) zu. Das Gewährleisten der Sicherheit gegen das Eindringen von Feuchtigkeit während des Betreibens ist mit Ausnahme von Räumen der Hydro- und Balneotherapie vernachlässigbar. Es sind im Regelfall Leuchten in der Schutzart IP 20 ausreichend. Anders verhält es sich jedoch mit dem Eindringen von Fremdkörpern in die Leuchten. In Räumen für ambulante Operationen, aber auch in Räumen, in denen biophysikalische Funktionen diagnostiziert werden, ist das Eindringen und die Ablagerung von Bakterien, Viren und Keimen in die Leuchten zu verhindern. Der überwiegende Größenbereich von Bakterien liegt über der kleinsten zulässigen Korngröße, die zum Schutz von Fremdkörpern zu bestimmen ist. Leuchten der Schutzart IP 65 sind staub- und somit praktisch bakteriendicht.

Auch die Lichtfarbe und Farbwiedergabe-Eigenschaften der Beleuchtung spielen in Praxisräumen der ambulanten Medizin sowohl für den Arzt als auch für den Patienten eine wichtige Rolle. Für den Mediziner bietet eine dem Tageslicht ähnliche künstliche Beleuchtung mit sehr guter Farbwiedergabe die erforderliche Sicherheit bei der Diagnose, z. B. in dermatologischen (Hautarzt-)Praxen, wo auch feine Nuancen der Hautfärbung erkannt werden müssen, aber auch für den Zahnarzt bei der genauen farblichen Bemusterung von Zahnersatz. Für die Allgemeinbeleuchtung empfehlen sich daher die Lichtfarben neutralweiß und tageslicht-weiß, die besonders als Tageslicht-Ergänzungsbeleuchtung geeignet sind.

8.2 Lichttechnische Anforderungen

8.2.1 Allgemeinbeleuchtung

Aufgabe der Allgemeinbeleuchtung ist es, im gesamten medizinisch genutzten Raum ein gleichmäßiges Beleuchtungsniveau herzustellen. In medizinischen Arbeitsräumen werden grundsätzlich Leuchten für Leuchtstofflampen mit sehr guter Farbwiedergabe (Stufe 1 B) eingesetzt. Zur Vermeidung von Blendung sind Leuchten mit begrenzter Leuchtdichte in den kritischen Ausstrahlungswinkeln oberhalb 45° (Güteklasse 1) zu empfehlen. Beim Einsatz von Bildschirmgeräten in diesen Räumen darf die Beleuchtung keine störenden Reflexe erzeugen. Allgemeinbeleuchtung muß für spezielle Untersuchungen, z. B. in den Untersuchungs- bzw. Behandlungsräumen von Augen-, HNO-, urologischen und gynäkologischen Praxen – insbesondere in Endoskopieräumen – hinsichtlich der Beleuchtungsstärke variabel ausgeführt werden, z. B. durch Stufenschaltungen und/oder durch dimmbare Steuerungen. In den Tafeln 8.1 bis 8.4 (S. 118 ff.) sind Richtwerte für die Allgemeinbeleuchtung ambulanter medizinischer Einrichtungen aufgeführt.

8.2.2 Zusatzbeleuchtung

Während die Allgemeinbeleuchtung eine auf die Fläche eines Raumes abgestimmte, von technischen und technologischen Gegebenheiten unabhängige Ausleuchtung sichert, muß die sehobjekttypische Beleuchtung des Arbeitsplatzes durch eine Zusatzbeleuchtung sichergestellt werden. Dies kann sowohl als arbeitsplatzorientierte Allgemeinbeleuchtung – also auf die Arbeitszone bezogene Beleuchtung – als auch durch eine auf die Arbeitsebene oder Arbeitsfläche konzentrierte Einzelplatzbeleuchtung erfolgen. Zusatzbeleuchtung ist eine gute Lösung, wenn zeitweise spezielle Anforderungen an das Licht gestellt werden, wie besonders hohe bzw. besonders geringe Beleuchtungsstärken oder eine besondere Lichteinfallrichtung. Diese Beleuchtung kann auch für spezielle Anforderungen bei der Vorbereitung oder Nachsorge einer Untersuchung oder Behandlung sinnvoll eingesetzt werden. In vielen Fällen bringt erst die Kombination aller drei Beleuchtungsarten, also der allgemeinen Beleuchtung, der arbeitsplatzorientierten Allgemeinbeleuchtung und der Einzelplatzbeleuchtung die variable Lösung in Untersuchungs- und Behandlungszimmern. Hinweise zur Beleuchtung in einzelnen medizinischen Fachgebieten werden im Abschnitt 11 gegeben.

Tafel 8.1 Richtwerte für die Beleuchtung in der ambulanten Medizin; Untersuchungs-, Dialyse- und Laborräume

Raumgruppe	Art des Raumes bzw. der Tätigkeit	E_n (lux)	LF	FW	GK	Planungshinweise
Untersuchungs- und Behandlungsräume der Humanmedizin	Allgemeine Untersuchungs- und Behandlungsräume					1) Gegebenenfalls schalt- oder steuerbar zu niedrigeren Beleuchtungsstärken
	Allgemeinbeleuchtung	500	ww, nw	1B	1	
	Beleuchtung am Untersuchungsort	>1000	ww, nw	1B	1	2) Gemäß DIN 67505 großflächige Leuchten niedriger Leuchtdichte seitlich vom Patientenplatz anordnen. Leuchten über dem Patientenplatz maximal mittlere Leuchtdichte 10000 cd/m² im Ausstrahlungswinkel von 0° bis 45° zur Senkrechten
	Spezielle Untersuchungs- und Behandlungsräume					
	Endoskopische Untersuchungen Vorbereitung	500	ww, nw	1B	1	
	Urologie, Rektoskopie, Gynäkologie	50	ww, nw	1B	1	1)
	Augenärztliche Untersuchungen					3) Bevorzugt tw mit ca. 5000 K.
	Allgemeinbeleuchtung	500	ww, nw	1B	1	
	Refraktometrie, Skiaskopie, Opthalsmoskie, Opthalmometrie	50	ww, nw	1B	1	4) Spezielle Anforderungen an die Behandlungsleuchte beachten.
	Perimetrie, Adaptometrie	5	ww,nw	1B	1	1)
	Röntgenuntersuchungen					
	Allgemeinbeleuchtung	500	nw, tw	1A	1	1)
	Arbeit am Sichtgerät	20	ww, nw	1B	1	
	Dermatologische Untersuchungen					
	Allgemeinbeleuchtung	500	ww, tw	1A	1	3)
Dialyseräume	Allgemeinbeleuchtung im Raum (Behaglichkeitsbeleuchtung)	100	ww	1B	1	1) Siehe auch Planungshinweise zu „Bettenräumen"
	Allgemeinbeleuchtung im Bettenbereich zur Behandlung	500	ww	1B	1	
	Lesebeleuchtung	200	ww	1B	1	1)
Laboratorien	Allgemeine Laboratorien					1) Gegebenenfalls gegen andere Lichtfarben abschirmen
	Allgemeinbeleuchtung	500	ww, nw	1B	1	
	Farbprüfung	1000	tw	1A	1	1)

zusammengestellt nach DIN 5035, dem entsprechenden europäischen Normentwurf E DIN 5035-2: 1996-06, DIN 67505, ASR 7/3 sowie nach weiteren anwendungsspezifischen Empfehlungen und Praxiserfahrungen. Ist der aktuelle Anwendungsfall nicht aufgeführt, sind die Richtwerte für ähnliche bzw. vergleichbare Sehaufgaben sinngemäß anzuwenden.

Tafel 8.2 Richtwerte für die Beleuchtung in der ambulanten Medizin; Operations-, Intensivpflege-, Entbindungs- und Betträume

Raumgruppe	Art des Raumes bzw. der Tätigkeit	E_n (lux)	LF	FW	GK	Planungshinweise
Räume für ambulante Operationen	OP-Räume					
	Allgemeinbeleuchtung	1000	nw	1B	1	1) Für die Mikroskop- bzw. mikroinvasive Chirurgie gegebenenfalls Helligkeitssteuerung vorsehen
	OP-Feldbeleuchtung	20000 bis 120000				
	OP-Umfeldbeleuchtung	2000	nw	1B	1	2) 2000 lx sind anzustreben
	OP-Nebenräume					3) Blendarm für den Patienten
	Allgemeinbeleuchtung für Umkleide- und Waschräume	500	nw	1B		
	Räume zur OP-Ein- und Ausleitung	500	nw	1B	1	
	Instrumentenlager	500	nw	1B	1	
	Sterilteilelager, Sterilisationslager	500	nw	1B	1	
	Aufwachräume					
	Allgemeinbeleuchtung	500	nw	1B	1	
	Aufwachbeleuchtung	100	ww, nw	1B	1	
	Zusatzbeleuchtung	1000	nw	1B	1	3)
Räume der Intensivpflege	Allgemeinbeleuchtung im Raum (Behaglichkeitsbeleuchtung)	100	ww, nw	1B	1	1) Blendarm für den Patienten
	Allgemeinbeleuchtung im Bettenbereich für Behandlungen	300	ww, nw	1B	1	2)
	Untersuchungsbeleuchtung im Bettenbereich	1000	ww, nw	1B	1	2) Siehe auch Planungshinweise zu „Betträumen"
	Übersichtsbeleuchtung	20	ww, nw	1B	1	3) Lesebeleuchtung wie in Betträumen vorsehen
Entbindungspraxen, -kliniken	Kreißsaal, Entbindungsraum					
	Allgemeinbeleuchtung	300	ww, nw	1B	1	1) Blendarm für den Patienten
	Untersuchungsraum- und Behandlungsbeleuchtung	500	ww, nw	1B	1	
	Betträume für Säuglinge					
	Allgemeinbeleuchtung	200	ww	1B	1	1)
	Übersichtsbeleuchtung	20	ww	1B	1	
	Wickeltisch	300	ww	1B	1	
Betträume	Betträume					
	Allgemeinbeleuchtung	100	ww	1B	1	1) Blendarm für den Patienten. Die von dem im Bett befindlichen Patienten wahrgenommenen Leuchtdichten der Leuchten sind auf 1000 cd/m² zu begrenzen. Die Leuchtdichte der Raumdecke darf an keiner Stelle 500 cd/m² überschreiten.
	Lesebeleuchtung	200	ww	1B	1	2)
	Untersuchungsbeleuchtung	300	ww	1B	1	3)
	Übersichtsbeleuchtung	ca. 5	ww	1B	1	
	Orientierungsbeleuchtung		ww			

Tafel 8.3 Richtwerte für die Beleuchtung in der ambulanten Medizin; Räume der Dentalmedizin, der Physio- und Hydrotherapie

Raumgruppe	Art des Raumes bzw. der Tätigkeit	E_n (lux)	LF	FW	GK	Planungshinweise
Untersuchungs- und Behandlungsräume der Dentalmedizin	Zahnärztliche Untersuchungen					
	Allgemeinbeleuchtung (Zone E1)	500	tw	1A	1	3)
	Behandlungsplatz (Zone E2)	1000	tw	1A	1	2)3)
	Behandlungsfeld (Mund des Patienten, Zone E3)	8000 - 12000	tw	1A	1	3)4)
Zahntechnische Laboratorien	Kontrolle, Zahnauswahl, Verblendung (Kunststoff, Keramik)	1000	tw	1A	1	3)
	Planen, Vermessen	1000	ww, nw	1B	1	
	Modellherstellung, Modellieren, Ausarbeiten (Schleifen)	1000	ww, nw	2A	1	3)
	Löten, Gießen	300	ww, nw	3	1	4)
	Doublieren	500	ww, nw	2A	1	2)
	Einbetten (Kunststoff)	750	ww, nw	2A	1	
	Einbetten (Metall)	500	ww, nw	2A	1	
	Modell beschleifen	500	ww, nw	2A	1	2)
	Polieren	750	ww, nw	2A	1	3)
	Kundenempfang	300	ww, nw	1B	1	
	Arbeitsannahme	300	ww, nw	1B	1	1)
	Technisches Büro	1000	ww, nw	1B	1	
	Lager	200	ww, nw	3	2	
	Packraum	500	ww, nw	3	2	
Räume der Physio- und Hydrotherapie	Medizinische Bäder, Krankengymnastik, Massagen					
	Allgemeinbeleuchtung	300	ww, nw	1B	1	

1) Am Arbeitsplatz 750 lx.
2) Am Arbeitsplatz 1000 lx.
3) Am Arbeitsplatz 1500 lx.
4) Helligkeit steuerbar, 3000 lx darf nicht überschritten werden, um den Glühzustand beurteilen zu können.

Tafel 8.4 Richtwerte für die Beleuchtung in der ambulanten Medizin; Apotheken, Verwaltung und Nebenräume

Raumgruppe	Art des Raumes bzw. der Tätigkeit	E_n (lux)	LF	FW	GK	Planungshinweise
Aufnahme/Warten	Warteräume	200	ww, nw	1B	1	1)
	Patientenaufnahme	1000	ww, nw	1B	1	1) 1) Dekorative, stimmungsbetonte Beleuchtung, gegebenenfalls Zusatzbeleuchtung für Bilder und Regale
Verwaltung	Büroräume mit tageslichtorientierten Arbeitsplätzen, ausschließlich in unmittelbarer Fensternähe	300	ww, nw	2A	A	1)2)
	Büroräume	500	ww, nw	2A	A	1) 1) Begrenzung der Reflexblendung auf dem Bildschirm, empfohlene Abschirmbedingungen für Leuchten an Bildschirmarbeitsplätzen $L \leq 200\ cd/m^2$, $G = 50°$, an bildschirmunterstützten Arbeitsplätzen $L \leq 200\ cd/m^2$, $G = 60°$
	Räume für Datenverarbeitung	500	ww, nw	2A	1	7)
	Räume mit Bildschirmarbeitsplätzen					
	Sitzungszimmer/Besprechungsräume	300	ww, nw	2A	1	
	Tätigkeit an Mikrofilmlesegeräten	300 bis 500	ww, nw	2A	A	1)2) 2) Nach den Sicherheitsregeln der Berufsgenossenschaften ZH 1/190 (10.1993) sind solche Arbeitsplätze nur dann zulässig, wenn das Tageslicht während der gesamten Arbeitszeit zusätzlich mindestens 200 lx erzeugt, was nur selten erreicht wird.
WC-Räume Naßräume	Toiletten und Schmutzarbeitsräume	100	ww	1B	-	
	Naßzellen	200	ww	2A	-	
	Toiletten	300	ww, nw	2A	-	
	Schmutzarbeitsräume					
	Umkleideräume	100	nw	2A		gem. ASR 35/1-5
Apotheken	Allgemeinbeleuchtung	500	ww, nw	1B	1	1)
	Farbprüfung	1000	tw	1A	1	1) Gegebenenfalls gegen andere Lichtfarben abschirmen

E_n Nennbeleuchtungsstärke
LF Lichtfarbe
FW Stufe der Farbwiedergabeeigenschaften
GK Güteklasse der Blendungsbegrenzung
E_m Wartungswert der (mittleren) Beleuchtungsstärke
UGR Blendziffer
R_a Allgemeiner Farbwiedergabeindex der Lampen

8.3 Sicherheitstechnische Anforderungen

Wie in den Abschnitten 8.1 und 8.2 beschrieben, muß die Beleuchtung insbesondere in den medizinischen Arbeitsräumen auf die unterschiedlichen Tätigkeitsbereiche und Sehaufgaben abgestimmt sein. Damit wird jedoch nur ein Qualitätsmerkmal der Beleuchtung bestimmt. Eine Beleuchtung mit der notwendigen Güte ist ja sowohl unter normalen Betriebsbedingungen, d. h. im fehlerfreien Betrieb der Stromversorgung, als auch im Falle eines Ausfalls dieser allgemeinen Stromversorgung abzusichern.

Die Beleuchtung, die bei Störung des AV-Netzes nach Abschnitt 6.2 rechtzeitig wirksam werden soll, wird als **Notbeleuchtung** bezeichnet und gliedert sich in Sicherheitsbeleuchtung und Ersatzbeleuchtung.

Die **Sicherheitsbeleuchtung** ist in Abschnitt 6.3.4 beschrieben. Die Ersatzbeleuchtung ist nach DIN 5035 Teil 5 „*...eine Notbeleuchtung, die für die Weiterführung des Betriebes über einen begrenzten Zeitraum ersatzweise die Aufgabe der allgemeinen künstlichen Beleuchtung übernimmt.*" Sie soll also das ungestörte Fortführen der Arbeit – gegebenenfalls auch nur für einen begrenzten Zeitraum – ermöglichen. Die lichttechnischen Anforderungen richten sich nach der Art der Tätigkeit und der davon abgeleiteten Sehleistung während der Zeit, in der die Tätigkeit fortgeführt werden soll bzw. beendet werden kann. Diese Anforderungen sind meist die gleichen wie bei der normalen Stromversorgung der künstlichen Beleuchtung; mindestens ist jedoch ein Zehntel der für den Normalfall vorgeschriebenen Nennbeleuchtungsstärke erforderlich.

Als Mindestanforderung für medizinisch genutzte Räume wird in DIN VDE 0107 Absatz 3.4.2 u. a. bestimmt, daß in Räumen der Anwendungsgruppen 1 und 2 mit mehr als einer Leuchte die Leuchten mindestens auf zwei Stromkreise aufzuteilen sind und, wenn Schutz durch Abschaltung mit Fehlerstromschutzeinrichtungen (RCDs) angewandt wird, diese den Stromkreisen so zuzuordnen sind, daß bei Ansprechen einer Schutzeinrichtung nicht alle Beleuchtungsstromkreise eines Raumes ausfallen.

In der genannten Norm wird darüber hinaus für Krankenhäuser, Polikliniken und andere baulichen Anlagen mit entsprechender Zweckbestimmung eine **Sicherheitsbeleuchtung** mit einer Umschaltzeit von bis zu 15 Sekunden gefordert für

– mindestens eine Leuchte in medizinisch genutzten Räumen der Anwendungsgruppe 1 und
– die gesamte Raumbeleuchtung in medizinisch genutzten Räumen der Anwendungsgruppe 2.

Für Praxisräume der Human- und Dentalmedizin wird in DIN VDE 0107 Abschnitt 8 diese Forderung nicht erhoben, obwohl der Anwendungsbereich

„Poliklinik" und „andere baulichen Anlagen mit entsprechender Zweckbestimmung" die genannten Praxisräume außerhalb von Krankenhäusern beinhaltet (Frage 3.03). Dennoch muß natürlich – differenziert nach der medizinischen Aufgabe und nach dem medizinischen Fachgebiet – auch für ambulante medizinische Einrichtungen das Erfordernis nach der **Sicherheitsbeleuchtung** zwischen dem verantwortlichen Mediziner und dem verantwortlichen und verantwortungsbewußten Elektrofachmann geklärt werden.

Frage 8.01 Welche Anforderungen an die Beleuchtung sind in Untersuchungsräumen zu erfüllen?

Untersuchungs- und Behandlungsräume müssen wie vorn bereits dargelegt zwei unterschiedlichen Ansprüchen gerecht werden:
- der Arzt und seine Mitarbeiter brauchen einen funktionell optimierten Arbeitsplatz;
- der Patient wünscht sich eine Atmosphäre, die ihm Ruhe, Vertrauen und Zuversicht vermittelt.

Natürlich steht in diesen Räumen die anspruchsvolle Sehaufgabe des Arztes im Vordergrund. Es ist deshalb in jedem Falle eine hohe Allgemeinbeleuchtung zu gewährleisten, mit der im gesamten Untersuchungsraum ein gleichmäßiges Beleuchtungsniveau von mindestens 500 Lux erreicht wird. Hierfür sind Leuchten für Leuchtstofflampen mit sehr guter Farbwiedergabe (Stufe 1 b) einzusetzen. Zur Vermeidung von Blendung sind Leuchten mit begrenzter Leuchtdichte in den kritischen Ausstrahlungswinkeln oberhalb 45°, z. B. Spiegelrasterleuchten, einzusetzen.
Im Arbeitsbereich des Arztes, also am Untersuchungsort, ist eine Nennbeleuchtungsstärke von 1000 Lux erforderlich. Sie kann durch eine arbeitsplatzorientierte Allgemeinbeleuchtung oder mit speziellen Untersuchungsleuchten realisiert werden. Die arbeitsplatzorientierte Allgemeinbeleuchtung ist die günstigere Lösung, wenn die Beleuchtung von Anfang an in die Ausstattungsplanung des jeweiligen Untersuchungsraumes einbezogen wird.
In Räumen, in denen während der Diagnostik Bildschirmgeräte eingesetzt werden, z. B. bei der Ultraschalldiagnostik, darf die Beleuchtung keine störenden Reflexe auf den Bildschirmen erzeugen. Da in diesen Räumen vielfach während der Untersuchung die Beleuchtung abgedunkelt wird, ist der Einsatz von dimmbaren Bildschirmarbeitsplatzleuchten dringend zu empfehlen.
Da für die sichere Diagnose vielfach auch die richtige Farbwiedergabe auf dem Bildschirm wichtig ist, hat die Auswahl der Leuchten und der Lichtfarbe der Leuchtmittel in enger Abstimmung mit dem Arzt und dem Ausrüster der medizinischen elektrischen Geräte zu erfolgen.

Frage 8.02 Welche Mindestabstände sind bei der Leuchtenmontage in Räumen einzuhalten, in denen Körperaktionsspannungen (EKG, EEG, EMG) aufgenommen, aufgezeichnet und/oder ausgewertet werden?

Nach DIN VDE 0107: 1994-10 [2.37], Abschn. 7.3, darf am Patientenplatz die Induktion B_{SS} bei 50 Hz folgende Werte nicht überschreiten:

– bei der Anwendung von EEG: $B_{SS} = 2,10^{-7}$ Tesla
– bei der Anwendung von EKG: $B_{SS} = 4,10^{-7}$ Tesla

Durch praktische Untersuchungen ist ermittelt worden, daß diese Werte eingehalten werden, wenn der Mindestabstand zwischen Leuchten für Leuchtstofflampen und an Patienten eingesetzten medizinischen Geräten

– 0,3 m bei elektronischen Vorschaltgeräten sowie
– 0,75 m bei induktiven Vorschaltgeräten

eingehalten wird.

Frage 8.03 Dürfen in allen Med-Räumen Leuchten mit elektronischen Vorschaltgeräten (EVG) eingesetzt werden?

Auch im bestimmungsgemäßen fehlerfreien Betrieb können von elektronischen Vorschaltgeräten geringfügige Störungen ausgehen. Diese sind aus der praktischen Anwendung jedoch nur beim Einsatz von Infrarot-Technik bekannt. Aus Räumen, in denen Körperaktionsspannungen – wie EKG, EEG, EMG, EGG – aufgenommen werden, sind Einflüsse von elektronischen Vorschaltgeräten auf diese Med-Geräte bisher nicht bekannt.

Demgegenüber wird für medizinische elektrische Geräte, die über Infrarot-Fernsteuerungen gesteuert werden, in Planungsunterlagen und in den Begleitpapieren der Hersteller die Forderung erhoben, daß sie nur in Räumen verwendet werden dürfen, deren Raumbeleuchtung nicht durch Leuchten mit EVG und deren Steuerung nicht durch Dimmer erfolgt. Dazu gehören z.B. infrarotgesteuerte OP-Tische, OP-Leuchten und ortsfest montierte, aber dreh- und schwenkbare Großgeräte für bildgebende Systeme (Röntgen, Computer-Tomographie und andere).

Bereits im Planungsstadium ist deshalb mit dem medizin-technischen Lieferanten eine Abstimmung zum EVG-Einsatz sowie zu Dimmersteuerungen zu treffen.

9 Kommunikationsanlagen

9.1 Eingangsruf- und Aufrufanlagen

Ambulante medizinische Einrichtungen benötigen ein auf ihre Größe und ihren Organisationsgrad abgestimmtes System der internen Kommunikation, in das – je nach Lage der Einrichtung im Bauwerk – auch die Gebäudekommunikationstechnik einzubeziehen ist.

Einfache *Hausklingelanlagen* können die Ansprüche einer ambulanten medizinischen Einrichtung nicht erfüllen. Selbst die Erweiterung dieser Anlagen um *elektrische Türöffner* reicht nicht aus, da mit ihnen der Zutritt von unerwünschten Personen in das Gebäude bzw. die Einrichtung nicht verhindert werden kann. Notwendig ist deshalb eine *Eingangsruf- und Sprechanlage in Verbindung mit* einem abgestimmten *Türöffnersystem*. Sprechanlagen sind entweder als Wechselsprechanlagen oder als Gegensprechanlagen auszuführen.

Wechselsprechanlagen stellen die vom Aufwand her einfachste Art der Sprechanlagen dar. Sie ermöglichen durch ihre Schaltung zwei entgegengesetzte Übertragungsrichtungen. Allerdings lassen sich diese nicht zur gleichen Zeit benutzen. Auch bei dem jeweiligen Gespräch können die Partner nicht gleichzeitig sprechen. Die Übertragungseinrichtung muß jeweils durch Tastendruck umgeschaltet werden. In diesen Anlagen dient der Lautsprecher auch als Mikrophon.

Gegensprechanlagen gewährleisten eine ausreichende Bediensicherheit. Sie enthalten einen oder zwei unabhängige Verstärker für jede der beiden Übertragungsrichtungen und erlauben gleichzeitiges Sprechen. Die Lautsprecher und Mikrophone sind räumlich getrennt und akustisch entkoppelt.

Türsprechanlagen sind Teil der Eingangsrufanlage und ermöglichen dem Personal den Sprachkontakt mit dem außenstehenden Patienten. Sie sind durch Videokamera und Bildschirm erweiterungsfähig. Sprechstellen als Abfragestellen zur Eingangsrufanlage sollten im Anmeldebereich und an allen Schwesternarbeitsplätzen plaziert werden. Sie müssen beim Verlassen des Anmeldeplatzes auf eine andere Abfragestelle umschaltbar sein und/oder über eine Rufnachsendung verfügen.

Moderne Anlagen können zugleich als internes Kommunikationssystem mit den Funktionen einer Gegensprechanlage und einer Aufrufanlage in der ambulanten medizinischen Einrichtung genutzt werden. Damit besteht die Möglichkeit der internen Personalkommunikation sowie des Aufrufens eines Patienten mit nur einer Anlage.

Die Auswahl des einzusetzenden Systems muß unter Beachtung

– der Sprachqualität,
– der größtmöglichen Funktionalität und Flexibilität sowie des
– Installationsaufwandes

erfolgen.

9.2 Telekommunikationsanlagen

Die drahtgebundenen Telekommunikationsanlagen (TK-Anlagen) sind noch immer das wichtigste System der Information. Ursprünglich nur für Sprachverbindungen entwickelt, übernehmen sie heute – mit der Einführung von ISDN – zugleich die Übertragung von Computerdaten und digitalisierten Bildern.
Selbst für kleinste ambulante medizinische Einrichtungen bietet der ISDN-Anschluß eine Vielzahl technischer Möglichkeiten. Hinsichtlich der Anschlußart werden unterschieden:

– Anlage mit ISDN-Basisanschluß: Sie bietet zwei B-Nutzkanäle, die mit einem herkömmlichen analogen Anschluß vergleichbar sind und für zwei Dienste genutzt werden können.
– Anlage mit ISDN-Primärmultiplexanschluß: Sie ist mit den 30 B-Netzkanälen besonders für den Anschluß von Telekommunikationsanlagen (ISDN-TK) oder ISDN-Systemen geeignet. Damit sich alle Vermittlungseinrichtungen und Endgeräte „richtig verstehen", müssen sie das gleiche ISDN-Protokoll unterstützen:
 – 1 TR6   Nationaler Standard im ISDN (Deutschland)
 – DSS 1   Internationaler Standard, auf den sich viele europäische Netzbetreiber geeinigt haben (Euro-ISDN).

Die international standardisierte S_0-Schnittstelle ist die Schnittstelle, mit der Telefonanlagen, Telefone, ISDN-Endgeräte usw. an den Basisanschluß angeschaltet werden können. Der Basisanschluß kann entweder als Mehrgeräteanschluß oder als Anlagenanschluß bereitgestellt werden.
Beim *Mehrgeräteanschluß* können gleichzeitig bis zu acht unterschiedliche Endgeräte über AE-Steckdosen (ISDN-Anschlußeinheiten) installiert werden, wie z. B. Telefone, Bildtelefone, PC mit ISDN, PC-Karte, TK-Anlagen usw. Es besteht die Möglichkeit, über spezielle ISDN-TK-Anlagen die bereits vorhandenen analogen Endgeräte im ISDN weiter zu nutzen.
Beim *Anlagenanschluß* wird in der Regel eine ISDN-Telefonanlage ange-

schlossen, die auf der Nebenstellenseite individuell mit digitalen und analogen Schnittstellen konfiguriert werden kann.
Die allgemeinen Installationsanforderungen sind in Abschnitt 5.3 beschrieben. Sie müssen jedoch je nach Auswahl des Telekommunikationssystems und seiner Betriebsart dem Erfordernis in der medizinischen Einrichtung angepaßt werden. Moderne TK-Anlagen können auch Aufgaben des Eingangsrufes und die Patientenaufruffunktion übernehmen.

9.3 Lichtrufanlagen

Lichtrufanlagen – spezielle Anlagen der Fernmeldetechnik – dienen dem Rufen oder Suchen sowie der Information von Personen über bestimmte Sachverhalte. In ambulanten medizinischen Einrichtungen werden sie u. a. benötigt, wenn

- Patienten oder Mitarbeiter aufgerufen werden,
- Patienten das medizinische Personal über ihre oder die Notlage anderer Personen informieren wollen sowie
- die Information über eine Gefährdung auf andere Weise nicht, infolge möglicher Störungen nicht sicher oder nicht rechtzeitig übermittelt werden kann.

Die Anforderungen an Geräte, das Errichten, den Betrieb sowie an Umweltbedingungen und die EMV von Rufanlagen enthält DIN VDE 0834 [2.59]. Diese Norm gilt auch in vollem Umfang für andere Anlagen der Fernmelde- und Informationstechnik der Normenreihe DIN VDE 0800, wenn diese die Funktion einer Rufanlage erfüllen.
Obwohl ambulante medizinische Einrichtungen in DIN VDE 0834 nicht ausdrücklich genannt werden, ist es zum Erreichen des Schutzzieles für derartige Einrichtungen oftmals sinnvoll, Lichtrufanlagen einzusetzen. In Praxisräumen der Dental- oder Humanmedizin besteht in der Regel für derartige Anlagen allerdings kein Erfordernis. Überall dort jedoch, wo für den Patienten aus der medizinischen Behandlung heraus eine Gefährdung entstehen kann, ist das Errichten einer Lichtrufanlage unbedingt notwendig. Als Gefährdung sollen dabei nicht nur die durch Einsatz oder Ausfall elektrischer oder medizinischer elektrischer Geräte entstehenden Konsequenzen verstanden werden, sondern auch die Möglichkeit von Angstzuständen, Unwohlsein usw. (Fragen 9.01 und 9.02).
Lichtrufanlagen sind vielfach zu einer Lichtruf-Sprech-Anlage aufrüstbar, so daß bei längerer Therapiedauer auch zwischen Patient und dem außerhalb des Behandlungsraumes befindlichen Personal kommuniziert werden kann. Mit der Lichtrufanlage dürfen auch Signale von medizinischen elektrischen Geräten übertragen werden. Die als Diagnostik-Ruf bezeichnete Meldung

des Überschreitens von Grenzwerten der Vitalwerte des Patienten durch die jeweiligen medizinischen elektrischen Geräte beschleunigt die dann notwendige Hilfe des medizinischen Personals. Weiterhin können Meldungen aus einer TK-Anlage als spezieller Telefonruf über die Lichtrufanlage bis zum Aufenthaltsort des medizinischen Personals weitergeleitet werden.

Lichtrufanlagen sollen – wenn hierfür ein Erfordernis besteht – folgende Anforderungen erfüllen:

Jedem Behandlungsplatz muß eine *Einrichtung zur Rufauslösung* zugeordnet sein, die der Patient bequem und sicher erreichen kann. Als Einrichtung zur Rufauslösung wird das Patientenbediengerät verstanden, das mit einer roten Ruftaste und Beruhigungslampe der Rufauslösung dient. Dieses Gerät darf Zusatzfunktionen wie Sprechverbindung, Lichtschaltung, Rundfunkübertragung, Fernsehsteuerung oder ähnliches enthalten. Das Auslösen des Rufes muß in der Ruftaste oder in deren unmittelbarer Nähe mindestens bis zur Rufabstellung optisch signalisiert werden (Beruhigungslampe). Bei Zugtastern oder pneumatischen Tastern ist zum Zeichen der Rufauslösung die optische Signalisation z. B. an zusätzlichen WC-Ruftastern zulässig.

Am *Ort der Rufauslösung* ist ein Abstelltaster erforderlich. Dieser ist häufig mit einem Anwesenheitstaster kombiniert, mit dem das medizinische Personal seine Anwesenheit markieren kann. Durch das Einschalten der Anwesenheitsmarkierung wird in diesem die Notrufauslösung vorbereitet. Bei Betätigung einer Ruftaste wird die Notruffunktion ausgelöst.

In allen Räumen, in welchen das Personal erreichbar sein soll, muß die Möglichkeit zum Aus- und Einschalten einer Anwesenheitsmarkierung durch eine *Anwesenheitstaste* bestehen. Diese muß grün sein. Der Schaltzustand der Anwesenheitsmarkierung muß in der Anwesenheitstaste optisch signalisiert werden.

Zur *optischen Signalisierung eines Rufes* muß außerhalb des jeweiligen Raumes eine Zimmersignalleuchte vorhanden sein, die

- ein rotes Leuchtfeld zur Anzeige des Patientenrufes,
- ein grünes Leuchtfeld zur Anzeige der Anwesenheit und
- gegebenenfalls weitere Leuchtfelder (grün oder gelb) für Zusatzinformationen besitzt.

Die Energieversorgung von Lichtrufanlagen muß mit Sicherheitskleinspannung SELV oder PELV nach DIN VDE 0100-410 [2.5] erfolgen. Die Sicherheitskleinspannung darf nicht zur Versorgung anderer Anlagen oder Geräte mit verwendet werden. Ausgenommen hiervon sind lediglich Stromstoßschalter zum Schalten von Lese- oder Beobachtungslicht.

Für die fachgerechte Planung und Errichtung von Lichtrufanlagen sind darüber hinaus alle Anforderungen von DIN VDE 0834 zu beachten.

Frage 9.01 Besteht das Erfordernis nach Lichtruf-(Notruf-)Anlagen auch innerhalb von ambulanten medizinischen Einrichtungen?

In ambulanten medizinischen Einrichtungen werden Patienten bestimmungsgemäß untersucht und/oder behandelt. Diese befinden sich naturgemäß in einem mehr oder weniger hilfebedürftigen Zustand. Demzufolge sind überall dort Möglichkeiten zur Alarmierung von Personal vorzusehen, wo Patienten über einen Zeitraum ohne medizinische Aufsicht oder Kontrolle verweilen. Dies sind beispielsweise:

– Behandlungsplätze in Physio-, Hydro- und Balneotherapieeinrichtungen,
– Dialyseplätze in Dialysepraxen sowie
– Behandlungsplätze in radiologischen Untersuchungs- und Therapieräumen.

Grundsätzlich gilt, daß dem Patienten die Möglichkeit einer (Not-) Rufauslösung eingeräumt werden muß, wenn bei seiner Untersuchung und/oder Behandlung mit

– medizinischen Komplikationen aufgrund des Gesundheitszustandes oder
– „Platzangst", „Angst vor dem Alleinsein" und dergleichen

zu rechnen ist. Hier ist also eine frühe Abstimmung mit dem medizinischen Nutzer für die richtige Planung und Ausführung der Rufanlagen notwendig. Empfehlenswert ist jedoch immer die Errichtung der WC-Notrufanlagen entsprechend Frage 9.02 in allen ambulanten medizinischen Einrichtungen.

Frage 9.02 Was versteht man unter einem Behinderten-WC-Ruf, und was ist bei der Installation zu beachten?

Unter derartigen Rufeinrichtungen versteht man eine spezielle Licht-(Not)-Rufanlage in öffentlichen Gebäuden, die wesentliche Merkmale von Lichtrufanlagen nach DIN VDE 0834 erfüllen muß. Nach dem Baurecht müssen in öffentlichen Gebäuden Behinderten-WC-Räume zur Verfügung stehen. Dazu zählen u. a. auch Ärztehäuser oder gemischt genutzte Gebäude mit ambulanten medizinischen Einrichtungen.
In diesen Behinderten-WC-Räumen ist eine Notrufanlage erforderlich, die Hilfebedürftigen eine (Not)-Rufauslösung ermöglicht. Dieser Notruf muß an einen ständig erreichbaren Arbeitsplatz akustisch und optisch weitergeleitet werden, darf aber nur innerhalb des Behinderten-WCs abgestellt werden können. Als ständig erreichbarer Arbeitsplatz gilt beispielsweise der Anmeldeplatz in einer ambulanten medizinischen Einrichtung, aber auch die klassische „Pförtnerloge" in öffentlichen Gebäuden.

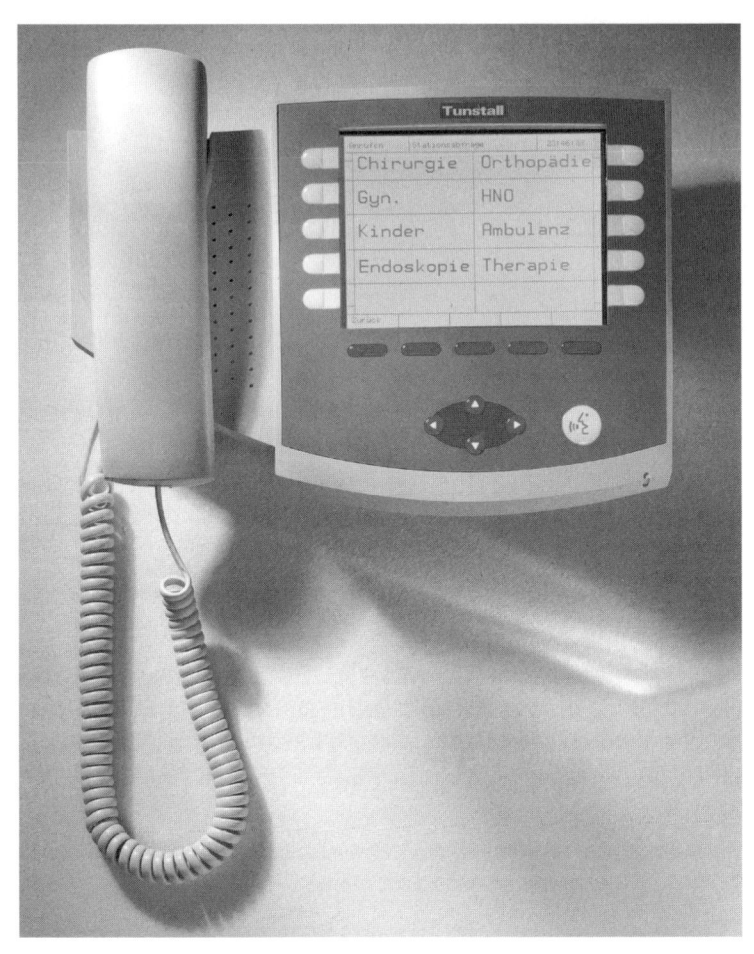

Bild 9.1   *Anzeigedisplay für WC-Behindertenruf in einem Ärztehaus*

Die Behinderten-WC-Rufanlage wird von zahlreichen Herstellern als Behinderten-WC-Set angeboten und besteht aus folgenden Komponenten:

- Einem *Ruftaster* im WC-Raum mit roter Ruftaste und Beruhigungslampe (dieser ist so anzuordnen, daß er vom Hilfebedürftigen jederzeit erreichbar ist. Gegebenenfalls ist bei größeren WC-Räumen ein zweiter Ruftaster zu installieren) sowie einem zusätzlichen Zugtaster mit Schnur, um auch am Boden liegenden Personen die Rufauslösung zu ermöglichen,
- einem *WC-Ruf-Abstelltaster* an der Innenseite neben der WC-Ausgangstür zur Abstellung des Rufes,
- einer *Zimmersignalleuchte* mit roter Soffitte sowie mit Summer im Flur über der Tür des Behinderten-WCs,

- einem *Anschaltrelais* als Ruf-Relaissatz, oftmals in Kombination mit der Zimmersignalleuchte,
- einem *Anzeige- oder Meldetableau* an einem während der Gebäudenutzung ständig besetzten Arbeitsplatz (dieses Tableau muß eine Einzelidentifikation des jeweiligen Behinderten-WC-Raumes ermöglichen) sowie
- einem *Netztransformator*, wobei zu beachten ist, daß dieser Trafo zum Erzeugen der Sicherheitskleinspannung SELV die Bedingungen nach DIN VDE 0107 Abschnitt 4.3.2 erfüllen muß.

Die Netzspannung für die Versorgung des Netztransformators ist einem Verteiler zu entnehmen, der ständig verschlossen ist und sich im gleichen Brandabschnitt wie der Behinderten-WC-Raum selbst befindet. Für den Netztransformator ist ein eigener Stromkreis mit eigenem Leitungsschutz- und Überstromschutzschalter erforderlich, an den keine systemfremden Betriebsmittel angeschlossen werden dürfen. Der Anschluß an ein gegebenenfalls vorhandenes Sicherheitsnetz (SV-Netz) nach Abschnitt 6.3 ist sinnvoll und empfehlenswert, aber für Behinderten-WC-Rufanlagen ebensowenig zwingend vorgeschrieben wie die Verwendung von batteriegestützten Netzgeräten. Für die Installation der Anlagen werden Fernmeldeleitungen IY (St) Y 2 x 2 x 0,6 verwendet.

Die Behinderten-WC-Rufanlage muß zur Weitermeldung von Rufen an andere Meldesysteme, z. B. Störmeldeanlagen, je WC-Raum einen potentialfreien Kontakt als speichernden Sensor bereitstellen.

10 Sicherheitstechnik

10.1 Schutzziele

Wie bereits im Abschnitt 6.5 ausgeführt, werden Arztpraxen und andere ambulante medizinische Einrichtungen als bauliche Anlagen besonderer Art und Nutzung beurteilt. Je nach ihrer Einordnung im Bauwerk – also abhängig von der Nutzungsebene, vom Zugang ins Freie, aber auch von der Art der medizinischen Nutzung – sind besondere Maßnahmen zum Schutz der Personen, d. h. der Patienten und des medizinischen Personals notwendig. Der Brandschutz ist ein integrierter Bestandteil jedes Sicherheitskonzeptes eines Gebäudes bzw. einer Einrichtung. Die Erfahrungen der jüngsten Vergangenheit haben jedoch gezeigt, daß selbst die Einhaltung aller gesetzlichen Vorschriften des baulichen Brandschutzes nicht verhindern kann, daß Menschen auch in größerer Zahl zu Schaden kommen. Insbesondere wird der Selbstrettung der Menschen in ungewohnter baulicher Umgebung nicht genügend Aufmerksamkeit zuteil. Notwendig ist daher ein Konzept, das sich mit den modernsten technischen Möglichkeiten der frühestmöglichen Alarmierung und Information der von Bränden betroffenen Menschen und ihrer Helfer auseinandersetzt.

Basis jeden Brandschutzkonzeptes bleiben dabei der bauliche Brandschutz und die etablierten Möglichkeiten der Brandbekämpfung. Während für den baulichen Brandschutz eines Gebäudes nach seiner Fertigstellung Bestandsschutz besteht, erlauben die technischen Möglichkeiten eine ständige Anpassung der Brandrettung und der Brandschutzorganisation an die sich ändernde Nutzung eines Gebäudes, an die fortschreitende technische Entwicklung sowie an die tatsächlichen Erfordernisse innerhalb eines abgegrenzten Bereiches wie der ambulanten medizinischen Einrichtung. Es muß daher künftig in der Baugesetzgebung und im Baurecht den Aspekten der Brandrettung von Personen aus diesen Einrichtungen heraus mehr Aufmerksamkeit geschenkt werden!

Das primäre Ziel eines Brandrettungskonzeptes sind die Alarmierung und Information der von Bränden betroffenen Menschen und ihrer Helfer sowie das Sicherstellen der Möglichkeiten einer Selbstrettung. Dabei geht es nicht nur um öffentliche Gebäude mit großem Publikumsverkehr, sondern auch um solche Einrichtungen in Gebäuden, in denen sich Menschen außerhalb ihrer gewohnten heimischen Umgebung aufhalten. Daraus ergeben sich folgende Schutzziele:

- Brandentdeckung und Bekämpfung von Bränden in der Entstehungsphase,
- schnelle Alarmierung und Information der betroffenen Menschen,
- schnelle Alarmierung der Feuerwehr und/oder anderer Hilfe leistender Stellen,
- eindeutiges Lokalisieren des Gefahrenbereiches,
- gute Orientierung von Eingreifkräften und Flüchtenden,
- Verringerung der Gesundheitsgefahren durch rauchfreie Rettungswege sowie
- aktiver Umweltschutz durch Minimierung von Rauchniederschlag und kontaminiertem Löschwasser.

Die **Brandmeldeanlage** ist das zentrale Element des Brandschutzkonzeptes. Sie entdeckt, alarmiert, informiert und steuert die übrigen Anlagen und Funktionen des gesamten Konzepts.
Die **Fluchtwegsteuerung** öffnet die im Normalfall, z. B. aus Gründen der Einbruchsicherung, geschlossenen Fluchttüren.
Feuerschutztüren schließen die Brandabschnitte ab.
Fluchtleitsysteme markieren optisch und akustisch die gezielt ins Freie führenden Fluchtwege.
Rauch- und Wärmeabzugsanlagen sind elektrisch gesteuerte Anlagen mit der Aufgabe, im Brandfall Rauch und Wärme durch Konvektion abzuführen. Maschinelle Entrauchung wird durch Ventilatoren erreicht.
Klima- und **Lüftungsanlagen** werden im Brandfall ab- oder umgeschaltet, um Rauchausbreitung zu verhindern.
Brandschutzklappen reagieren in der Regel auf thermische Schalter. Gesteuert durch Brandmeldeanlagen funktionieren sie bereits beim Auftreten von Rauch.
Durch Zusammenschalten einer Vielzahl der genannten Anlagen mit einer **Brandmeldeanlage** entsteht ein komplexes technisches System. Hierfür stehen ausgereifte Übertragungstechniken mit hoher Zuverlässigkeit zur Verfügung. Sie definieren Schnittstellen und Übertragungswege und koordinieren kombinierte und integrierte Systeme.
Mit den vorstehenden Anforderungen ist das Schutzziel definiert. Über das gesetzliche Erfordernis für ambulante medizinische Einrichtungen hat die zuständige Bauaufsichtsbehörde zu entscheiden. Unabhängig davon muß auch der Betreiber oder Inhaber einer solchen Einrichtung selbst bestimmen, welche Risiken im Brandfall für Personen in seinem Verantwortungsbereich, aber auch für Sachwerte, vorhanden sind. Dabei dürfen nicht nur

die materiellen sondern es müssen auch die ideellen Risiken betrachtet werden, die z. B. beim Verlust von Patientendaten usw. entstehen.

10.2 Brandmeldeanlagen

10.2.1 Allgemeines

Brandschutzmaßnahmen dienen der Brandverhütung und Schadensbegrenzung. Dabei handelt es sich vor allem um Maßnahmen im baulichen und technischen Bereich. Der bauliche Brandschutz gehört zu den vorbeugenden Brandschutzmaßnahmen. Er soll das Ausbrechen von Bränden möglichst verhüten und ausgebrochene Brände an der weiteren Ausbreitung hindern. Zum **technischen Brandschutz** gehören Einrichtungen und Anlagen, die im Brandfall der Sicherheit von Personen dienen und zur Schadensbegrenzung beitragen.

Die Risiken eines Brandes werden vorzugsweise durch ein mehrstufiges Brandschutzkonzept reduziert, mit dem die spezifischen Schutzziele festgelegt werden. Dies bedeutet:

Jeder mögliche Brandort ist durch angemessene Brandschutzmaßnahmen zu sichern, so daß sich ein Entstehungsbrand nicht zu einem Großbrand ausbreiten kann.

Das Brandschutzkonzept ist Bestandteil des Sicherheitskonzeptes für eine ambulante medizinische Einrichtung und dient

– dem Schutz von Leben der Patienten und des Personals,
– dem Schutz von Sachwerten sowie
– dem Verhindern von Betriebsunterbrechungen.

Das Brandschutzkonzept für eine ambulante medizinische Einrichtung muß immer alle verfügbaren Brandschutzmaßnahmen in Betracht ziehen, da jede einzelne möglicherweise versagen kann. Nur durch die Anwendung mehrerer verschiedener Schutzmaßnahmen ist es möglich, das Brandrisiko so weit zu vermindern, daß die geforderte Sicherheit erreicht wird.

Das Prinzip einer Brandmeldeanlage besteht darin, mit geeigneten Brandmeldern einen Brand im Frühstadium anhand seiner Begleiterscheinungen wie Rauch, Flammen, Hitze usw. klar und eindeutig zu erkennen. Nach der Brandentdeckung alarmiert die Anlage selbsttätig und löst vorprogrammierte Steuerfunktionen aus.

Automatische Brandmelder überwachen die Räume eines Gebäudes bezüglich des Auftretens von Feuer. Sie sprechen auf die Anwesenheit von Rauch, Wärme und Licht durch Flammen an und übermitteln die entsprechende Information der Brandmeldezentrale. **Handfeuermelder** ermöglichen die sofortige Alarmauslösung. Die **Brandmeldezentrale** – das Gehirn eines Brandmeldesystems – wertet die Signale der Melder aus. Durch die

Möglichkeit der individuellen Programmierung und den modularen Aufbau können sie den Erfordernissen und Anlagenbedürfnissen angepaßt werden. Ein **optischer** und/oder **akustischer Alarmgeber** und auch die **automatische Weiterleitung** eines Brandalarmes zur Feuerwehr werden durch die Brandmeldezentrale ausgelöst. Die Brandmeldezentrale kann auch weitere Funktionen steuern, wie z. B. das Aktivieren von Brandfallsteuerungen, das Auslösen von Löschsystemen oder die Übermittlung von Störungssignalen. Automatische Brandmelder werden nach dem bei ihm verwendeten Sensorprinzip unterschieden:

Rauchmelder nach dem optischen Prinzip arbeiten nach der Methode einer Rückwärtsstreuung und haben dadurch eine gute Ansprechempfindlichkeit bei allen Bränden mit sichtbarer Rauchentwicklung.

Rauchmelder nach dem Ionisationsprinzip haben eine ausgeglichene Ansprechempfindlichkeit über die gesamte Bandbreite der Brandarten mit Rauchentwicklung. Die Ionisationsrauchmelder zeigen insbesondere bei offenen Bränden, also Flammenbränden, sehr gute Detektionseigenschaften.

Wärmemelder werden vorwiegend dann eingesetzt, wenn durch betriebsbedingte Raucheinflüsse der Einsatz von empfindlichen Rauchmeldern ausgeschlossen ist, d. h. dort, wo die Forderungen des baulichen Brandschutzes weitestgehend erfüllt und Brandausbreitung bzw. Verqualmungsgefahr als Personengefährdung nur sehr gering sind.

Flammenmelder ermöglichen die Feststellung von Bränden mit offener Flammenbildung, z. B. Flüssigkeitsbrände. Sie werden meist, da Rauch ebenfalls zu erwarten ist, zusammen mit den Ionisationsrauchmeldern zur Überwachung von hohen Räumen und von Räumen mit leicht entflammbaren Stoffen eingesetzt.

Brandmeldeanlagen werden unterschieden nach der Art der Auswertung der Signale in der Zentrale:

Meldesystem nach dem Pulsmelderprinzip
Bei diesem Meldesystem umfaßt der Sensor, also der Brandmelder, die Brandkenngrößen und überträgt einen der Brandkenngröße entsprechenden Meßwert nach dem Pulsmeldeprinzip an eine intelligente zentrale Mikroprozessor-Auswertung, durch die eine hohe Sicherheit gegen Täuschungsalarme gewährleistet ist.

Meldesysteme nach dem Stromverstärkungsprinzip
Die Brandkenngröße bewirkt hier beim Sensor eine Meßsignaländerung. Nach dem Erreichen eines bestimmten Signalpegels wird eine Kippstufe als Meldungsspeicher gesetzt und bewirkt auf der Meldeprimärleitung eine Stromverstärkung.

Die Brandmeldeanlagen sind nach den Vorgaben der zuständigen Bauaufsichtsbehörde und der örtlichen Feuerwehr zu planen und entsprechend den geltenden Normen und Richtlinien zu errichten.
Für ambulante medizinische Einrichtungen sind Brandmeldeanlagen mit automatischen Meldern auf Räume mit erhöhter Brandgefahr zu begrenzen, es sei denn, sie sind integraler Bestandteil eines Einbruch- und Brandmeldesystems. Unter Berücksichtigung der entsprechenden Richtlinien muß die Planung wie folgt vorgenommen werden:
1. Festlegen der Meldertypen aufgrund der Brandkenngröße. Für medizinische Einrichtungen sind alle der beschriebenen Melderarten zulässig.
2. Bestimmen der Anzahl der Melder in Abhängigkeit von Überwachungsfläche, Raumhöhe und Deckenausführung.
3. Auswahl der Melderbefestigungsorte unter Berücksichtigung der Deckenkonstruktion sowie der Abstände der Melder zu den Decken und Lagergütern.
4. Festlegen der Abstände der Melder zu den Decken und Dächern.
5. Berücksichtigen von Täuschungsgrößen sowie der Be- und Entlüftung.

10.2.2 Installationshinweise

Für Neuanlagen sind

- mit Aufdruck versehene, statisch geschirmte Installationskabel für Brandmeldeanlagen Typ IJ-Y (St) Y... x 2 x 0,8

oder bei Forderung nach Funktionserhalt

- Notlaufkabel für Brandmeldeanlagen Typ JE-H (St) H E30... x 2 x 0,8

zu verwenden.
Brandmeldekabel oder Leitungen sind zur Installation von Meldeprimärleitungen, von Steuerprimär- oder -sekundärleitungen (unter Beachtung des Querschnittes) und zum Anschluß von Parallelanzeigen vorgesehen.
Die Verlegung ist

- auf oder unter Putz in trockenen und feuchten Räumen,
- im Freien, jedoch
- nicht im Erdreich und Rohrzügen

zulässig. Der Kabelschirm (Beidraht) ist in den Melderfassungen durchzuschalten und nur in der Brandmelderzentrale zu erden.
Weitere Bestimmungen zur Leitungsverlegung sind in DIN VDE 0833 [2.58] Teil 2 enthalten.

10.3 Elektrische Verriegelungen für Notausgänge

Als Notausgang wird eine Tür in einem Rettungsweg bezeichnet. Türen im Verlauf von Rettungswegen müssen nach der ArbStättV [1.14] § 10 Abs. 3 gekennzeichnet sein. Sie müssen sich von innen ohne fremde Hilfsmittel jederzeit öffnen lassen, solange sich Arbeitnehmer in der Arbeitsstätte befinden. Für ambulante medizinische Einrichtungen gilt natürlich auch hier die Erweiterung aller Anforderungen auf die Möglichkeiten und Belange der Patienten. Notausgänge sollen in Gefahrensituationen freien Durchgang gewähren und dürfen keinesfalls ein unüberwindliches Hindernis darstellen. Sie dürfen nicht verstellt oder verschlossen werden und müssen sich einfach öffnen lassen. Darüber hinaus dient ein Notausgang auch als Zutrittsweg für die Feuerwehr im Brandfall.

Dem Erfordernis nach unverschlossenen Türen aus Sicht der Rettung von Menschenleben im Gefahrenfall steht die optimale Sicherung eines Gebäudes gegen Einbruch und Diebstahl gegenüber:

Geschlossene Türen verhindern Einbrüche – offene Türen retten Leben.

Im Muster-Erlaß „Bauaufsichtliche Anforderungen an Elektrische Verriegelungen von Türen in Rettungswegen" der ARGE Bau [1.33] ist vorgegeben, daß diese Türen ausschließlich durch den Einbau einer elektrischen Verriegelung gegen Mißbrauch gesichert werden dürfen.

Dieser Muster-Erlaß legt neben den technischen Anforderungen auch fest, wie die Eignung der Verriegelung durch Prüfungen nachzuweisen ist.

Das System „Elektrische Verriegelung" besteht aus den Komponenten Nottaste, Stromversorgung bzw. Steuerung und Zuhaltung.

Die **Zuhaltung** ist jener Teil der Elektrischen Verriegelung, der an Stelle eines Riegels die Tür im Schloß zuhält.

Als **Steuerung** wird jener Teil des Systems verstanden, mit dem die Spannungsversorgung sichergestellt wird.

Mit der **Nottaste** kann die Tür im Rettungsweg im Notfall unverzüglich geöffnet werden, indem die Zuhaltung spannungsfrei geschaltet wird. Zulässig ist auch, daß die Türen bei Gefahr von einer zentralen, während der Gebäudenutzung ständig besetzten Stelle aus freigeschaltet werden. In jedem Fall gilt aber, daß die elektrische Verrriegelung die Tür sofort freigeben muß, wenn die Stromversorgung ausfällt.

Eine Nottaste ist an jeder Tür im Verlauf des Rettungsweges erforderlich, sofern diese Tür nicht von einer zentralen Stelle eingesehen werden kann oder zentral freigeschaltet wird. Sie muß im unmittelbaren Bereich der Tür in einer Höhe von 1,05 m über dem Fußboden angebracht werden und einrastbar ausgeführt sein, damit nachfolgende Personen die Zuhaltung nicht erneut entriegeln müssen. Auch die Wiederverriegelung darf nur an der Tür und nur von Hand vorgenommen werden können.

Die Nottaste muß darüber hinaus beleuchtet sein und zusätzlich durch ein – vorzugsweise nachleuchtendes – grünes Schild von ca. 12 x 12 cm Größe mit weißer Schrift bzw. vorgeschriebenem Piktogramm nach DIN 4844 [2.68] gekennzeichnet sein.

Auf dem Markt verfügbar sind qualitativ hochwertige Systeme für elektrische Verriegelungen als Einzeltürsteuerungen und als Mehrtürenzentralen. Sinnvoll sind Türkontakte und Rückmeldekontakte zur Kontrolle des Verschlusses.

Insbesondere für ambulante medizinische Einrichtungen ist die Forderung aus dem Muster-Erlaß [1.33] sinnvoll, wonach bei Vorhandensein von Brandmeldeanlagen, sonstigen Gefahrenmeldeanlagen oder selbsttätigen Feuerlöscheinrichtungen die verriegelten Türen bei Auslösen dieser Anlagen automatisch freigeschaltet werden müssen. In Gebäuden oder Einrichtungen ohne Gefahrenmeldeanlagen ist der Anschluß eines Rauchmelders an die Steuerung sinnvoll, so daß die Notausgänge bei Rauchentwicklung automatisch entriegelt werden.

In ambulanten medizinischen Einrichtungen ist der Anschluß der Steuerung bzw. Stromversorgung an das SV-Netz nach Abschnitt 6.3 notwendig, damit nicht bei jedem Ausfall des AV-Netzes die Notausgänge unkontrolliert offenstehen. Bei Fehlen des SV-Netzes ist in diesem Fall eine eigenständige Ersatzstromquelle zur „Notstromversorgung" vorzusehen.

Die Nottaste ist nach DIN VDE 0833 [2.8] zu installieren und die Leitung zwischen Steuerung und Nottaste sabotagesicher und gegen Brand geschützt zu verlegen.

10.4 Türfeststellanlagen

Flure innerhalb von Gebäuden bzw. innerhalb von Gebäudeteilen – also auch in ambulanten medizinischen Einrichtungen – sind bei entsprechender Länge in Rauchabschnitte zu unterteilen und durch rauchdichte selbstschließende Türen zu trennen. Nach dem Baurecht dürfen Rauchabschnitte höchstens eine Länge von 30 m, in Hochhäusern von höchstens 20 m aufweisen. Gegen das Offenhalten dieser Türen im ungestörten Betrieb durch zugelassene Feststellanlagen bestehen baurechtlich keine Bedenken.

Feststellanlagen für Brandschutzabschlüsse – also die Brandschutzflügeltüren, Rolltore oder Brandschutzklappen mit Selbstschließeinrichtungen – sind ein System und bestehen aus Haftmagnet, Brandmelder und Rauchschutzschalter.

Im Brandfall führen die von den Brandmeldern erzeugten Signale über den Rauchschutzschalter zu einer Freigabe der angesteuerten **Türhaftmagnete**: Die Feuerschutztüren schließen sich und verhindern das Ausbreiten von

Brand- und Rauchgasen auf benachbarte Räume bzw. Brandabschnitte und schränken die Ausweitung des Feuers ein.

Brandmelder dienen der frühestmöglichen Erkennung von Bränden. Besondere Funktionsvorteile ergeben sich aus der in ihren Doppelboden eingebauten Leuchtdiode, die den elektrischen Zustand eines Melders bis zur manuellen Rückstellung anzeigt. Dadurch ist die individuelle Lokalisierung eines Alarmes möglich.

Der **Rauchschutzschalter** mit integriertem Netzteil steuert die Feststellanlage. Er nimmt die Signale der Brandmelder auf und verarbeitet sie in Befehle für die Haftmagnete. Auch der Taster für die Handauslösung bzw. Rückstellung der Brandmelder kann im Rauchschutzschalter eingebaut sein. Rauchschutzschalter werden auch als Türsteuerzentralen bezeichnet. Unterbrechertaster sind für die Handauslösung der Feststellanlage bestimmt. Sie können entfallen, wenn der Rauchschutzschalter in unmittelbarem Bereich der Feuerschutztür installiert werden kann. Haftmagnete und Anker halten den Feuerschutzabschluß im geöffneten Zustand fest und geben ihn bei Brandgefahr – gesteuert durch die Rauchschutzzentrale – frei.

Feststellanlagen bedürfen der allgemeinen bauaufsichtlichen Zulassung. Sie sind entsprechend den Richtlinien für Feststellanlagen [1.37] zu planen und zu errichten. Nach dem Einbau einer betriebsfertigen Feststellanlage ist deren einwandfreie Funktion und vorschriftsmäßige Installation durch eine Abnahmeprüfung festzustellen. Auf diese Prüfung ist vom Errichter der Auslöse- und Feststellvorrichtung hinzuweisen. Sie ist vom Betreiber der Anlage zu veranlassen. Zu beachten ist auch, daß Feststellanlagen – ebenso wie elektrische Verriegelungen für Notausgänge nach Abschnitt 10.3 – ständig betriebsfähig gehalten und mindestens einmal monatlich auf ihre einwandfreie Funktion überprüft werden müssen.

Außerdem ist der Betreiber verpflichtet, mindestens einmal jährlich eine Prüfung auf ordnungsgemäßes und störungsfreies Zusammenwirken aller Geräte sowie eine Wartung vorzunehmen oder vornehmen zu lassen, sofern nicht im Zulassungsbescheid für derartige Anlagen eine kürzere Frist angegeben ist. Umfang, Ergebnis und Zeitpunkt der periodischen Überwachung sind aufzuzeichnen und beim Betreiber aufzubewahren (Abschnitt 12).

10.5 Einbruchmeldeanlagen

10.5.1 Allgemeines

Einbruchmeldezentralen werden zur Alarmierung bei Überfall, Einbruch oder Diebstahl eingesetzt. Gemeldet werden ebenfalls Angriffe auf die Meldeanlage selbst sowie Abweichungen von technischen Kenngrößen, die für ihre Betriebssicherheit bedeutungsvoll sind. Prinzipiell ist die zusätzliche Erfassung von Brandmeldungen technisch möglich, sobald sie nicht durch landesspezifische Vorschriften oder Regelungen unterbunden wird.

Einbruchmeldezentralen – oder Intrusionsmeldezentralen – arbeiten üblicherweise mit „örtlicher Alarmierung" oder mit Meldungsweitergabe über Kommunikationsnetze, Direktleitungen und dergleichen zu einer Service-Leitstelle, den Wachschutzunternehmen oder anderen Beauftragten.

Jede Einbruchmeldeanlage muß auf einem Schutzkonzept basieren. Darin sind alle zur Erreichung der angestrebten Schutzziele notwendigen Einzelmaßnahmen enthalten. Anzustreben ist eine sinnvolle Kombination von mechanischem Schutz und elektronischer Überwachung. Eine Typisierung von Schutzkonzepten nach Branchen, so auch nach ambulanten medizinischen Einrichtungen, sichert die Nutzung von Erfahrungen und erleichtert die Planungsarbeiten erheblich. Einzubeziehen in ein Schutzkonzept sind in jedem Fall die zum Erreichen der Schutzziele notwendigen baulichen Maßnahmen, z. B. Mauerstärken, Türkonstruktionen sowie die organisatorischen Maßnahmen, z. B. Vertraulichkeit für Schließpläne, Sicherheitsdispositiv und dergleichen. Zur fachgerechten Planung und Projektierung von Einbruchmeldeanlagen zählen auch Maßnahmen zum Vermeiden von Falschalarmen, z. B. Einweisungen für Bedienpersonal und Bedienungskonzept. Nach Art der Überwachung werden Einbruchmeldeanlagen unterschieden nach

Perimeter-Überwachung
Schutzziel: Unbefugtes Eindringen in oder Betreten des Geländes zu melden

Peripherie-Überwachung
Schutzziel: Angriff auf die Peripherie eines Gebäudes oder Gebäudeteiles zu melden

Raumüberwachung
Schutzziel: Bewegungen in oder Betreten von bestimmten Räumen oder Raumbereichen zu melden

Objektüberwachung
Schutzziel: Angriff auf bestimmte einzelne Objekte im Gebäude zu melden

Überfall(-erfassung)
Schutzziel: Bei Bedrohung Alarm auslösen (still oder laut) und/oder Bedrohungsablauf im Bild festhalten

Zutrittskontrolle
Schutzziel: Bestimmten Personen den Zutritt zu bestimmten Gebäudeteilen zu bestimmten Zeiten gestatten

Für ambulante medizinische Einrichtungen ist im Regelfall die **Raumüberwachung** sowie die **Überfall(-erfassung)** die bevorzugte und ausreichende

Überwachungsart. Bei medizinischen Einrichtungen mit mehreren Funktionszonen, Raumgruppen und/oder außerhalb der Einrichtung befindlichen Nebenräumen, z. B. Räumen für Spüllösungsaufbereitungen, ist eine **Zutrittskontrolle** unbedingtes Erfordernis.

Eine **automatische Einbruchmeldeanlage** erkennt einen Eindringungsversuch durch Detektieren der Begleiterscheinungen, wie Form-, Lage- oder Druckveränderung, Bewegung, Körperschall, Raumschall, Temperaturveränderung usw. Aufgrund vorgegebener Parameter wird automatisch die Gefährdungsstufe ermittelt und angemessene Maßnahmen in Form von Alarm und Steuerfunktionen ausgelöst. Die Erfassung erfolgt durch automatische Melder, die physikalische Kenngrößen in entsprechende elektrische Signale umsetzen. Sie überwachen so umgrenzte Bereiche, Räume, Durchgangswege und Objekte.

Manuelle Melder dienen anwesenden Personen zur unverzüglichen Alarm- und Interventionsauslösung. Die Melder sind mit der Einbruchmeldezentrale verbunden, die das Gehirn der Anlage darstellt. Diese Zentralen sind mikroprozessorgesteuert und erlauben die Anpassung der Bedienungs- und Alarmorganisation an die jeweiligen Bedürfnisse. Die Alarmierung wird (intern, extern, örtlich) durch die Einbruchmeldezentrale gesteuert. Bei Bedarf erfolgt ein Anschluß an ein Telekommunikationsnetz oder Leitsystem.

Einbruchmeldezentralen werden unterschieden nach der Anzahl der Meldergruppen. Die Meldergruppen oder Melderlinien verbinden die Melder mit der Zentrale. Es werden

- kollektive und
- adressierbare

Melderlinien bzw. Meldergruppen unterschieden.

An einer **kollektiven Meldergruppe** sind in der Regel mehrere Melder angeschlossen. Es ist jedoch nur eine Standortanzeige pro Meldergruppe, nicht aber das Erkennen der einzelnen Melderstandorte möglich.

Die **adressierbare Meldergruppe** erlaubt für die angeschlossenen Melder die Anzeige der einzelnen Melderstandorte. Die einzelnen Melder werden über Adressierelemente an die Meldergruppe oder Melderlinie angeschlossen.

Die Meldergruppe bzw. Melderlinie ist in der Regel als Vierdraht-Leitung ausgeführt, wobei zwei Drähte der Übermittlung der Melderdaten zur Zentrale dienen und die restlichen zwei Drähte für die Speisung der elektronischen Melder benötigt werden.

Die Notwendigkeit einer Einbruchmeldeanlage hat der verantwortliche Mediziner festzulegen. Wichtige Entscheidungskriterien dafür sind

- der Wertumfang von medizinischen elektrischen Geräten,
- der wirtschaftliche Schaden nach Diebstählen und Vandalismus,

- die Manipulierbarkeit an medizinischen Prozessen sowie
- die Patienten-Datensicherheit.

Medikamentendiebstahl hingegen wird als Bagatellschaden eingestuft.
Durch die Einbruchmeldeanlage wird eine angemessene Sicherheit für die ambulante medizinische Einrichtung erwartet. Dies macht es jedoch notwendig, Unberechtigten jeden Zugriff zu vertraulichen Informationen zu verwehren. In diesem Sinne erfordert der Einbruchmeldeschutz im gesamten Tätigkeitsbereich, also der Planung, der Projektierung sowie der Realisierung, ein ausgeprägtes Sicherheitsdenken. Die dafür notwendige Verhaltensweise ist dann auch durch eine regelmäßige Schulung im Bewußtsein der Mitarbeiter des Betreibers zu verankern.

Die Planung von Einbruchmeldeanlagen hat entsprechend den geltenden Normen [2.58] zu erfolgen. Für die Errichtung sind höchstes handwerkliches Können, die Fähigkeit zum Erkennen ausgeprägter Schwachstellen im System sowie außerordentliche Sorgfalt bei der Montage der Melder sowie der Einbruchmeldezentrale notwendig.

Wie im Abschnitt 10.1 erwähnt, ist aufgrund der relativ geringen flächenmäßigen Ausdehnung eine Kombination von Einbruchmelde- und Brandmeldetechnik möglich (Bild 10.1). Für den Einsatz in medizinischen Einrichtungen bieten sich dafür Kleinzentralen mit bis zu neun Meldergruppen an.

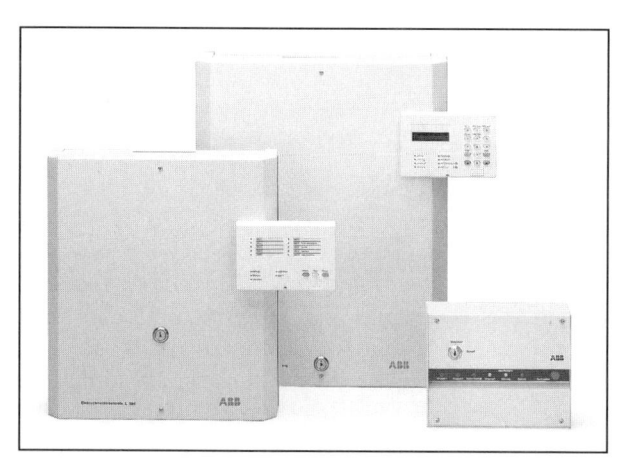

Bild 10.1   Kombinierte Einbruch- und Brandmeldeanlage

10.5.2   Installationshinweise

Unabhängig von der gewählten Art der Überwachung, Raum oder Außenraumüberwachung sind für die Meldelinien Installationskabel vom Typ J-Y (St) Y 2 x 2 x 0,8 ausreichend.

11 Spezielle Hinweise zu besonderen Räumen

Ergänzend zu den für die gesamte ambulante medizinische Einrichtung geltenden Bemerkungen in den vorangegangenen Abschnitten werden nachstehend die besonderen Anforderungen an die elektrische Anlage aufgeführt, die sich aus den besonderen medizinischen Bedingungen der einzelnen Diagnose- und Therapieverfahren ergeben.

11.1 Räume für radiologische Diagnostik und Therapie

11.1.1 Bauliche Anforderungen

In Räumen, wo Menschen mit Röntgenstrahlen arbeiten, ist bauseitig Vorsorge zu treffen, daß sie nicht gesundheitsschädigenden Strahlendosen ausgesetzt sind. Deren Schwächung ist abhängig von

- Röhrennennspannung der Röntgeneinrichtung in Kilovolt (kV),
- Abstand der Röntgeneinrichtung zu den umgebenden Bauteilen sowie
- Dichte des umgebenden Baustoffes (in g/cm^3) und seinem Bleigleichwert (in mm).

Die physikalisch-technische Bezugsgröße „Bleigleichwert" beruht darauf, daß das Schwermetall Blei – unter wirtschaftlichen Aspekten gesehen – Röntgenstrahlen am wirkungsvollsten abschwächt. Wenn also der Bleigleichwert eines Baustoffes genannt wird, so bezieht er sich auf den Strahlenschutz einer Bleischicht entsprechender Dicke. Die Angaben über die Bleigleichwerte verschiedener Baustoffe sind in DIN 6812 „Medizinische Röntgenanlagen bis 300 kV" [3.69] enthalten. Aus dieser Norm geht auch hervor, daß ein vom Hersteller der Röntgeneinrichtung und vom Fachplaner zu erstellender Strahlenschutzplan die Grundlage aller baulichen Schutzmaßnahmen zu sein hat. Dabei wird unterschieden zwischen Schutzmaßnahmen gegen

- Nutzstrahlung, die entsprechend der Röntgeneinrichtung nur in einer bestimmten Richtung und
- Störstrahlung, die stets in unterschiedlicher Stärke und Richtung auftritt.

Entsprechend wird der Bleigleichwert eines Bauteiles durch die Bezeichnung „Nutz" bzw. „Stör" differenziert, z. B. 0,8 Stör. Aufgrund der hohen

Strahlenintensität unterscheiden sich die baulichen Schutzmaßnahmen für Röntgentherapieräume, Tiefentherapie und Supervolttherapie sehr wesentlich von solchen für Röntgendiagnostikräume. Während erstere nur mit voluminösen, oft bunkerartig ausgebildeten Begrenzungsbauteilen von hohem spezifischem Gewicht zu erreichen sind (z. B. BARYT-Beton bis 2 m Wanddicke), genügen im zweiten Fall Bauteile mit Bleigleichwerten > 6 mm, die mit speziellen Strahlenschutzsystemen problemlos und sicher zu erreichen sind.

Die Röntgenräume in konventionell errichteter Bauweise werden auch in ambulanten medizinischen Einrichtungen überwiegend mit möglichst dichten, schweren Baustoffen in entsprechender Mauerdicke ausgeführt. Solche Baustoffe sind neben BARYT-Beton auch Stahlbeton und Vollziegelmauerwerk. Für geringere Bleigleichwerte von maximal 1,6 mm werden auch Strahlenputze auf BARYT-Basis eingesetzt. Im modernen Gesundheitsbau hat der Trockenausbau in den vergangenen Jahren an Bedeutung gewonnen. Von der Baustoffindustrie werden deshalb komplette Strahlenschutzwände und -decken angeboten. Basis dieser Systeme sind Feuerschutzplatten (GKF; Gipskarton feuerbeständig) mit Walzbleikaschierung unterschiedlicher Dicke entsprechend dem geforderten Bleigleichwert. Sie können auf Unterkonstruktionen aus Holz oder metallische Ständerkonstruktionen montiert werden und ergeben so entweder Trennwände, Vorsatzschalen oder abgehängte Decken. Der Strahlenschutz an den Stoßfugen wird durch selbstklebende Walzbleistreifen hergestellt, die vor der Montage auf die Tragekonstruktion aufgebracht werden und deren Dicke der Walzbleikaschierung der GK(Gipskarton)-Platten entspricht. Im Wandhohlraum können Dämmstoffe für Schall-, Wärme- und Feuerschutz eingebracht werden. Die Bleiblechkaschierung beeinträchtigt nicht die Feuerwiderstandsklasse der Wände. Wie in der GK-Bauweise üblich, können in den Wänden auch die elektrischen Versorgungsleitungen geführt werden. Wichtig ist, daß bei allen Strahlenschutzarbeiten streng nach Strahlenschutzplan vorgegangen werden muß und besonders sorgfältig darauf geachtet wird, daß der Strahlenschutz lückenlos ist. Fugen, also Anschlüsse zwischen Decken und Wänden und dergleichen, müssen ausreichend mit Blei abgedeckt sein. Vor allem ist aber auch darauf zu achten, daß die für den Strahlenschutz erforderlichen Materialdicken nicht durch eingebaute Installationen oder andere Bauteile geschwächt werden. Erforderlichenfalls sind diese Stellen durch entsprechende Bleieinlagen so zu verstärken, daß der angestrebte Schutz für jede vorkommende Strahlrichtung gegeben ist.

11.1.2 Installationsanforderungen

Für Räume der radiologischen Diagnostik und Therapie gelten die hohen Installationsanforderungen an technische Sicherheit und Hygiene wie im Abschnitt 5 beschrieben. Zusätzlich ist zu beachten, daß beim Herstellen von Einbauöffnungen für Installationsdosen der Strahlenschutz an diesen Stellen unterbrochen wird. Durch geeignete Maßnahmen sind im Rahmen des Strahlenschutzkonzeptes von der zuständigen Bauaufsichtsbehörde bauliche Anforderungen vorzugeben. Seitens der Hersteller von Strahlenschutzsystemen werden mehrere Lösungen angeboten. Sie sind beispielhaft in den Bildern 11.01 und 11.02 dargestellt. Für die Installation und den Anschluß der bildgebenden Systeme sind die jeweiligen Vorgaben der Hersteller zu beachten. Sie sind hinsichtlich des Anschlusses an das Netz der öffentlichen Energieversorgung frühzeitig mit dem zuständigen EVU abzustimmen (siehe Frage 6.01). Vom Elektrofachbetrieb sind in der Regel nach Vorgabe des Med-Geräte-Herstellers folgende Leistungen zu erbringen:

- Herstellen der Kabelzuleitung vom (Haupt-)verteiler der ambulanten medizinischen Einrichtung zu einem eigenen Verteiler für das bildgebende System, z. B. Röntgenverteiler. Als Qualitätsanforderung für die Kabelzuleitung wird ein Netzinnenwiderstand bis zu den Anschlußklemmen am Generator vorgegeben, in der Regel 0,2 Ohm bei 380 V.
- Lieferung eines Verteilers. In diesem Verteiler sind neben dem Anlagenschutz zur Schaltung des Generatorschrankes ein auf den Nennstrom des bildgebenden Systems bemessener FI-Schutzschalter (RCD) gefordert. Dieser RCD muß einen Nennfehlerstrom von 30 mA besitzen, stromstoßfest und für Wechsel- und pulsierende Gleichfehlerströme geeignet sein! RCDs dieser Nenngröße In = 63 A, 80 A oder 125 A sind nur von wenigen Herstellern erhältlich. In den Schaltungsvorgaben der Med-Geräte-Hersteller wird im „Röntgenverteiler" eine Hauptsicherung gefordert. Dies bereitet oftmals Probleme, da die Selektivität – beginnend ab Hausanschlußkasten – nicht durchgängig eingehalten werden kann. Durch Kombination des (Haupt-)Verteilers mit dem „Röntgenverteiler" kann auch auf diese zusätzlichen Hauptsicherungen verzichtet werden.
- Lieferung und Montage eines EIN-AUS-Tasters mit Kontroll-Lampe für das bildgebende System im Kontrollraum in ca. 1,8 m Höhe in Bedienpultnähe.
- Lieferung und Montage von NOT-AUS-Tastern mit Verriegelung zur schnellen Abschaltung im Gefahrenfall, anzuordnen in 1,8 m Höhe im Untersuchungs- bzw. Behandlungsraum, im Kontrollraum und im Technikraum. Sie sind so zu plazieren, daß sie einerseits durch das Personal leicht erreichbar sind, andererseits aber ein unbeabsichtigtes Betätigen ausgeschlossen ist.

- Lieferung und Verlegung eines, in der Regel öffnungsfähigen Unterflur-, Elektro-Installationskanals nach den Vorgaben des Herstellers des bildgebenden Systems. Der Kanal muß eine Mindesttiefe von 60 mm besitzen und eine Trennung der Hochspannungskabel und Netzzuleitungen zu den Steuerkabeln sowie Sprech- und Videoleitungen ermöglichen.

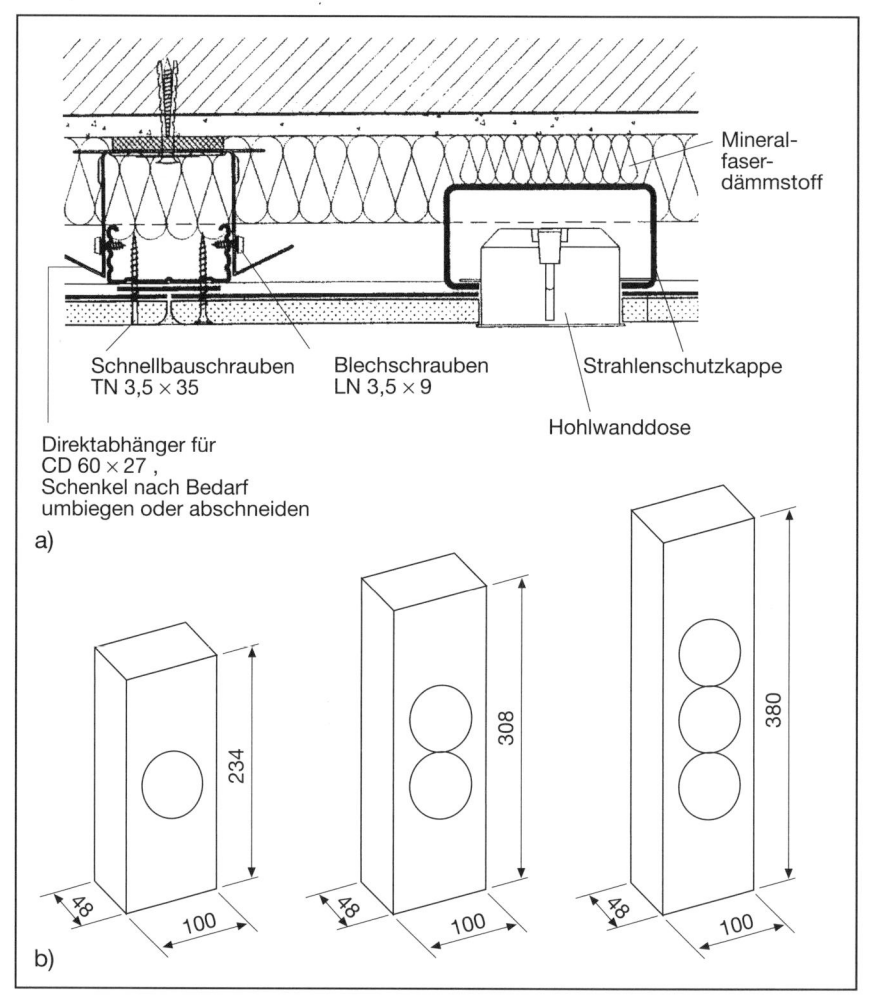

Bild 11.1 Strahlenschutzsystem

- Für den Anschluß weiterer medizinischer elektrischer Geräte und sonstiger ortsveränderlicher Geräte sind entsprechend dem medizinischen Erfordernis ausreichend zweipolige Steckdosen sowie Potential-Ausgleichsdosen vorzusehen. Hierbei sind die aus der Festlegung der Anwendungsgruppe abzuleitenden Maßnahmen zum Schutz gegen elektrischen Schlag und zum Potentialausgleich zu berücksichtigen.

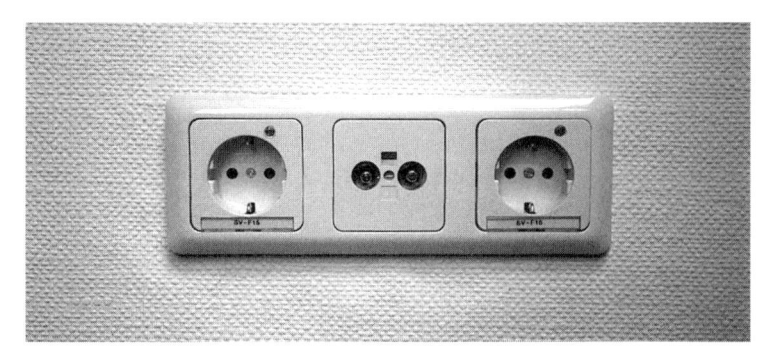

Bild 11.2 Kombination von Steckdosen mit Spannungsanzeige und Anschlußdose für Potentialausgleich

11.1.3 Beleuchtung

Neben den im Abschnitt 8 gegebenen Hinweisen zur allgemeinen Beleuchtung (siehe auch Tafel 8.1) ist zu beachten, daß die Untersuchungsräume blendungsfrei, gleichmäßig und schattenfrei zu beleuchten sind. Die dimmbaren Leuchten müssen so angeordnet sein, daß der Patient während der Untersuchung und/oder Behandlung nicht direkt angestrahlt wird. Die Beleuchtung soll in mindestens zwei Gruppen aufgeteilt werden. Der Einsatz von Leuchten mit Glühlampen und/oder Leuchtstofflampen ist mit dem Hersteller des bildgebenden Systems hinsichtlich der elektromagnetischen Verträglichkeit abzustimmen. Für Räume mit MRT-Technik dürfen beispielsweise beim Einsatz von Leuchten mit Glühlampen keine Dimmer mit Phasenanschnittsteuerung verwendet werden! Med-Räume sind nach den Bestimmungen für Bildschirm-Arbeitsplätze zu installieren. Je nach Art des Arbeitsplatzes können schwirige Sehaufgaben mit hohen Geschwindigkeiten ablaufen. Besonders wichtig ist deshalb die richtige Zuordnung von Tageslichtfenstern und Leuchten zu den Bildschirmen, da Spiegelungen von Lichtquellen oder Tageslichtfenstern zu völlig falschen Kontrast- und Helligkeitseinstellungen am Monitor führen. Da die auf dem Untersuchungsmonitor dargestellten Bilder und Texte auch die Grundlage für fotografische Dokumentationen sind, wird bei falscher Beleuchtung auch die Qualität der aufgenommenen Bilder negativ beeinflußt. Ebenso wichtig für eine optimale Bildqualität auf dem Monitor – und damit für einen ermüdungsfreien Arbeitsablauf – sind Reflexion, Blendung, Leuchtdichte und Beleuchtungsstärke. Blendung beeinträchtigt die Arbeit am Bildschirm erheblich. Die direkte Blendung durch Leuchten sowie verschiedenartige Reflexblendungen müssen durch eine gute Beleuchtungsplanung verhindert werden. Neben Helligkeit – und damit Beleuchtungsstärke – sind Blendfreiheit und Gleichmäßigkeit die wichtigsten Anforderungen an eine gute Beleuchtung für EDV-Räume. Nach DIN 5035 [2.70] ist die Nennbeleuchtungsstärke von 500 lx mit neutral-weißer oder warm-weißer Lichtfarbe zugrunde zu legen. Dies entspricht einer zu installierenden Leuchtstofflampen-Leistung von etwa 30 W/m^2. Diese Werte beziehen sich auf die horizontale Bezugsebene in 0,85 m Höhe über dem Fußboden. Die Beleuchtung soll in Gruppen aufgeteilt werden, um sie den jeweiligen Tageslichtverhältnissen anpassen zu können.

11.1.4 Schutz gegen elektrischen Schlag

Die anzuwendende Schutzmaßnahme bei indirektem Berühren wird durch die Einordnung in eine der Anwendungsgruppen vorgegeben. Für die ortsfest angeschlossenen bildgebenden Systeme besteht jedoch – unabhängig von dieser Einordnung – in der Regel nur die Möglichkeit des Schutzes durch Abschaltung mit RCDs. Die hohen Anschlußleistungen der Systeme ermöglichen nicht den Anschluß an ein IT-System mit Isolationsüberwachung. Ausgenommen hiervon sind aber solche bildgebenden Systeme, z. B. Röntgengeräte, die über getrennte Leistungsteile für „Durchleuchtung" und für „Bildaufnahme" verfügen. Solche Röntgensysteme werden u. a. für die Katheterdiagnostik eingesetzt. Während für die Durchleuchtung aufgrund der benötigten geringen Anschlußleistung der Betrieb an einem IT-System möglich ist, wird der Bildaufnahmeteil über eine RCD geführt. In jedem Fall sind bei Einordnung einer Raumeinheit für bildgebende Systeme in die Anwendungsgruppe 2 alle zweipoligen Steckdosen an das IT-System nach Abschnitt 7.2.5 anzuschließen. Dieses System und die Beleuchtung im Raum müssen darüber hinaus aus einer Sicherheitsstromquelle versorgt werden. Für den zusätzlichen Potentialausgleich werden seitens der Gerätehersteller Vorgaben für ihre eigenen Anlagenteile dem Errichter zur Ausführung übergeben. Dies bezieht sich sowohl auf die Anschlußpunkte als auch auf die Querschnitte der zu verlegenden Potentialausgleichs-Leitungen. Wichtig ist, zwischen sämtlichen, in der Patientenumgebung befindlichen fremden leitfähigen Teilen völlige Potentialgleichheit herzustellen. Deshalb sind neben den Ausrüstungsteilen der Gerätetechnik wie Deckenstativen, Laufschienen, Lagerungstisch, Generator, Generatorschrank, **auch**

- die Unterflur-Elektroinstallations-Kanäle,
- das Ableitnetz des leitfähigen Fußbodenbelages,
- die elektrisch leitenden Strahlenschutzwände einschließlich deren Tragekonstruktionen,

- die Anschlußdosen mit PA-Bolzen für den ortsveränderlichen Potentialausgleich sowie
- alle in Abschnitt 7.3 genannten fremden leitfähigen Teile

an eine Potentialausgleichsschiene anzuschließen.

11.2 Räume für ambulantes Operieren

11.2.1 Allgemeine Anforderungen

Als Räume für ambulantes Operieren gelten Räume, in denen chirurgische Eingriffe unter Teil- oder Vollnarkose (Anästhesien) oder durch Aufhebung der Schmerzempfindlichkeit (Analgesien) vorgenommen werden. Nach einer durch Art und Schwere des Eingriffs bestimmten Verweildauer – in der Regel in einem postoperativen Nachsorge- oder Aufwachraum – verläßt der Patient die ambulante medizinische Einrichtung. Das Sicherheitskonzept für derartige Räume ist hinsichtlich der Elektrosicherheit den OP-Räumen in Krankenhäusern gleichzusetzen. Das bedeutet, daß

- Räume für ambulantes Operieren zweifelsfrei der Anwendungsgruppe 2 zuzuordnen sind und alle diesbezüglichen Normenanforderungen aus DIN VDE 0107 [2.37] erfüllt werden müssen,
- mindestens die Steckdosenstromkreise an ein eigenständiges IT-System anzuschließen sind (siehe Abschnitt 7.2.5),
- für die Raumgruppe ambulantes Operieren, also den OP-Raum selbst, sowie alle Vorbereitungs- und Nachsorgeräume ein Sicherheitsstromversorgungsnetz nach Abschnitt 6.3 erforderlich ist,
- für die OP-Leuchte eine zusätzliche Sicherheitsstromquelle nach Abschnitt 6.4 vorhanden sein muß sowie
- der zusätzliche Potentialausgleich nach Abschnitt 7.3 zu errichten ist.

Räume für ambulantes Operieren erhalten spezielle ortsfeste Installationen, die nachfolgend näher beschrieben werden.

11.2.2 Steckdosenstromkreise

Im Arbeitsbereich um den Patienten – als Patientenumgebung oder Patientenposition bezeichnet – sind ausreichend Steckdosen mit optischer Spannungsanzeige vorzusehen (siehe Tafeln 5.3 und 5.4). Für den Anschluß von ortsveränderlichen Potential-Ausgleichsleitungen medizinischer elektrischer Geräte sind PA-Anschlußbolzen nach DIN 42801 in unmittelbarer Nähe der Steckdosen anzuordnen.

Für fahrbare Röntgengeräte und Lasergeräte sind eigene Stromkreise erforderlich, für die auch der Schutz durch Abschaltung zulässig ist. In zahlreichen Bundesländern besteht die Notwendigkeit, daß der Betrieb von fahrbaren Röntgen- und Lasergeräten außerhalb dieser Räume durch Hinweisleuchten angezeigt werden muß. Dazu sind eigenständige Steuerungen notwendig.

11.2.3 Operationsleuchten

Operationsleuchten sind spezielle Arbeitsplatzleuchten, die im Arbeitsfeld des Operateurs Beleuchtungsstärken von mehr als 100.000 lx ermöglichen. Sie werden ortsfest, in der Regel an der Decke über dem OP-Tisch, montiert. Sie sind in der Höhe sowie in allen Richtungen schwenkbar. Ursprünglich bestanden sie nur aus einem dreh- und schwenkbaren Leuchtenkörper mit mehreren speziellen Glühlampen. Um die Gütemerkmale der OP-Feldbeleuchtung hinsichtlich schlagschattenfreiem Tiefenlicht erfüllen zu können, entstanden in den letzten zwei Jahrzehnten OP-Leuchten-Systeme, denen neben der Hauptleuchte – oft als Kuppel bezeichnet – eine Zusatzleuchte als Satellit zugeordnet wurde. Heute sind OP-Einzelleuchten mit und ohne Zusatzleuchten, aber auch OP-Leuchten in Duo-Ausführung – also mit zwei gleich großen Leuchtenreflektoren – im Einsatz. Nach DIN 5035 [2.70] Teil 3 und Teil 6 werden an OP-Leuchten höchste lichttechnische Anforderungen gestellt. Entsprechend den Beleuchtungsanforderungen der medizinischen Fachgebiete soll das Operationsfeld im Bereich von 20 bis 35 cm Durchmesser verstellbar sein. Für Operationslicht liegt die optimale Farbtemperatur zwischen 4000 K und 5000 K, wobei die Farbwiedergabestufe 1 A erreicht werden soll. Um die gute Ausleuchtung von tiefen Operationswunden oder Körperhöhlen zu sichern, sind störende Schatten zu vermeiden. Des weiteren ist eine Temperaturerhöhung des Gewebes im Operationsfeld gering zu halten. Deshalb darf das photometrische Strahlungsäquivalent der Operationsfeldbeleuchtung 170 lm/W nicht überschreiten, was bei einer Beleuchtungsstärke von 100.000 lx einer Bestrahlungsstärke von maximal 600 W/m^2 entspricht. Die Beleuchtungsstärke darf sich bei Ausfall einer Lampe in der OP-Leuchte höchstens um 50 % verringern.

Für die Energieversorgung der OP-Leuchten sind die Ausführungen in Abschnitt 6.4 zu beachten. Die besonderen Anschlußbedingungen für OP-Leuchten sind in Frage 11.01 behandelt.

11.2.4 Allgemeinbeleuchtung

Die Arbeit im Raum für ambulantes Operieren stellt höchste Anforderungen an das medizinische Personal, ganz besonders auch an die Sehleistung. Die im Abschnitt 11.2.3 beschriebenen Operationsleuchten sorgen deshalb im Operationsfeld für extreme Helligkeit. Um Anpassungsschwierigkeiten der

Augen beim Blickwechsel zwischen dem hoch beleuchteten Operationsfeld und seiner Umgebung zu vermeiden, muß im OP-Raum selbst die Allgemeinbeleuchtung entsprechend angepaßt sein. Als gute Lösung hat sich dafür eine zweistufige Aufteilung in eine hellere Umfeldbeleuchtung des unmittelbaren Bereichs um das Operationsfeld mit etwa 2000 lx und die eigentliche Allgemeinbeleuchtung des Raumes erwiesen. Damit werden Adaptionsprobleme weitestgehend vermieden, und es können alle Sehaufgaben bewältigt werden, die im direkten Zusammenhang mit dem chirurgischen Eingriff stehen.

Zum Erfüllen der vorstehenden Beleuchtungsanforderungen sind Leuchten mit asymmetrischer Lichtstärkeverteilung einzusetzen. Da Umfeld- und Allgemeinbeleuchtung die gleiche Lichtfarbe haben und mit der Lichtfarbe des OP-Feldes weitgehend übereinstimmen sollen, wird als Lichtfarbe der Leuchtstofflampen neutral-weiß (nw) empfohlen. Zur Erfüllung höchster Hygieneanforderungen stehen Reinraumleuchten mehrerer Hersteller zur Verfügung. Zu beachten ist, daß beim Einsatz von Betrachtermonitoren eine bildschirmgerechte Beleuchtung ohne Reflexe trotz höchster Beleuchtungsstärken abzusichern ist. Dies ist nur mit hochwertigen Reinraumleuchten mit asymmetrischen Parabolspiegelrastern zu erreichen.

11.2.5 Deckenversorgungssysteme

Zur Versorgung mit allen für die Operation notwendigen Medien, wie medizinischen Gasen, Elektroenergie und Kommunikationstechnik, sind Deckenstative mit festem oder schwenkbarem Geräteteil sinnvoll. Sie können darüber hinaus auf einem Geräteträger medizinische elektrische Geräte, z. B. das Elektrochirurgiegerät, aufnehmen. Derartige Versorgungssysteme werden auch als schwenkbare Wandversorgungssysteme von verschiedenen Herstellern angeboten. In der Regel besitzen diese auch als Versorgungsampeln bezeichneten Stative 6 bis 8 zweipolige Steckdosen und eine gleiche Anzahl von Potentialausgleichs-Anschlußbolzen nach DIN 42801. Im Abdeckbereich des Deckenbaldachins sind die Anschlußklemmen für die Steckdosenstromkreise sowie für den Potentialausgleich untergebracht. Als Mindestquerschnitt der PA-Leitung von der Potentialausgleichsschiene zum Stativ ist 10 mm^2 Cu zu verlegen.

Die frei wählbare Ausstattung mit Kommunikationstechnik wird zunehmend bestimmt von der Datentechnik im OP-Bereich, von Möglichkeiten der Videoaufzeichnung über eine Kamera, z. B. in der OP-Leuchte, und von der Diktiertechnik. Mit dem verantwortlichen Mediziner ist eine gründliche, auf die Zukunft ausgerichtete Planung von Deckenversorgungssystemen vorzunehmen.

11.2.6 Operationstische

Zur wirtschaftlich effektiven Nutzung von Operationstechnik hat sich zunehmend das Wechselsystem der OP-Lagerflächen auch in Räumen für ambulantes Operieren durchgesetzt. Dabei erhalten diese Räume eine OP-Tischsäule, auf die eine auf das medizinische Fachgebiet abgestimmte OP-Lagerfläche aufgesetzt werden kann. Damit ist die Patientenvorbereitung außerhalb des OP-Raumes selbst bereits auf der OP-Lagerfläche möglich, während im OP-Raum noch Eingriffe vorgenommen werden.

Das System besteht aus einer Anschlußeinheit mit Transformator 230/24 V, die außerhalb des OP-Raumes, aber in dessen unmittelbare Nähe, anzuordnen ist. Für die Einheit ist ein eigener Stromkreis des Sicherheitsnetzes erforderlich. Der Schutz durch Abschaltung (RCD) ist zulässig.

Die Art der OP-Tischsteuerung bestimmt die weitere Installation. Erfolgt die Steuerung direkt am OP-Tisch, z. B. mit Kabelbediengerät, sind von der Anschlußeinheit zwei Stahlpanzerrohre (PG 16) zur Bodeneinbauplatte der OP-Tischsäule im Fußboden zu verlegen. Bei Steuerung von einem im OP-Raum befindlichen Steuertableau – oftmals mit Funktionen zur Isolationsüberwachung, zur Licht- und Klimasteuerung kombiniert – sind die zwei Stahlpanzerrohre PG 16 vom Steuertableau zur Bodeneinbauplatte der OP-Tischsäule zu verlegen. In diesem Fall ist eine Verbindungsleitung zwischen Anschlußeinheit und Steuertableau im OP-Raum notwendig.

Die Stahlpanzerrohre sind ebenso in den zusätzlichen Potentialausgleich wie die Bodeneinbauplatte und das gegebenenfalls vorhandene Steuertableau mit einzubeziehen.

11.3 Dialyse-Praxisräume

11.3.1 Ausstattung

Die Behandlung chronisch nierenkranker Patienten erfolgt als lebenslange Organersatztherapie oder als Überbrückung bis zu einer Nierentransplantation in Dialyse-Praxen. Die Dialyse ist eine Behandlungsmethode zur Reinigung von harnpflichtigen Substanzen, anderen Stoffwechselprodukten und Wasser aus dem Organismus unter bevorzugter Anwendung der Hämodialyse. Das Gerät zur Reinigung des Blutes von den Giftstoffen wird umgangssprachlich als künstliche Niere bezeichnet und benötigt zur Erfüllung dieser Aufgabe ein Gemisch aus den Komponenten Dialysat-Konzentrat und hochreinem Wasser, dem Dialysat. Von der genauen Einhaltung des Mischungsverhältnisses dieser Komponenten hängt u. a. der Erfolg der Dialyse ab. Das Dialysat wird mittels einer Pumpe in der notwendigen Menge durch den Dialysator gepumpt, nachdem die Flüssigkeit innerhalb der künstlichen Niere auf die Körpertemperatur des Patienten erwärmt wurde. Im Dialysator wird das Blut des Patienten mit dem Dialysat, also dem Spülmittel, lediglich durch eine dünne Membran (etwa 20 µm) getrennt, in Kontakt gebracht. Die in der Membran vorhandenen Poren sowie der Blut- und Dialysat führende Teil bewirken durch bestehende Druck- und Konzentrationsunterschiede der Flüssigkeiten einen Transport der blutgelösten harnpflichtigen Stoffe in das Dialysat. Nach dem Durchströmen des Dialysators wird das Dialysat in den Abfluß geleitet. Da die künstliche Niere im Dauerbetrieb, d. h. über zwei bis sechs Stunden eingesetzt wird, ist die ständige Überwachung der lebenswichtigen Parameter des Patienten notwendig. Dazu gehören:

- Blutdruck vor dem Dialysator,
- Dialysat-Temperatur,
- Blut im Dialysat, d. h. Überwachung von Membran-Defekten,
- Luftblasen im Blut – ein Lufteintritt durch Undichtigkeiten bedeutet Lebensgefahr (Luftembolie) – sowie
- Leitfähigkeit, d. h. das Mischverhältnis des Dialysators.

11.3.2 Installationsanforderungen

In Dialyse-Praxen werden bestimmungsgemäß keine akuten Dialysen, z. B. nach Unfällen oder bei Vergiftungen, durchgeführt. Deshalb werden sie im Regelfall der Anwendungsgruppe 1 zugeordnet. Die Installation dieser Praxisräume muß unter Berücksichtigung der Gesamtheit aller Medien gesehen werden. Es sind also je Behandlungsplatz

- Installationsleitungen für Elektroversorgung mit mindestens 6 Steckdosen, davon 1 CEE-Steckdose 16 A dreipolig,
- Potentialausgleichsleitungen sowie Anschlußbolzen,
- Fernmeldeversorgung mit einem Telefonanschluß, einem Lichtrufanschluß mit Ruf- und Abstelltaster,
- Patientendatenüberwachung, entweder als eigenständiges Monitoringsystem oder als Bestandteil eines EDV-Systems,
- Vitalwert-Überwachung des Patienten einschließlich Behandlungsplatz-Waage,

sowie die Rohre für

- entionisiertes Wasser (Permeat),
- Konzentrat,
- Abwasser (Dialysat),
- ggf. erforderliche medizinische Gase

im gesamten Verlauf bis zu den Anschluß- bzw. Entnahmestellen zu koordinieren. Auf die sicherheitstechnischen Anforderungen ist in den Fragen 4.06 und 4.07 bereits hingewiesen worden. Zu beachten sind auch die Tafeln im Abschnitt 5 sowie die Ausführungen zum zusätzlichen Potentialausgleich in Abschnitt 7.3.

Die Leitungsführungen sind in Praxisräumen für die Hämodialyse zur Sicherung der Hygieneanforderungen in öffnungsfähigen Verlegesystemen, hinter individuellen Verkleidungen oder vorzugsweise durch geprüfte Dialyse-Installationssysteme vorzunehmen (Bild 11.3).

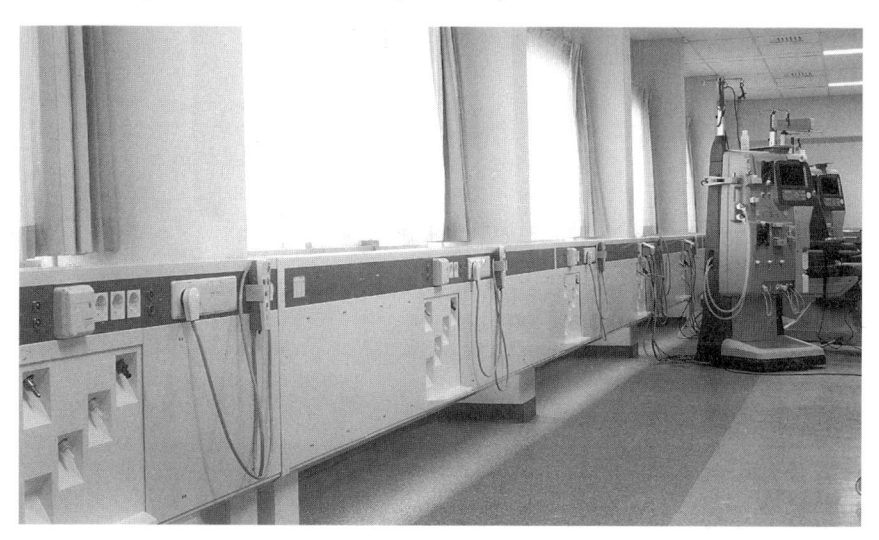

Bild 11.3   Dialyseversorgungssystem

11.3.3   Beleuchtung

Eine angenehme Indirektbeleuchtung mit 100 lx als Allgemeinbeleuchtung, eine Lesebeleuchtung mit mindestens 200 lx und eine zuschaltbare Arbeitsbeleuchtung mit 500 lx für die Vorbereitung und Nachbehandlung des Patienten sind die Mindestanforderungen für die Beleuchtung von Hämodialyse-Praxisräumen. Bei der Planung und Ausführung der Beleuchtung ist zu beachten, daß die Beleuchtung mit künstlichem Licht für eine lange Behandlungsdauer, zwischen zwei und sechs Stunden, einerseits dem Wohlbefinden der Patienten dienen soll, andererseits aber auch hinsichtlich einer arbeitsplatzorientierten Beleuchtung besonders hohe Gütemerkmale zu erfüllen hat. Die wohnliche und angenehme Atmosphäre des Behandlungsraumes muß durch sorgfältige Abstimmung mit der farblichen Gestaltung und durch eine behagliche Ausstattung unterstützt werden.

Zu beachten ist, daß die lange Verweildauer während der Dialyse durch sinnvolle, dem Behandlungsplatz unmittelbar zugeordnete Schalt- und Tasteinrichtungen für Lesebeleuchtung, Fernseher und sonstige Videogeräte, Telefon, Lichtruf- und Notruftaster, erleichtert werden muß.

Bei der Planung und Ausrüstung von Dialyseeinrichtungen sind insbesondere Maßnahmen gegen die Manipulation der Medienversorgung außerhalb der Dialysepraxis selbst zu treffen. Deshalb besteht ein unbedingtes Erfordernis nach einer Einbruchmeldeanlage für die Spüllösungsaufbereitung, nach geschützter Verlegung der Versorgungsleitungen sowie gegebenenfalls einer Kamera-Überwachungsanlage.

11.4 Praxisräume der Dentalmedizin

11.4.1 Ausstattung

Praxisräume der Dentalmedizin dienen der zahnärztlichen Behandlung von Patienten, einschließlich des künstlichem Ersatzes von Zähnen. Während die Entfernung eines Zahnes (Extraktion) im Regelfall im Behandlungsraum stattfindet, gelten Eingriffe am Kiefer als Operation und sind unter entsprechenden Umgebungsbedingungen in Räumen für ambulantes Operieren – also in AG 2-Räumen – durchzuführen.

Der Behandlungsplatz des Patienten – die Dentaleinheit – ist Sitz- bzw. Liegeplatz des Patienten, ergänzt mit zentraler Medienversorgung (Wasser, Druckluft, ggf. Vakuum zum Absaugen) mit Bohr- und Poliereinrichtung sowie mit einer speziellen Arbeitsplatzbeleuchtung. Moderne Dentaleinheiten sind mit Lasertechnik ausgestattet und können Multimedia-Bildaufnahme und -Übertragung sicherstellen.

Die Dentaleinheit wird so im Behandlungsraum aufgestellt und mit speziellen Medizin-Möbeln ergänzt, daß der Zahnarzt und sein Helfer ungehindert von allen Seiten im Kopfbereich des Patienten Bewegungsfreiheit besitzen. Die Ausstattung des Dentalraumes erfordert ferner kaltes und (ggf. elektrisch zubereitetes) warmes Wasser und mitunter Autoklaven – also Kleinsterilisiergeräte – zur Substerilisation.

Sinnvoll sind in Praxisräumen der Dentalmedizin Lüftungs- oder Klimaanlagen, die durch gezielte Zuführung aufbereiteter Luft ein angenehmes Mikroklima für Patient und dentalmedizinisches Personal sichern.

11.4.2 Installationsanforderungen

Die Medienzuführung zur Dentaleinheit erfolgt von unten in einem entsprechenden Anschlußbereich und setzt entweder einen Hohlboden oder die Einbringung eines öffnungsfähigen Unterflur-Elektroinstallationskanals voraus. Benötigt werden – je nach Hersteller – getrennte Einspeisungen für

- die Steuerung der Dentaleinheit,
- den Behandlungsteil,
- die schwenkbare Einzelplatzbeleuchtung

sowie gegebenenfalls erforderliche Fernmeldeleitungen für die Funktionen Aufrufen/Rufen, Datenübertragung, Bild- bzw. Multimediaübertragung.
Die zentrale Versorgungseinheit für eine oder mehrere Zentraleinheiten mit Druckluft- und gegebenenfalls Vakuumpumpe sowie der Wasseraufbereitung ist außerhalb der Behandlungsräume unterzubringen.
Im Behandlungsraum ist ein zusätzlicher Potentialausgleich nach Abschnitt 7.3 erforderlich. Dieser ist auch im Aufstellraum der Dentaleinheit notwendig.
Im Regelfall – mit Ausnahmen von Räumen mit chirurgischem Eingriff am Kiefer – sind Dentalräume in die Anwendungsgruppe 1 einzuordnen. Als Schutz gegen elektrischen Schlag ist der Schutz durch Abschaltung nach 7.2.4.1 mit einem Bemessungs-(Nenn-)fehlerstrom der RCD von 30 mA anzuwenden.
Zu beachten ist, daß vor jedem Behandlungsraum durch Leuchtschilder anzuzeigen ist:

- bei Patientenbehandlungen „Nicht eintreten" (Farbe weiß-schwarz),
- bei Laseranwendungen „Achtung Laser" (Farbe weiß-rot oder rot-schwarz).

Diese Leuchtschilder sollten vorzugsweise selbsttätig aktiviert, d. h. ein- bzw. ausgeschaltet, werden.

11.4.3 Beleuchtung

Die Beleuchtung in zahnärztlichen Behandlungsräumen muß grundsätzlich DIN 67505 [2.71] entsprechen. Zu beachten ist, daß Räume für die Kieferchirurgie als Operationsräume nach Abschnitt 11.2 gelten und die Gütemerkmale nach Tafel 8.3 erfüllen müssen.
Die künstliche Beleuchtung von zahnärztlichen Untersuchungs- und Behandlungsräumen erfordert

- bestmögliche Ausleuchtung der Mundhöhle des Patienten,
- geringstmögliche Blendung des Patienten und des behandelnden Personals,
- sehr gute Farbwiedergabe des Behandlungsfeldes,
- sehr gute Farbwiedergabe von Zahnfarben,

- ausreichende Beleuchtung für die Auswahl und Anwendung von Arbeitsmitteln, insbesondere der Feininstrumente sowie
- Vermeiden von Adaptionsstörungen zwischen den Zonen unterschiedlich hoher Beleuchtung.

Die differenzierte Beschreibung der Gütemerkmale der Beleuchtung erfolgt in Praxisräumen der Dentalmedizin durch drei Raumzonen (Bild 11.4, siehe auch Tafel 8.3)

- E 1 Verkehrs- und Vorbereitungszone des Behandlungsraumes,
- E 2 Behandlungsplatz mit Ablageflächen oder Behandlungseinrichtungen und auf oder in Schrankelementen unmittelbar im Greifraum von Zahnarzt und Personal sowie
- E 3 Behandlungsfeld, d. h. der Mund des Patienten.

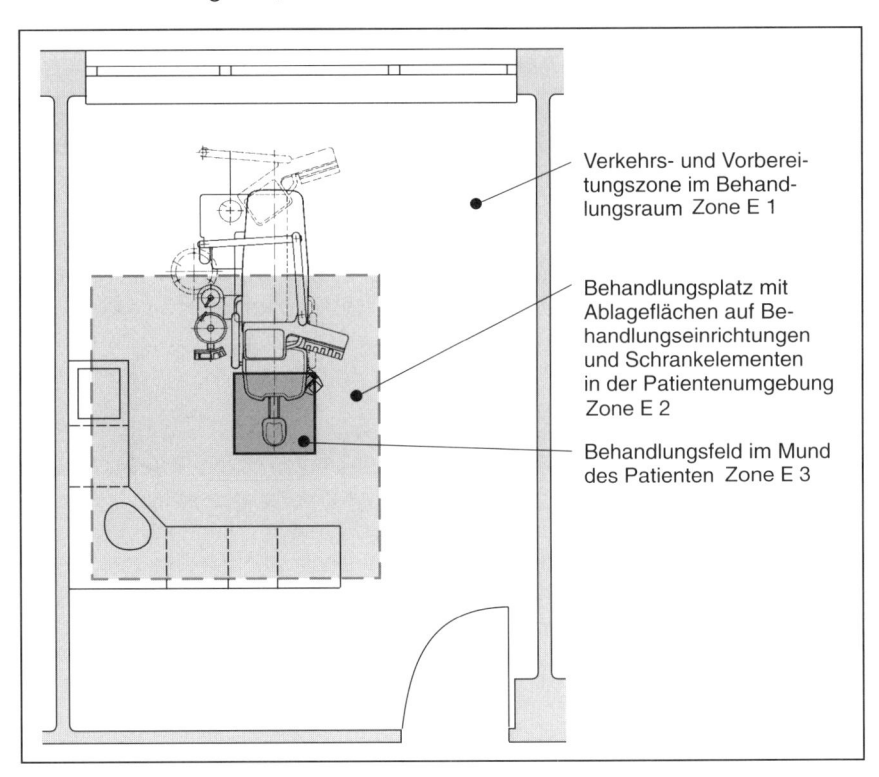

Bild 11.4   Beleuchtungszonen in einem Dental-Behandlungsraum

Die Nennbeleuchtungsstärke, die Lichtfarbe und die Blendungsbegrenzung in den drei Raumzonen, die Größe und der Beleuchtungsstärke-Gradient im Behandlungsfeld E 3 sowie die Begrenzung der Erwärmung in der Mundhöhle durch die Behandlungsleuchte sind ebenfalls in DIN 67505 festgelegt und in Tabelle 8.3 aufgeführt.

Die Lichtfarbe der Behandlungsleuchte soll ebenso wie die Allgemeinbeleuchtung zwischen 4500 K und 6000 K liegen. Für die Beleuchtung der Arbeitszonen E 1 und E 2 werden Leuchtstofflampen mit der Lichtfarbe tageslicht-weiß, mit der Farbtemperatur von möglichst nahe 5000 K und in der Farbwiedergabestufe 1 A empfohlen. Zum Begrenzen der Blendung für den meist liegenden Patienten soll die Leuchtdichte der in der Zone E 2 installierten Leuchten im Ausstrahlungsbereich von 0° bis 45° cd/m^2 nicht überschreiten.

Um die mit starker Leuchtdichtereduzierung meist einhergehende Verringerung der Leuchtenwirkungsgrade zu umgehen, ist eine Anordnung schrägstrahlender Leuchten außerhalb der Zone E 2 sinnvoll.

Frage 11.01 In welchen Fällen müssen OP-Leuchten im IT-System betrieben werden?

OP-Leuchten werden mit Leuchtmitteln ausgestattet, die für eine Spannung von ca. 22,8 V bestimmt sind. Der anzuwendende Schutz gegen direktes Berühren der OP-Leuchten richtet sich danach, wo die Spannungsquelle mit der Spannung von 24 V angeordnet ist. Wird der WS-Trafo 230/24 V zur OP-Lichtversorgung im „Baldachin" der OP-Leuchte, also am Deckenflansch montiert, sind zur Einspeisung der Leuchte zwei Leitungen erforderlich:

– die Zuleitung für 230 V WS aus dem AV-Netz bzw. dem SV-Netz und
– die Zuleitung für 24 V GS aus der batteriegestützten Stromversorgungsanlage.

Der Schutz bei indirektem Berühren hat in diesem Fall durch Anschluß an ein IT-System mit Meldung zu erfolgen. Bei Versorgung aus einem ZSV-OP-Lichtgerät erfolgt die Einspeisung der OP-Leuchte mit 24 V Wechsel- und Gleichspannung über nur eine Leitung. Hier gilt die Kleinspannung als Schutzmaßnahme gegen elektrischen Schlag (Abschnitt 6.4 und 11.2.3).

12 Prüfungen

12.1 Allgemeine Hinweise

Ebenso wie beim Errichten der elektrischen Anlagen in den medizinischen Räumen geht es auch bei ihrem Prüfen nicht nur um die technischen Einzelheiten und Zusammenhänge. Es kann nicht nur Aufgabe und Ziel des Prüfers sein, wie üblich den Nachweis einer ordnungsgemäßen Funktion und ausreichender Zuverlässigkeit aller vorhandenen technischen Systeme zu erbringen. Vielmehr muß er sich vor dem Hintergrund der eingangs dargelegten Sicherheitsphilosophie immer die Frage stellen, ob die vorhandene elektrische Anlage wirklich geeignet ist, unter allen betriebsmäßigen Bedingungen eine einwandfreie, zuverlässige und für den Patienten optimale medizinische Versorgung zu ermöglichen. Auch hier, wie beim Errichten, geht es nicht nur um das Erfüllen von Normenvorgaben. Viel wesentlicher ist, daß die für das Prüfen verantwortliche Elektrofachkraft es als ihre Prüfaufgabe ansieht, immer wieder kritisch zu hinterfragen, ob mit der von ihr zu prüfenden elektrischen Anlage der medizinischen Räume und mit den dort eingesetzten medizinischen elektrischen Geräten alle vorn im Abschnitt 3.2 genannten Schutzziele erreicht werden können.

Es fällt auch in die Verantwortung des die Anlage errichtenden Elektrofachbetriebs, alle Voraussetzungen dafür zu schaffen, daß nicht nur eine ordentliche Erstprüfung sondern dann auch regelmäßig Wiederholungsprüfungen stattfinden. Der Betreiber der medizinischen Einrichtung ist ein „Elektrolaie", wie bei den meisten anderen elektrischen Anlagen. Die möglichen Folgen einer von ihm aus mangelnder Einsicht unterlassenen Wiederholungsprüfung können jedoch bei dieser medizinischen Zwecken dienenden Anlage um ein mehrfaches schlimmer sein als bei den sonst üblichen Einrichtungen.

12.2 Erstprüfung

Die Pflicht zur Erstprüfung einer neu errichteten medizinischen elektrischen Anlage vor ihrer ersten Inbetriebnahme haben

– der Betreiber/Auftraggeber durch die Vorgaben in VBG 4 [1.1] bzw. GUV 2.10 und

– der Errichter, dem vertraglich und gesetzlich vorgegeben ist, eine den DIN-VDE- Normen, also auch DIN VDE 0100 Teil 610 "Prüfungen; Erstprüfungen" [2.24] genügende Anlage an den Betreiber zu übergeben.

Hierzu steht in der UVV VBG 4:
„Der Unternehmer hat dafür zu sorgen, daß die elektrischen Anlagen und Betriebsmittel auf ihren ordnungsgemäßen Zustand geprüft werden
1. vor der ersten Inbetriebnahme ... durch eine Elektrofachkraft ...
2. in bestimmten Zeitabständen ...
...

Die Prüfung ist (durch den Unternehmer d.A.) *nicht erforderlich, wenn ... vom Hersteller oder Errichter bestätigt wird, daß die elektrischen Anlagen und Betriebsmittel den Bestimmungen dieser Unfallverhütungsvorschrift (und damit den DIN VDE Normen d.A.) entsprechend beschaffen sind."*
Diese Festlegung schließt ein, daß alle die jeweilige Anlage betreffenden DIN VDE Normen, hier vor allem DIN VDE 0100 [2.0] und DIN VDE 0107 [2.37], berücksichtigt werden müssen. Das heißt somit:

– das Einhalten der dort aufgeführten Vorgaben für das Errichten ist nachzuweisen, und
– die dort vorgegebenen Prüfverfahren und Prüfkennwerte sind zu berücksichtigen.

Unabhängig von den Vorgaben der Normen und anderer Vorschriften [1.1] wird der Errichter zu prüfen haben, ob er alle von ihm selbst als notwendig betrachteten Merkmale der elektrischen Anlage einer medizinischen Einrichtung wirklich realisiert hat.

Allgemeine Prüfungen
Gefordert wird in der Norm DIN VDE 0100 Teil 610 der Nachweis, daß

– bei der Planung alle Vorgaben und die Anforderungen der Aufgabenstellung berücksichtigt und richtig umgesetzt wurden,
– alle Betriebsmittel richtig ausgewählt, eingesetzt und ordnungsgemäß verarbeitet worden sind sowie
– die dem Schutz von Personen und Sachen dienenden Maßnahmen den Notwendigkeiten entsprechend vollständig und richtig ausgewählt bzw. eingesetzt wurden und ordnungsgemäß funktionieren.

Zusätzlich zu diesen dem Nachweis der Sicherheit dienenden Prüfungen ist nachzuweisen, daß die Anlage auftragsgemäß errichtet wurde und die vom Auftraggeber geforderten sowie die vom Errichter selbst als notwendig angesehenen Eigenschaften und Leistungen erbringt. Dies erfolgt durch

– das Besichtigen (Sichtprüfung) des Bauwerkes sowie der gesamten elek-

trischen Anlage und ihrer Einzelheiten vor, während und nach Abschluß des Errichtens sowie durch
- Erproben/Messen, soweit dies zum Nachweis von Funktionen und Kennwerten erforderlich ist.

Die wesentlichen Anforderungen sind in der Norm [2.37] genannt, der Prüfablauf, die Prüf- und insbesondere die Meßverfahren sowie die dabei zu beachtenden Einzelheiten und Besonderheiten und auch die dem Arbeitsschutz beim Prüfen dienenden Maßnahmen sind in der Literatur [3.1] [3.26] eingehend beschrieben worden. Der Errichter sollte ganz bewußt überlegen, welche weiteren Sachverhalte bei der von ihm errichteten Anlage Bedeutung haben und abschließend einer Prüfung unterzogen werden sollten.

Spezielle, die medizinische elektrische Anlage betreffenden Prüfungen
Im Zusammenhang mit den vorstehend genannten Prüfaufgaben und Prüfabläufen muß nachgewiesen werden, daß die speziellen in DIN VDE 0107 genannten Vorgaben für das Errichten eingehalten wurden. Dazu gehört auch das Durchführen der dort (Abschnitt 10.1) im einzelnen genannten Prüfgänge. Hinzu kommen auch alle Prüfgänge, die sich aus den hier im Buch genannten Hinweisen auf die Besonderheiten der ambulanten medizinischen Einrichtungen ergeben. Tafel 12.1 (S. 162 ff.) enthält einen Prüfablauf, in dem diese Prüfschritte aufgeführt wurden und der gegebenenfalls vom Errichter der elektrischen Anlage um die in seinem Fall vorhandenen Besonderheiten zu ergänzen ist. Sofern die für das Errichten verantwortliche Elektrofachkraft nicht selbst die Prüfung vornimmt, ist es unumgänglich, dem Prüfer für die einzelnen Prüfschritte einen detaillierten Prüfablauf vorzugeben.

Prüfprotokoll für die Erstprüfung der elektrischen Anlage
Es liegt im Interesse des Errichters und des Betreibers, mit einem Prüfprotokoll die erbrachten Leistungen und den zum Zeitpunkt der Übergabe vorhandenen Stand der Anlage eindeutig zu dokumentieren. Mit dem Protokoll muß auch von Errichter und Betreiber bestätigt werden, daß die übergebene Anlage in allen Punkten den gemeinsam abgestimmten medizinischen und elektrotechnischen Anforderungen entspricht. Die Zuordnung aller Räume der medizinischen Einrichtung zu den Anwendungsklassen und die vorgesehene medizinische Nutzung dieser Räume muß im Protokoll oder als Anlage zum Protokoll dokumentiert werden. Ebenso muß die vom Errichter vorgesehene Ausstattung und vom Betreiber akzeptierte Ausstattung dieser Räume in einer Anlage zum Protokoll aufgeführt werden. Prüfergebnisse, Meßwerte und andere ähnliche Angaben, die dem Errichter als Nachweis für den ordnungsgemäßen Zustand der Anlage, der Schutzmaßnahmen usw. dienen, sowie Prüfunterlagen wie das in Tafel 12.1 abgebildete und dann vom Prüfer genutzte Prüfprogramm, müssen dem Betreiber nicht bzw. nur

Tafel 12.1 Prüfprogramm und Checkliste der Erstprüfung der elektrischen Anlage einer ambulanten medizinischen Einrichtung. Die angeführten Prüfschritte sind gegebenenfalls im Zusammenhang mit den nach DIN VDE 0100 Teil 610 am jeweiligen Betriebsmittel, Anlagenteil usw. vorzunehmenden Prüfschritten durchzuführen.

Prüfschritt	Vorgaben Norm/Abschnitt	Bemerkung
Teil 1 Allgemeine Kontrollen	DIN VDE 0107	
wurden alle bestehenden gesetzlichen Vorgaben beachtet gibt es Brandschutzanforderungen, wurden sie beachtet wurden alle Räume einer Anwendungsgruppe (AG) zugeordnet stimmt die Zuordnung der AG zum Zeitpunkt der Prüfung entsprechen elektr. Anlage und Betriebsmittel aller Räume der AG wurde die Zuordnung zu den AG mit dem Betreiber dokumentiert	[2.1] [2.37]	
besteht ein einwandfreies Zusammenwirken der Anlage mit der Gesamtanlage des Gebäudes gewährleistet die Spannungsqualität einen einwandfreien Betrieb ist die EMV gewährleistet		
ist die Ausstattung aller Räume den Bedürfnissen der Patienten angemessen wurden dabei die zu erwartenden Behinderungen, Reaktionen usw. der Patienten beachtet wurden die Besonderheiten bestimmter Therapien in den Räumen bei der Ausstattung beachtet	8 8.1, 8.2	
ist die Zugänglichkeit der Bedienelemente in den Verteilern gesichert bzw. für Unbefugte verhindert		
wurde eine aktuelle Dokumentation der Anlage übergeben ist diese Dokumentation komplett, sind die Angaben komplett wurde der Betreiber in die Anlage eingewiesen sind die Verteiler mit einem unverlierbaren zugehörigen Übersichtsschaltplan ausgerüstet sind die Betriebsmittel im Verteiler eindeutig gekennzeichnet besteht Übereinstimmung der Bezeichnungen der Betriebsmittel und Stromkreise mit den Angaben in den Plänen	9.1 9.1 9.2 9.3	
Teil 2 Allgemeine Prüfungen der Installationsanlage	DIN VDE 0100 T 610 [2.24]	[3.1]
Kontrolle der richtigen Auswahl und des ordnungsgemäßen Zustandes der Betriebsmittel		
Nachweis des Isoliervermögens durch		
Besichtigen der Isolationen, Anschlußstellen		
Messen des Isolationswiderstandes der aktiven Leiter aller Stromkreise gegen PE/Erde und gegeneinander		
Nachweis des Potentialausgleichs durch		

Prüfschritt	Vorgaben Norm/Abschnitt	Bemerkung
Vorhandensein des zentralen und örtlichen Potentialausgleichs		
Einbeziehen aller Systeme in den Potentialausgleich		
Handprobe und Widerstandsmessung an allen Anschlüssen		
Prüfung der Schutzmaßnahme gegen direktes Berühren durch Sichtprüfung mit Kontrolle der richtigen Zuordnung der Schutzart		
Prüfung der Schutzmaßnahme bei indirektem Berühren durch Besichtigen und (soweit wie möglich) Erproben der Schutzeinrichtungen Messen von Schleifen-/erdungswiderstand bzw. Berührungsspannung Messen von Auslösezeit und -strom der RCDs Nachweis der niederohmigen Verbindung aller PE-Anschlußstellen mit der PE-Schiene		
Nachweis des Schutzes gegen thermische Auswirkungen	DIN VDE 0100 T 420	
Nachweis des Schutzes gegen Überstrom	DIN VDE 0100 T 430	
Nachweis des baulichen Brandschutzes durch Kontrolle des Einhaltens der Auflagen aus dem Bauschein ordnungsgemäße Ausführung mit geeigneten Materialien		
Teil 3 Spezielle Prüfungen	DIN VDE 0107	[3.16]
Einhalten der Anforderungen an die elektrischen Betriebsmittel	3.2	
Einhalten der Anforderungen an die Stromversorgung	3. 3	
sicherheits- und funktionsgerechte Auswahl und Aufteilung der Stromkreise	3. 4	
Auswahl und Wirkungsweise der Schutzmaßnahmen	4	
Zuordnung der Schutzmaßnahmen der Räume entsprechend AG	4	
Zuordnung bestimmter Geräte zur Sicherheitsstromversorgung	8. 1.4	
Funktionsprüfungen der Umschalteinrichtungen	10.1 b)	Pr-Abl.
Funktionsprüfung der Isolationsüberwachungseinrichtungen	10.1 c)	Pr-Abl.
Einhalten der Anforderungen an die Sicherheitsstromversorgung	5	
Kontrolle der richtigen Auswahl der Betriebsmittel zum Gewährleisten der Selektivität der Sicherheitsstromversorgung	10.1 d)	Pr-Abl.
Nachweis der Verbindung spezieller fremder leitfähiger Teile in den zusätzlichen Potentialausgleich	10. 1 e) 8. 1. 3	Pr-Abl.

Prüfschritt	Vorgaben Norm/Abschnitt	Bemerkung
Messen der in Räumen der AG 2 mit PEN-Leiter zwischen fremden leitfähigen Teilen, Schutzkontakten, Körpern vorhand. Spannung	10.1 f)	max. 20 mV Pr-Abl.
Belüftung, Brandschutz, Korrosionsfestigkeit in Batterieräumen Ausreichende Kapazität der Batterie	10.1 g) f)	
Funktionsprüfung etwaiger der Sicherheitsstromversorgung dienender Aggregaten	10. 1 i) bis n) 3.1	Pr-Abl.
Richtige Auswahl der Schutzeinrichtungen bezüglich Nennstrom, Selektivität, Kurzschlußfestigkeit	10.1 l) 4.2 , 5.10	
Richtige Auswahl, Anordnung und Wirkungsweise der Rettungszeichenleuchten		
Vorhandensein und ordnungsgemäße Bezeichnung der Steckdosen		

Die Angabe „Pr-Abl." empfiehlt, für unerfahrene Prüfer einen detaillierten Prüfablauf mit Angabe der Prüfgeräte usw. zu erarbeiten.

auf Wunsch übergeben werden, sie sind jedoch unbedingt auftragsbezogen aufzubewahren. Einen Vorschlag für die Gestaltung des Prüfprotokolls zeigt Bild 12.1

Elektrofachbetrieb "*Sicherheit durch Elektrotechnik*" GmbH
Spezialbetrieb für das Errichten und Prüfen elektrischen Anlagen in ambulanten medizinischen Einrichtungen

Bestätigung und Protokoll einer Erstprüfung
der elektrischen Anlage der ambulanten medizinischen Einrichtung
....
in.. , ...Straße Nr. ....
Hiermit wird bestätigt daß diese Anlage, Auftragsnummer .... nach dem derzeitigen Stand der Technik errichtet/erweitert/geändert[1] und geprüft wurde. Dabei sind insbesondere die Vorgaben und Anforderungen aus
* **DIN VDE 0100** "Errichtung von Starkstromanlagen mit Nennspannungen bis 1000 V" und
* **DIN VDE 0107** "Starkstromanlagen in Krankenhäusern und medizinisch genutzten Räumen außerhalb von Krankenhäusern"
und
....
beachtet worden. Die Ausführung der Anlage erfolgte entsprechend
* dem Festlegungsprotokoll zu den Anwendungsgruppen vom.......
* der Aufgabenstellung vom ....
* dem Angebot vom...
* den protokollierten Ergänzungsvereinbarungen vom.................. .[1]
Es wird bestätigt, daß die elektrische Anlage bei bestimmungsgemäßem Gebrauch und unverändertem Zustand eine sicheres Benutzen und Bedienen gewährleistet.

Die Meß- und Prüfergebnisse (Anlage 2) befinden sich mit diesem Protokoll/Bestätigung im Prüfbuch/............. bei...................... .
Entsprechend den Rechtsvorschriften sind in regelmäßigen Abständen durch eine Elektrofachkraft Prüfungen an den elektrischen Anlagen und den in der Anlage zum Einsatz kommenden elektrischen und den medizinischen elektrischen Geräten vorzunehmen.

Diese Erklärung gilt als Gewährleistungsbescheinigung im Sinne der Verdingungsverordnung für Bauleistungen (VOB).

_____   _____   _____
Ort, Datum   Unternehmer/Geschäftsführer   verantwortlicher Prüfer

Bild 12.1 Vorschlag für ein Protokoll der Erstprüfung der elektrischen Anlage einer ambulanten medizinischen Einrichtung

((Seite 2 von Bestätigung und Prüfprotokoll einer Erstprüfung

Bestätigung der Übergabe/Übernahme der elektrischen Anlage

Die umseitig beschriebene elektrische Anlage der ambulanten medizinischen Einrichtung
....
....
wurde dem Vertreter des Betreibers/Auftraggebers Herrn/Frau......................................
am.................. vorgeführt und von diesem übernommen. Die Funktionen der Geräte und Schutzeinrichtungen sowie die zum Bedienen und Warten nötigen Handlungen wurden erläutert. Änderungen, Erweiterungen und das Beheben von Störungen dürfen nach VBG 125 nur von einer Elektrofachkraft unter Beachtung der oben genannten Normen vorgenommen werden.
Mit dieser Bestätigung der Übergaben/Übernahme werden dem Betreiber/Auftrageber folgende Anlagen/Unterlagen (aktueller Stand vom.........) übergeben und von ihm übernommen:
1. Raumbuch mit der Zuordnung aller Räume zu den Raumgruppen nach DIN VDE 0107
2. Meß- und Prüfergebnisse der Erstprüfung[1)]
3. Revisionszeichnungen/-unterlagen gemäß DIN VDE O107
- Übersichtsschaltplan des Verteilernetzes
- Übersichtsschaltpan/pläne des/der Verteiler(s)
- Installationsplan
- ....
- ....
4. Verhaltensregeln für die Mitarbeiter der ambulanten medizinischen Einrichtung beim Umgang mit der elektrischen Anlage
5. Entwurf/Angebot eines Servicevertrages
6..
7..
Vom Betreiber/Auftraggeber wird bestätigt, daß eine ausreichende Einweisung der Mitarbeiter der ambulanten medizinischen Einrichtung in den Umgang (Bedienung, Verhalten im Störungsfall usw.) mit der elektrischen Anlage erfolgt ist.
Bemerkungen..

-----------------------------   -------------------------------   ---------------------------------
    Ort/Datum   Errichter/Auftragnehmer   Betreiber/Auftraggeber

1) Nichtzutreffendes bitte streichen

Bild 12.1 *Vorschlag für ein Protokoll der Erstprüfung der elektrischen Anlage einer ambulanten medizinischen Einrichtung*

12.3 Wiederholungsprüfungen

Die Pflicht zur Wiederholungsprüfung ergibt sich wie im Abschnitt 12.2 aufgeführt aus der UVV VBG 4 [1.2] bzw. GUV 2.10 [1.33]. Fristen der Wiederholungsprüfungen sind nach VBG 4
„so zu bemessen, daß entstehende Mängel, mit denen gerechnet werden muß, rechtzeitig festgestellt werden."
Verantwortlich für das Festlegen der Prüffristen und für den Auftrag zur Wiederholungsprüfung an einen Elektrofachbetrieb ist der Betreiber der ambulanten medizinischen Einrichtung. Da dieser nicht über die Kenntnisse einer Elektrofachkraft verfügt, wird er auch nicht beurteilen können, welche sinnvollen Zeitabstände der Wiederholungsprüfungen sich aus den Beanspruchungen der Elektroanlage und ihrem jeweiligen Zustand ergeben. Es wird somit immer erforderlich sein, eine Elektrofachkraft mit dem Betreuen der elektrischen Anlagen der ambulanten medizinischen Einrichtung zu beauftragen. Daß dies erfolgt, ist jedoch fast immer von der Initiative der Elektrofachbetriebe abhängig. Der Betreiber, ein mit elektrotechnischen Belangen nicht vertrauter Mediziner, denkt meist in anderen Sphären. Es sollte daher unbedingt erreicht werden, daß mit der Übergabe einer neuen Anlage auch ein Servicevertrag abgeschlossen wird. Ambulanten Einrichtungen, die bisher auf eine Wiederholungsprüfung verzichtet haben, sollte ein entsprechend begründetes Angebot unterbreitet werden.
Vorschläge für die Fristen enthalten die Durchführungsanweisungen zur VBG 4. Sie sind in Tafel 12.2 aufgeführt. Entsprechende Beauflagungen können auch durch die Sachversicherer, das Amt für Arbeitsschutz und ähnlich zuständige Institutionen erteilt werden.
Der Inhalt der Wiederholungsprüfung ergibt sich

für die elektrischen Anlagen und die ortsfesten Geräte aus
– DIN VDE 0105 Teil 100 [2.31] und
– DIN VDE 0107 [2.37]

sowie für die ortsveränderlichen elektrischen Geräte aus
– DIN VDE 0751 [2.55] und
– DIN VDE 0702 [2.53].

Hinzu kommen die Erkenntnisse und Erfahrungen der prüfenden Elektrofachkraft, die mehr prüfen muß, als mit den Normenvorgaben festgelegt wird, um entscheiden zu können, ob die ambulante medizinische Einrichtung den hier im Buch begründeten Anforderungen genügt.

Durchführung der Wiederholungsprüfungen an der elektrischen Anlage
Bei den Vorgaben für die Wiederholungsprüfung elektrischer Anlagen nach DIN VDE 0105 Teil 100 wird vorausgesetzt, daß die Anlage nach den für sie geltenden Normen errichtet wurde. Dies kann für die elektrischen Anlagen

Tafel 12.2 Richtwerte für die Prüffristen der Wiederholungsprüfung der elektrischen Anlagen und Betriebsmitteln in medizinischen Einrichtungen sowie für die Qualifikation des Prüfers (Grundlagen [3.1] [3.2])

zu prüfendes Teil	vorgeschlagene Prüffrist	Art der Prüfung, zu erbringender Nachweis	Mindestqualifikation des Prüfers	Bemerkung
elektrische Anlage ortsfeste Betriebsmittel	1 Jahr	Besichtigung, ordnungsgemäßer Zustand	Elektrofachkraft (EF)	Über weitere Prüfungen ist zu entscheiden
FI-Schutz- und Isolationsüberwachungseinrichtungen	6 Monate	Betätigung Prüfeinrichtung, Auslösen	Elektrotechnisch unterwiesene Person (EuP)	
Operationsleuchten	6 Monate	Messen, Isolationswid. 250 kOhm	EF	
Sicherheitsstromquellen	monatlich	Erproben, ordnungsgemäße Funktion unter Last	EF	
ortsveränderliche medizinische elektrische Geräte	jährlich	Besichtigen/Messen, ordnungsgemäßer Zustand	EF oder EuP	
ortsveränderliche nichtmedizinische elektrische Geräte	jährlich oder länger auf Entscheidung EF	Besichtigen/Messen, ordnungsgemäßer Zustand	EF	Frist in Abhängigkeit vom Prüfergebnis festlegen

der ambulanten Einrichtungen erfahrungsgemäß nicht immer vorausgesetzt werden. Hinzu kommt, und wurde in diesem Buch begründet, daß vielfach über die Vorgaben der Norm hinaus gegangen werden muß, um die notwendige Sicherheit für die Patienten zu gewährleisten. Es muß weiterhin damit gerechnet werden, daß vom Betreiber oder von nicht mit den Bedingungen der ambulanten Medizin vertrauten Elektrofachkräften unzulässige Veränderungen vorgenommen wurden. Die in DIN VDE 0105 gebotene Möglichkeit, das Prüfen durch Stichproben vorzunehmen oder auf Messungen zu verzichten, sollte daher von der verantwortlichen Elektrofachkraft nur dann genutzt werden, wenn sie die zu prüfende Anlage selbst errichtet hat, oder wenn bereits eine ordnungsgemäße Wiederholungsprüfung nachweislich vorgenommen worden ist.

Es sollte zunächst als notwendig erachtet werden, daß die Wiederholungsprüfung im Umfang und mit der Intensität einer Erstprüfung (Tafel 12.1) vorgenommen werden muß. Die zu prüfende Anlage ist ja – von Ausnahmen abgesehen – dem Prüfer unbekannt; er muß sich nicht nur darüber informieren, in welchem Zustand sie sich befindet, sondern auch, nach welchen

Grundsätzen sie errichtet und ob die Normen eingehalten wurden. Weiter muß er die Anlage dann auch gut genug kennengelernt haben, um gegebenenfalls darüber entscheiden zu können, ob sie Bestandsschutz hat, und ob er sich mit dieser Feststellung zufrieden geben kann. Eine Anlage, die nicht mehr heutigen Sicherheitsvorstellungen entspricht, aber rechtlich gesehen Bestandsschutz hat, kann nicht befriedigen. Sie ist formalrechtlich zulässig und gut genug. Ob der verantwortungsbewußte Errichter/Prüfer diese Sachlage (Bild 12.2) unter Beachtung des Alters der Anlage und der heute gegebenen Möglichkeiten akzeptiert oder trotz des Bestandsschutzes eine Änderung vorschlägt bzw. fordert, und damit vielleicht sogar weitere Aufträge in Frage stellt, das kann nur er selbst entscheiden.

Erst wenn der Prüfer die Anlage so weit kennt, daß er die Konsequenzen abzuschätzen vermag, kann er über die Durchführung der Prüfung in Form von Stichproben entscheiden.

Ist ihm die Anlage bereits bekannt, so kann er nach dem in Tafel 12.3 angegebenen Prüfprogramm verfahren. Auch hier muß er wieder überlegen, ob die betreffende Anlage zusätzliche Prüfschritte erfordert.

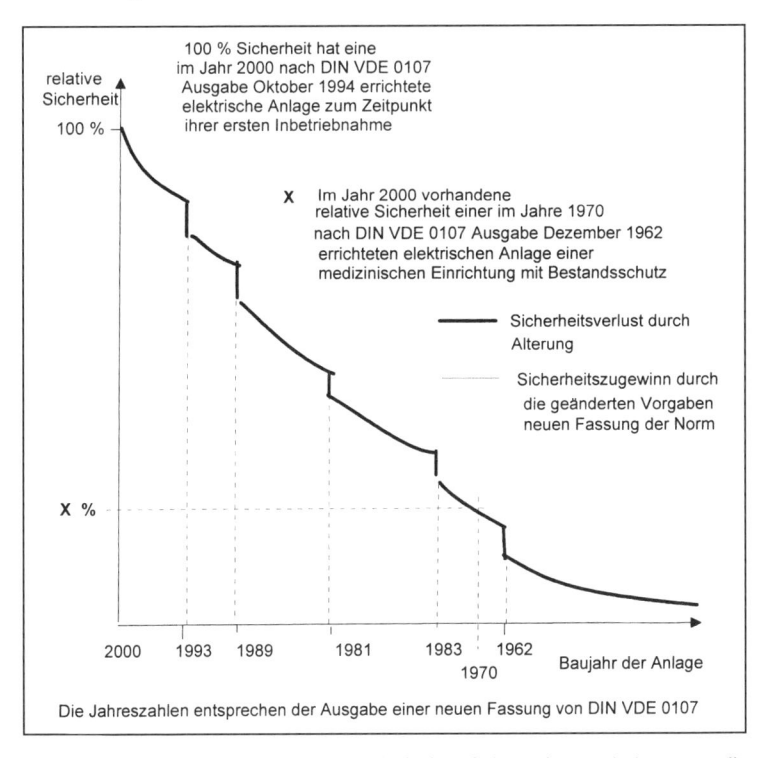

Bild 12.2 *Prinzipdarstellung der Sicherheit der elektrischen Anlage einer ambulanten medizinischen Einrichtung in Abhängigkeit von ihrem Lebensalter*

Tafel 12.3 Prüfprogramm und Checkliste der Wiederholungsprüfung an der elektrischen Anlage einer ambulanten medizinischen Einrichtung (Grundlagen [2.31] [3.1])

Prüfschritt	Vorgaben DIN VDE	Bemerkung
Allgemeine Kontrollen		
Komplette Dokumentation vorhanden		
Protokoll und Meßergebnisse der Erst-/Wiederholungsprüfung vorhanden		
Einteilung der Räume in die Anwendungsklassen (AG) eindeutig und dokumentiert Veränderungen zur vorhergegangenen Prüfung (Bild 4.1)		Vergleich mit Protokoll der letzten Prüfung
Veränderungen der Anlagen/Betriebsmitteln mit Einfluß auf die AG in den Räumen gegenüber der letzten Prüfung		
Zustand von Beschriftungen, Kennzeichnungen		
Allgemeine Prüfung der Installationsanlage	0105 T 100	
Besichtigung bezüglich des ordnungsgemäßen Zustandes	0100 T 610	
Nachweis der Wirksamkeit der Schutzmaßnahmen	0100 T 610	
Feststellen von Änderungen		
Spezielle Prüfungen	107	
Auslösestrom der Fehlerstromschutzeinrichtungen	Ia $\leq \Delta$n	
Ansprechwert der Isolationsüberwachungseinrichtungen	Ra = 250 kOhm	
Isolationswiderstand der Operationsleuchten ohne Überwachung	Ra $\geq$ 250 kOhm	
Funktion der Sicherheitsstromquellen und aller ihrer Teile		Pr.- Ablauf
Messen der in Räumen der AG 2 mit PEN-Leiter zwischen fremden leitfähigen Teilen, Schutzkontakten, Körpern vorhand. Spannung	U $\leq$ 20 mV	
Belüftung, Brandschutz, Korrosionsfestigkeit in Batterieräumen Zustand der Batterie und der zugehörigen Teile		Pr.-Ablauf

Durchführung der Wiederholungsprüfung an ortsveränderlichen Geräten

Bei den in der ambulanten medizinischen Einrichtung vorhandenen ortsveränderlichen elektrischen Geräte ist zu unterscheiden:

- Allgemeine elektrische Geräte. Dies sind elektrische Geräte, die nicht zur Anwendung an Patienten dienen und nicht nach DIN VDE 0705 hergestellt wurden d.h. nicht der Definition „medizinisch elektrisches Gerät" unterliegen. (z.B. Kaffeemaschinen, Tischleuchten, Personal Computer, Drucker). Sie sind nach DIN VDE 0702 [2.53] zu prüfen.

- Alle anderen elektrische Geräte, soweit sie nach DIN VDE 0750 hergestellt wurden. Sie sind als medizinische Geräte nach DIN VDE 0751 [2.55] zu prüfen.

Für die Prüfungen sind die dafür speziell geeigneten Prüfgeräte nach DIN VDE 0404 (Bild 12.3) zu verwenden.

1. Prüfung der allgemeinen elektrischen Geräte
Ihre Prüfung nach DIN VDE 0702 umfaßt die in Tafel 12.5 aufgeführten Prüfschritte. Prüfschaltungen und Informationen über die Durchführung der Prüfung können [3.2] entnommen werden.

2. Prüfung der medizinischen elektrischen Geräte
Wie auch bei den elektrischen Anlagen werden an die für den medizinischen Einsatz gedachten Geräte höhere Sicherheitsanforderungen gestellt, als sie im Normalfall erforderlich sind. Dies ist notwendig, denn

- der das Gerät berührende, vielleicht sogar fest mit ihm verbundene Patient kann nicht so auf Fehler, d.h. elektrische Ströme reagieren, wie ein gesunder Mensch und

- ein im Fehlerfall auftretender Körperstrom kann zu Gesundheitsschäden und zum Tode führen,

- von diesen Geräten werden möglicherweise lebenserhaltende Körperfunktionen übernommen,

- mit diesen Geräten werden einmalige und für die Diagnose unverzichtbare Daten ermittelt, die im Fehlerfall möglicherweise verloren gehen,

- das Versagen des Gerätes und die dann nötige Wiederholung des Vorganges kann zu einer unzumutbaren Belastung des Patienten führen,

- im Zusammenhang mit den Geräten werden brennbare Gase und Flüssigkeiten angewandt, so daß im Fehlerfall eine Entzündung möglich ist,

- fehlerhafte Geräte können als Störquelle für andere medizinische Einrichtungen wirken oder selbst von sonst unerheblichen Störquellen in ihrer Funktion beeinträchtigt werden.

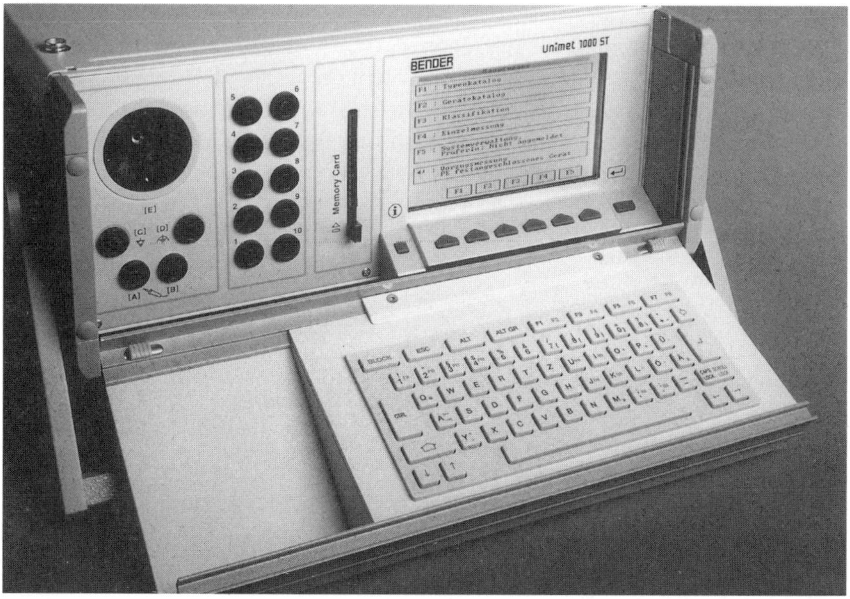

Bild 12.3 Prüfgerät zum Prüfen von medizinischen elektrischen Geräten Unimet 1000 ST (Bender)

Diese Vielzahl der möglichen und jede für sich wesentlichen Einwirkungen eines fehlerhaften medizinischen elektrischen Gerätes macht deutlich, wie sorgfältig die Prüfung dieser Geräte erfolgen muß. Die erforderlichen Prüfschritte werden in Tafel 12.4 und 12.5 aufgeführt. In Anbetracht dieses Sachverhalts, und weil die Prüfungen in den ambulanten medizinischen Einrichtungen meist unter erschwerten Bedingungen erfolgen, sollte nur ein in der Prüfung dieser medizinischen elektrischen Geräte erfahrener Prüfer mit derartigen Arbeiten betraut werden.

Die Prüfschaltungen sowie weitere Informationen können [2.55] entnommen werden.

Tafel 12.4 Prüfprogramm der ortsveränderlichen elektrischen Geräte, die nicht als medizinische elektrische Geräte gelten. Die Prüfung beruht auf den Vorgaben von DIN VDE 0702 [2.56]. Bereits berücksichtigt wurden die Veränderungen, die sich aus der z. Z. erfolgenden Überarbeitung von DIN VDE 0701 Teil 1 ergeben werden.

Prüfschritt	Prüfaufgabe	Prüfmethode	Grenzwert
Besichtigen	Feststellen des Zustandes, Vorhandensein von CE-Kennzeichnung und VDE-Prüfzeichen/GS-Zeichen	Gründliches Betrachten	
Messen des Schutzleiterwiderstandes RSL	niederohmige Verbindung aller leitfähigen berührbaren Teile mit dem eingangsseitigen Anschluß	Widerstandsmessung mit 4 bis 24 V und mindestens 0,2 A DC oder AC	0,3 Ohm bis 5 m, + 0,1 Ohm je weitere 7,5 m, maximal 1 Ohm
Messen des Widerstandes der Isolierungen Ri oder Messen des Ableitstromes ISL bzw. IB	Nachweis des Isoliervermögens, d.h. des Zustandes der Isolierungen und der Beschaltungen	Widerstandsmessung mit 500 V DC und max 3,5 mA Messung des [1]) – Schutzleiterstromes Skl I – Berührungsstromes Skl II/III	0,5 MOhm Skl I 1 MOhm Skl II 250 kOhm Skl III 3,5 mA 0,5 mA
Funktionsprüfung	Ordnungsgemäßer Zustand	vom Prüfer festzulegen	
Kontrolle der Beschriftungen	Ausreichende Information über bestimmungsgemäße Anwendung		

[1]) Die Messungen des Schutzleiter- bzw. des Berührungsstromes können direkt oder als Differenzstrommessung oder mit der Methode der Ersatzableitstrommessung erfolgen.

Prüfprotokolle für die Wiederholungsprüfungen
Notwendig ist auch hier ein Prüfprotokoll, das die Besonderheiten einer ambulanten medizinischen Einrichtung berücksichtigt, und mit dem die festgestellten Mängel und die zu deren Behebung notwendigen Maßnahmen dokumentiert werden.
Wie auch bei der Erstprüfung sind die wesentlichen Angaben gegebenenfalls als Anlage zum Protokoll aufzuführen und dem Kunden zu übergeben bzw. im eigenen Betrieb zu dokumentieren. Für die Wiederholungsprüfung der Geräte ist es ebenfalls sinnvoll, ein den besonderen Sicherheitsbedürfnissen einer ambulanten Einrichtung angepaßtes Prüfprotokoll zu verwenden, wie es im Bild 12.4 (S. 175) vorgeschlagen wird.

Tafel 12.5 *Prüfprogramm der ortsveränderlichen medizinischen elektrischen Geräte. Die Prüfung beruht auf den Vorgaben von DIN VDE 0751 [2.58].*

Prüfschritt	Prüfaufgabe	Prüfmethode	Grenzwert
Besichtigen	Feststellen des Zustandes, Vorhandensein von CE-Kennzeichnung und VDE-Prüfzeichen/GS-Zeichen	Gründliches Betrachten	
Messen des Schutzleiterwiderstandes RSL	niederohmige Verbindung aller leitfähigen berührbaren Teile mit dem eingangsseitigen Anschluß	Widerstandsmessung mit 4 bis 24 V und mindestens 0,2 A DC oder AC, bei DC in beiden Polaritäten messen	Geräte mit – Schutzkontaktstecker 0,3 Ohm, – Gerätestecker/Schutzleiteranschlußklemme 0,2 Ohm – Netzanschlußleitung 0,1 Ohm
Messen des Widerstandes der Isolierungen Ri (nur wenn Zweifel am ordnungsgemäßen Zustand bestehen, Entscheidung des Prüfers)	Nachweis des Isoliervermögens, d.h. des Zustandes der Isolierungen und der Beschaltungen zwischen Netzteil und Körper bzw. berührbare leitfähigen Teilen	Widerstandsmessung mit 500 V DC und max 5 mA	2 MOhm Skl I 7 MOhm Skl II, bei intrakardinaler Anwendung 70 MOhm
Messen des Geräteableitstroms IGA	Nachweis des Isoliervermögens zwischen Netzteil und Anwendungsteil	Strommessung kann - direkt - als Differenzstrom - als Ersatzableitstrom erfolgen	0,5 mA (siehe DIN VDE 0751)
Messen des Patientenableitstroms I PA	Nachweis des Isoliervermögens zwischen Anwendungsteil und berührbaren leitfähigen Teilen		Geräte Typ B/BF 0,1 mA Typ CF 0,01 mA (siehe DIN VDE 0751)
Funktionsprüfung	Ordnungsgemäßer Zustand	vom Prüfer festzulegen	
Kontrolle der Beschriftungen	Ausreichende Information über bestimmungsgemäße Anwendung		

Alle Prüfprotokolle einschließlich ihrer Anlagen sind vom Elektrofachbetrieb im Interesse

– des Nachweises der Prüfung und
– der Information des Prüfers über die durchgeführten Messungen sowie die Meßergebnisse

längere Zeit d.h. mindestens über 2 bis 3 Prüfperioden aufzubewahren. Dies gilt auch für die Checklisten der Prüfung.
Dem Betreiber ist zu empfehlen, alle Prüfprotokolle in einem sogenannten Prüfbuch [2.37] aufzubewahren, um gegebenenfalls gegenüber den Vertretern des Amtes für Arbeitsschutz oder der Berufsgenossenschaft den Nachweis der Prüfung antreten zu können.

Elektrofachbetrieb "*Sicherheit durch Elektrotechnik*" GmbH
Spezialbetrieb für das Errichten und Prüfen elektrischen Anlagen in ambulanten medizinischen Einrichtungen

Bestätigung und Protokoll einer Wiederholungsprüfung
der elektrischen Anlage der ambulanten medizinischen Einrichtung

...., ...Straße Nr____
in...
Hiermit wird bestätigt, daß diese Anlage, Auftragsnummer ....nach dem derzeitigen Stand der Technik geprüft wurde. Dabei sind insbesondere die Vorgaben und Anforderungen aus
* **DIN VDE 0105 Teil 100 "Betrieb von elektrischen Anlagen"**
und
* **DIN VDE 0107 "Starkstromanlagen in Krankenhäusern und medizinisch genutzten Räumen außerhalb von Krankenhäusern"**
und
....
beachtet worden.
Vor dem Beginn der Wiederholungsprüfung wurde vom Betreiber/verantwortlichen Leiter der ambulanten medizinischen Einrichtung geprüft, ob die ursprünglich festgelegte Zuordnung der Anwendungsgruppen zu den Räumen noch den derzeitigen Erfordernissen entspricht. Das Ergebnis dieser Einschätzung und gegebenenfalls die erforderlichen Änderungen werden auf der Rückseite dieses Protokolls genannt.
Es wird bestätigt, daß die elektrische Anlage bei bestimmungsgemäßem Gebrauch und unverändertem Zustand sowie unter Beachtung der gegebenenfalls auf der Rückseite dieses Protokolls angegebenen Veränderungen eine sicheres Benutzen und Bedienen gewährleistet.

Die Meß- und Prüfergebnisse (Anlage 2) befinden sich mit diesem Protokoll/Bestätigung im Prüfbuch/............. bei...................... .

Die nächste Wiederholungsprüfung der Anlage ist für den..........vorgesehen.

| Ort, Datum | Unternehmer/Geschäftsführer | verantwortlicher Prüfer |

Bild 12.4 *Vorschlag für ein Protokoll der Wiederholungsprüfung der elektrischen Anlage einer ambulanten medizinischen Einrichtung*

((Seite 2 Protokoll der Wiederholungsprüfung))

Bestätigung der Übergabe/Übernahme der Ergebnisse der Wiederholungsprüfung

Der Vertreter des Betreibers/Nutzers der umseitig beschriebene elektrische Anlage der ambulanten medizinischen Einrichtung ....
....
Herr/Frau............................wurde am..................... über die Ergebnisse der Wiederholungsprüfung vom ....sowie notwendige Veränderungen an der Anlage informiert.
Es besteht Übereinstimmung zwischen dem Auftraggeber/Nutzer und dem Vertreter des Elektrofachbetriebs der die Prüfung vorgenommen hat, daß folgende/keine[1]) Veränderungen an der elektrischen Anlage erforderlich sind:
1...Raum.......................Termin..........
2...Raum....................... Termin..........
3. ....Raum.......................Termin..........
Mit diesem Protokoll werden dem Betreiber/Auftraggeber folgende Anlagen/Unterlagen (aktueller Stand vom.........) übergeben und von ihm übernommen:
1. Raumbuch mit aktuellem Stand/Ergänzungen
2. Meß-und Prüfprotokolle[1])
3. ....
4. ....

Bemerkungen...
....

---------------------------   --------------------------------   ---------------------------------
       Ort/Datum   Errichter/Auftragnehmer   Betreiber/Auftraggeber
1) Nichtzutreffendes streichen

Bestätigung der Zuordnung der Räume zu den Anwendungsgruppen

der ambulanten medizinischen Einrichtung...
....

Es wird von mir bestätigt, daß die im Raumbuch vom........................ angegebene Zuordnung der Räume zu den Anwendungsgruppen erhalten geblieben ist bzw. in folgenden Fällen geändert wurde:
1. Raum................................Änderung von Gruppe ..... in Gruppe ....
2. Raum................................Änderung von Gruppe ......in Gruppe........
3.Raum................................ Änderung von Gruppe ......in Gruppe........
Bemerkung..
....
Leiter/Verantwortlicher der Einrichtung...
....

   Ort/Datum ....   Unterschrift ....

Bild 12.4   *Vorschlag für ein Protokoll der Wiederholungsprüfung der elektrischen Anlage einer ambulanten medizinischen Einrichtung*

Frage 12.1 Was gehört zur Übergabedokumentation der elektrischen Anlage einer ambulanten medizinischen Einrichtung?

Zu dieser Dokumentation gehören alle Unterlagen, die für das bestimmungsgemäße Betreiben der elektrischen Anlage durch den Auftraggeber erforderlich sind. Da der Betreiber die Notwendigkeit der Dokumentation nicht oder nur eingeschränkt beurteilen kann, hat der Errichter festzulegen, welche Unterlagen benötigt und übergeben werden. Dabei sind zu berücksichtigen:

- alle die Funktion der elektrischen Anlage sowie etwaige Fehler, Reparaturen usw. betreffenden Zusammenhänge,
- die Sicherheit und das notwendige/zu erwartende Verhalten der Personen, die mit der Anlage in Berührung kommen (Mitarbeiter, Patienten) sowie
- das Bildungsniveau, etwaige Behinderungen usw. der genannten Personen.

In jedem Fall erforderlich ist die Übergabe folgender Unterlagen:

- Übersichtsschaltpläne der Schaltanlagen und Verteiler in einpoliger Darstellung,
- Elektroinstallationspläne nach DIN 40719 Teil 5,
- Stromlaufpläne von Steuerungen,
- Prüfbuch/Prüfprotokoll mit den Prüfergebnissen,
- Dokumentation und Hinweise zum Betreiben der medizinischen elektrischen Geräte,
- Dokumentation und Hinweise zum Betreiben der elektrischen Geräte,
- Bedienanleitung der elektrischen Anlage der Einrichtungen für das Personal mit Hinweisen auf das erforderliche sicherheitsgerechte Verhalten sowie
- Übersichtsschaltplan und Installationsplan je Verteiler.

Zu beachten ist, daß die übergebene Dokumentation den aktuellen Stand der Anlage erfaßt und daß jeweils das Datum der letzten Revision angegeben ist.

Frage 12.2 Wie wird die Wirkungsweise der Schutzmaßnahmen geprüft?

Vorgaben für die Prüfungen können der Norm DIN VDE 0100 Teil 610 und in sehr ausführlicher Form der Literatur entnommen werden [3.1] [3.26]. Entsprechend den besonderen Bedingungen einer medizinischen Einrichtung muß auf die sorgfältige und vollständige Durchführung der einzelnen Prüfschritte besonderer Wert gelegt werden. Wichtig ist auch, daß der Prüfer über ausreichende Erfahrungen verfügt, um die Prüfung sorgfältig und mit vollem Verständnis für die einzelnen Prüfabläufe und Prüfergebnisse vornehmen zu können. Besonders hinzuweisen ist darauf, daß ein Betätigen der Prüftasten von Isolationsüberwachungsgeräten oder Fehlerstromschutzeinrichtungen nicht als Prüfung der Wirksamkeit der Schutzmaßnahme angesehen werden darf. Mit diesem Betätigen wird lediglich die Funktion der Schutzeinrichtung kontrolliert.

Anhang

A.1 Fachausdrücke und ihre Definitionen

Elektrotechnische sowie damit unmittelbar verbundene medizinische Fachausdrücke und ihre Definitionen
Quellen: VBG 4 [1.1], DIN VDE 0100 Teil 200 [2.3] , DIN VDE 0107 [2.37], DIN VDE 0751 [2.55] u.a. Normen (teilweise sinngemäß)

A

Ableitstrom
Strom, der im fehlerfreien Stromkreis/ Gerät zur Erde oder zu einem fremden leitfähigen Teil fließt.

Abschaltbedingung
Bedingung für die Kennwerte einer Schutzmaßnahme, deren Wirksamkeit auf der schnellen Abschaltung des gefährlichen Zustandes beruht.

Ambulante medizinische Einrichtung
Einrichtung, Gebäude oder Raumgruppen außerhalb eines Krankenhauses, in denen Menschen medizinisch untersucht und/oder behandelt werden und deren Räume wegen ihrer medizinischen Nutzung einer Anwendungsgruppe zugeordnet werden.

Anpassung
Verändern einer bestehenden Anlage derart, daß ihre Gebrauchsfähigkeit und/oder Elektrosicherheit den für neue Anlagen geltenden Vorgaben entsprechen.

Anwendungsgruppe
Rangordnung medizinisch genutzter Räume bezüglich der Ausführung der elektrischen Anlagen, insbesondere hinsichtlich der Maßnahmen zum Schutz gegen elektrischen Schlag und der Anforderungen an die Stromversorgung.

Anwendungsteil
Teil eines medizinischen elektrischen Geräts, das bei bestimmungsgemäßer Anwendung im körperlichen oder elektrischen Kontakt mit dem Patienten steht.

Arbeitsschutz
Summe der rechtlichen, organisatorischen, medizinischen und technischen Maßnahmen, die zum Schutz der körperlichen und geistigen Unversehrtheit und der Persönlichkeitsrechte der Arbeitnehmer bei der Arbeit getroffen werden müssen. Die Maßnahmen des Arbeitsschutzes führen zu Sicherheit und Gesundheitsschutz am Arbeitsplatz.

Arbeitsverantwortlicher
Person, der die unmittelbare Verantwortung für das Durchführen der Arbeit übertragen wurde. Hierzu gehören auch die Belange des Arbeitsschutzes.

Arztpraxis
Ambulante medizinische Einrichtungen niedergelassener Ärzte außerhalb von Krankenhäusern, in denen Patienten ambulant behandelt werden.

B

Basisschutz (Berührungsschutz)
Schutz gegen direktes Berühren unter Spannung stehender Teile.

Bemessungswert, Bemessungsbedingung
Wert einer Größe, für den das Erzeugnis unter bestimmten Umgebungs- und Betriebsbedingungen bemessen wurde (früher Nennwert), z. B. Bemessungsfehlerstrom (üblich ist Nennfehlerstrom).

Berührungsspannung
Teil einer Fehlerspannung, der bei einer gleichzeitigen Berührung von zwei leitenden Teilen an der berührenden Person anliegt.

Berührungsstrom
Strom, der von berührbaren leitfähigen Teilen, die nicht mit dem Schutzleiter verbunden sind, bei der Handhabung des Gerätes über die bedienende Person zur Erde fließen kann (s. Körperstrom).
Anmerkung: Ein Berührungsstrom kann u.U. auch bei der Berührung anderer Teile entstehen und nicht zur Erde fließen.

Besichtigen, Sichtprüfung
Teil der Prüfung, Feststellen des Zustandes durch bewußtes Betrachten.

Bestandsschutz
Eigenschaft einer Anlage, die nach den geltenden Normen errichtet wurde und für die durch dazu berechtigte Institutionen keine Anpassungsforderung erhoben wurde.

Bestimmungsgemäße(r) Verwendung/Gebrauch, betriebsmäßig
Anwendung unter den Bedingungen und entsprechend den Nenn-(Bemessungs)-werten
- für die das Gerät nach den Angaben seines Herstellers/Importeurs geeignet ist oder
- die sich aus der Bauart und Ausführung üblicherweise ergeben.

Anmerkung: Hierzu zählen auch Bedienung, Wartung, Befestigung, Einsatzort usw. sowie das voraussehbare Fehlverhalten der Anwender.

Betriebsmittel
Alle Gegenstände, die zum Zweck der Umwandlung, Übertragung, Verteilung und Anwendung elektrischer Energie benutzt werden können.

Bleigleichwert
Angabe der Eigenschaft eines Baustoffes/Bauteils, die Intensität der Röntgenstrahlung im gleichen Maß abzuschwächen wie eine Bleischicht in entsprechender Dicke in mm.

Brandschutz (durch RCD)
Schutz gegen einen elektrisch gezündeten Brand bei Isolationsfehlern zwischen Außenleiter und Erde.

D
Diagnose
Sammelbezeichnung für alle Verfahren, die zum Klären einer Krankheitsursache angewandt werden. Sie kann durch Befragung (Anamnese), körperliche, und gegebenenfalls auch durch apparative und Laboruntersuchungen vorgenommen werden. Unterschieden wird auch zwischen
- morphologischer Befundung und
- funktioneller Befundung.

Methode Morphologische Befundung
Prinzip: Untersuchung mit dem Sichtbarmachen durch Sicht- oder Bildgewinnungsverfahren

Endoskopie
Ausleuchtung und Inspektion von Körperhohlräumen und Hohlorganen mit Hilfe eines röhren- oder schlauchförmigen Instrumentes (Endoskop), das mit einem optischen System aus Objektiv und Okular, einer Kaltlicht-Einspiegelungsvorrichtung und meist mit Spül- und Absaugvorrichtung ausgestattet ist. Zur diagnostischen Endoskopie ergänzt mit der Möglichkeit einer Gewebeprobe (Biopsie).

Nuklearmedizinische Diagnostik
Beurteilung von Form und Struktur sowie Funktion innerer Organe durch Anwendung radioaktiver Substanzen und deren Messung mittels Gammakamera bzw. durch Messung der Radioaktivität von Körperausscheidungen.

Röntgendiagnostik
Darstellung von Organen und Organteilen unter Anwendung der Röntgenstrahlung auf einer photographischen Platte (Röntgenaufnahme) oder auf einem fluoreszierenden Bildschirm (Röntgendurchleuchtung).

Ultraschalldiagnostik
Darstellung von Organen und Organteilen durch Anwendung von Ultraschall als Impulsecho- oder Dauerschallverfahren.

Methode: Funktionelle Befundung
Prinzip: Messungen im oder am Menschen bzw. durch Probeentnahme und Analyse im Labor
Messung der Körpertemperatur oder der Wärmestrahlung des menschlichen Körpers.

Elektrokardiographie (EKG)
Registrierung der Aktionspotentiale des Herzens, die von der Körperoberfläche oder intrakardial, d.h. aus dem rechten Herzen, abgeleitet und als Kurven aufgezeichnet werden.

Elektroenzephalographie (EEG)
Registrierung von Potentialschwankungen des Gehirns, die von auf der Kopfhaut aufgebrachten Elektroden erfaßt, verstärkt und dann aufgezeichnet werden

Elektromyographie (EMG)
Ableitung der Aktionsströme des Muskels durch Nadelelektroden zur Diagnostik von Erkrankungen der Muskulatur.

Elektrogastrographie (EGG)
Endoskopische oder externe Ableitung der Aktionsströme des Magens.

Elektromanometrie
Blutdruckmessung über einen arteriell liegenden Katheter mit Hilfe eines Kathetertipmanometers

Biochemische Diagnostik
Entnahme und Untersuchung von Proben (Körperflüssigkeit, Ausscheidungen, Blut).

Differenzstrom
Summe der Momentanwerte der Ströme, die am netzseitigen Anschluß eines Gerätes durch alle aktiven Leiter fließen.

**Differenzstromschutzschalter/
DI-Schutzschalter**
(auch spannungsabhängige RCD)
Schutzschalter, der beim Auftreten eines bestimmten Differenzstromes abschaltet; die Funktion der das Abschalten auslösenden Elektronik ist von der Netzspannung abhängig

E
Elektrische Anlage (eines Gebäudes)
Alle einander zugeordneten, in ihren Kenngrößen abgestimmten Betriebsmittel, die gemeinsam einen Zweck (eine Funktion) erfüllen.

**Elektrofachkraft, Elektro-Fachmann/
Fachfrau** (für die Prüfung)
Person, die die fachliche Qualifikation für das Errichten, Ändern und Instandsetzen elektrischer Anlagen und Betriebsmittel sowie ausreichende Erfahrungen und Kenntnisse über das Prüfen von Anlagen und Betriebsmitteln sowie die dabei erforderlichen Maßnahmen des Arbeitsschutzes aufweist.

Ersatzableitstrom, Ersatzgeräteableitstrom
Ableitstrom, der nicht unter betriebsmäßigen Bedingungen des Prüflings (Gerätes) sondern z.B. mit einer Meßschaltung gewonnen und dann auf die

Betriebsbedingungen umgerechnet wurde.

Ersatzpatientenableitstrom
Strom, der bei Anwendung einer den Patienten nachbildenden Meßschaltung vom Anwendungsteil zu anderen Teilen fließt.

Erproben
Teil der Prüfung, Nachweis bestimmter Eigenschaften des Prüflings durch den Ablauf elektrischer und/oder mechanischer Funktionen.

Erstprüfung
Prüfung eines Erzeugnisses vor seiner ersten Inbetriebnahme, nach einer Änderung oder Instandsetzung durch den Betreiber.

F
Fehlerschutz
Schutz bei indirektem Berühren. Schutzmaßnahme, die bei einem Versagen des Basisschutzes gefährliche Auswirkungen der Elektrizität für Menschen, Tiere und Sachwerte verhindert.

Fehlerstrom (s. Ableitstrom, Differenzstrom)
Strom, der bei einem Isolationsfehler über die Fehlerstelle fließt.

Fremdes leitfähiges Teil
Leitfähiges, nicht zur Elektroanlage gehörendes Teil (auch Fußboden und Wand), das ein Potential einführen (einschleppen) kann.

G
Gerät
Betriebsmittel, das eine abgeschlossene, selbständige Funktion ausübt.

Gehäuseableitstrom
Strom, der vom Gehäuse oder dessen Teilen die bei bestimmungsgemäßem Gebrauch berührt werden können (außer Anwendungsteil), durch eine andere leitfähige Verbindung zur Erde oder einem anderen Teil des Gehäuses fließt.

Geräteableitstrom
Ableitstrom, der vom Netzteil über die Isolierungen zur Erde fließt, wenn das Anwendungsteil mit dem Gehäuse leitend verbunden ist.

H
Hauptpotentialausgleich (auch zentraler Potentialausgleich)
Verbindung der fremden leitfähigen Teile/Systeme eines Gebäudes an einer zentralen Stelle, zumeist an der Einspeisestelle der Elektroenergie dieses Gebäudes.

I
Isolationswiderstand
Eigenschaft eines elektrotechnischen Erzeugnisses, mit der das Isoliervermögen und damit der Zustand der Isolation beschrieben wird. Mit Gleichspannung gemessener ohmscher Widerstand der Isolation.

K
Kennwert
Wert einer Größe, mit dem bestimmte kennzeichnende Eigenschaften eines Erzeugnisses beschrieben werden.

Kontrolle
s. Besichtigen

Körperstrom
Strom, der durch den Körper des Menschen oder Nutztieres fließt (s. Berührungsstrom).

M
Medizinisch genutzter Raum
Raum, in dem bestimmungsgemäß medizinische Untersuchungen und/oder Therapien vorgenommen werden.

Medizinisches elektrisches Gerät
Elektrisches Gerät oder Anlagenteil, das bestimmungsgemäß für Zwecke der Diagnostik und/oder Therapie eingesetzt wird und bei seiner Anwendung in körperlichem und/oder elektrischem Kontakt mit dem Patienten steht. Diese Geräte müssen den dafür geltenden

Normen [1.8] und dem Medizinproduktegesetz [1.24] entsprechen.

Medizinisches elektrisches System
Kombination von medizinischen elektrischen Geräten oder mindestens je einem medizinischen und einem nicht medizinischen elektrischen Gerät, die eine gemeinsame vorgegebene Funktion haben und durch eine funktionelle Verbindung (Kopplung) und/oder eine ortsveränderliche Mehrfachsteckdose verbunden sind. Zum System gehört das zu seinem Anwenden nötige und vom Hersteller in den Begleitpapieren aufgeführte Zubehör.

Medizinisches Personal
Personal einer medizinischen Einrichtung, das unter der Aufsicht/Anleitung eines Mediziners an Diagnosen, Therapien oder damit in direktem Zusammenhang stehenden Tätigkeiten beteiligt ist.

Messen
Teil der Prüfung, Nachweis von Eigenschaften durch das Messen kennzeichnender Größen.

N
Niederohmig
Bezeichnung für den Widerstand eines Schutz- oder Potentialsausgleichsleiters, einer Leiterschleife oder einer anderen Leiterbahn, wenn dessen Wert etwa 1 W oder weniger beträgt.
Anmerkungen: Als Niederohmbereich wird bei Widerstandsmeßgeräten z. B. der Meßbereich von 0 bis 30 W bezeichnet. Je nach Anwendungsfall kann ein anderer Absolutwert als niederohmig angesehen werden.

Neutralleiter (Kurzzeichen N)
Mit dem Netzmittelpunkt/-sternpunkt verbundener Leiter, der elektrische Energie übertragen kann.

Nulleiter
Frühere Bezeichnung für den PEN-Leiter, wird fälschlicherweise auch für den Neutralleiter benutzt.

O
Örtlicher (zusätzlicher) **Potentialausgleich**
Verbindung der an einem Ort vorhandenen fremden leitfähigen Teile/Systeme.

Ordnungsgemäßer Zustand
Übereinstimmung mit den aktuellen Vorgaben der Normen, (bei Anlagen mit Bestandsschutz übereinstimmung mit den zum Zeitpunkt des Errichtens geltenden Normen wenn keine Mängel festgestellt werden).

P
Patientenableitstrom
Strom, der vom Anwendungsteil über den Patienten zur Erde oder zu einem leitenden Teil fließt.

Patientenumgebung (auch Patientenposition)
Räumlicher Bereich, in dem beabsichtigt (bestimmungsgemäß) oder unbeabsichtigt eine Verbindung zwischen dem Patienten und Teilen des zu betrachtenden Systems (elektrische Anlage) oder anderen, Teile dieses Systems berührenden Personen entstehen kann.
(Der als Patientenumgebung zu betrachtende Bereich ist maßlich festgelegt: s. Bild 4.1).

PEN-Leiter
Geerdeter Leiter, der zugleich die Funktionen des Neutralleiters und des Schutzleiters erfüllt.

Potentialausgleich
Schutzmaßnahme, die eine Gefährdung durch unterschiedliche Potentiale gleichzeitig berührbarer Teile verhindert.

Prüfen, Prüfung
Maßnahme zum Feststellen des Zustandes eines Erzeugnisses, seiner Eigenschaften und Merkmale entsprechend den in Normen festgelegten Vorgaben.

R
Raumgruppe
Mehrere Räume einer medizinischen Einrichtung, die räumlich und/oder

183

durch medizinische Aufgaben oder durch elektrische Geräte funktionell miteinander verbunden sind.

S
Schaltgerätekombination
Schaltschrank, Verteiler o.ä. in dem mehrere Schaltgeräte mit den zugehörigen Betriebsmitteln zum Steuern, Regeln, Messen usw. sowie den Verbindungen und Befestigungselementen unter Verantwortung des Herstellers zusammengefügt wurden.

Schutz bei direktem Berühren
(s. Zusatzschutz)

Schutz bei indirektem Berühren
(s. Fehlerschutz)

Schutz gegen Berühren
(s. Basisschutz)

Schutzisolierung
Schutzmaßnahme, bei der durch eine zusätzliche oder verstärkte Isolierung erreicht wird, daß im Fall einer Berührung selbst bei einem Versagen der Basisisolierung keine gefährlichen Berührungsströme fließen können.

Schutzleiter (Kurzzeichen PE oder PEN) Leiter, der für einige Schutzmaßnahmen notwendig ist, um berührbare leitende Teile z.B. mit dem Erder oder dem geerdeten Punkt der Stromquelle zu verbinden.

Sicherheit
Zustand bzw. Eigenschaft eines Gerätes, wenn es den geltenden Normen und den gegebenenfalls darüber hinaus geltenden Vorgaben entspricht, so daß die Auswirkungen der Elektrizität auf ungefährliche Werte begrenzt sind.
Anmerkung: Die in den Normen enthaltenen Festlegungen sind die Mindestanforderungen an die Sicherheit. Für bestimmte Bereiche können durch dazu berechtigte Gremien weitere Festlegungen getroffen werden.

Sicherheitsbeleuchtung
Beleuchtung, die zum unfallfreien Verlassen von Gebäuden und zum für alle Beteiligten ungefährlichen Beenden der beim Ausfall der Normalbeleuchtung ablaufenden Tätigkeiten ausreicht.

Sicherheitsklasse
Einteilung der medizinischen elektrischen Geräte nach Klassen. Unterschieden werden:
Typ B für äußere Anwendung am Patienten: Anwendungsteile sind nicht isoliert.
Typ BF für äußere Anwendung am Patienten: Anwendungsteile sind isoliert.
Typ CF für äußere und intrakardiale Anwendung am Patienten mit isoliertem Anwendungsteil.

Sicherheitstromversorgung
Stromversorgungsanlage, die dazu bestimmt ist, im Fall eines Ausfalls der normalen Stromversorgung, die Funktion aller für die Sicherheit von Personen notwendigen Betriebsmittel aufrecht zu erhalten.
Es wird unterschieden zwischen der *notwendigen* und einer *zusätzlichen* Sicherheitsstromversorgung
Bemerkung: In medizinischen Einrichtungen schließt dies alle Rahmenbedingungen ein, die zu Pflege, Betreuung usw. der Patienten benötigt werden.

Spannungsqualität
Eigenschaften der elektrischen Spannung (Konstanz, Einhaltung von Toleranzen, frei von Oberschwingungen, Frequenz usw.), die zum ordnungsgemäßen Erfüllen aller jeweils notwendigen Aufgaben der bestimmungsgemäß zu versorgenden Verbrauchsgeräte erforderlich sind.

T
Therapie
Behandlung von Krankheiten, Bezeichnung für alle Heilverfahren; je nach Einsatz von Hilfsmitteln und medizinischen Geräten bzw medizinisch-elektrischen Geräten unterscheidet man:

Aerosoltherapie
Inhalationstherapie mit Einatmung gelöster, zu Nebel zerstäubter Medikamente Aerosole mit einer Teilchengröße 10 µm bei Atemwegserkrankungen.

Balneotherapie
Behandlung mit Bädern aus natürlichen Heilquellen, mit Peloiden (Schlamm) und Gasen sowie mit Inhalationen und Trinkkuren.

Chemotherapie
Einsatz von naturlich vorkommenden oder synthetisch hergestellten niedermolekularen Substanzen zur spezifischen Behandlung von Infektionserregern und Tumorzellen im Organismus.

Elektrotherapie
Die Anwendung des elektrischen Stromes, z. B. Behandlung mit Wechselströmen hoher Frequenz (Hochfrequenzwärmetherapie), konstant fließendem frequenzlosem Gleichstrom (Galvanisation), niederfrequenten Gleichstromimpulsen (Niederfrequenztherapie).

Hydrotherapie
Methodische Anwendung von Wasser verschiedener Temperatur und Erscheinungsform: fest (Kryotherapie), flüssig (Wasser oder wasserhaltige kalte oder warme Stoffe) oder als Wasserdampf. Zur Hydrotherapie gehören auch Waschungen, Wickel, Auflagen, Packungen, Gußbehandlungen, medizinische Bäder mit Zusätzen, Teilbäder (Arm-, Fuß-, Sitzbäder).

Phototherapie
Lichttherapie durch Anwendung der optischen Strahlung im Wellenlängenbereich von 100 nm bis 200 nm.

Strahlentherapie
Anwendung ionisierender Strahlung zur Behandlung bösartiger Gewebebildungen, allein oder kombiniert mit chirurgischen oder chemotherapeutischen Maßnahmen.

Ultraschalltherapie
Anwendung hochfrequenten Ultraschalls mit einer Frequenz oberhalb des Hörschalls (175-800 kHz) bei apparativ festgelegter Leistung (1...5 W) zu Heilzwecken.

Trennen
Unterbrechen der Einspeisung durch Abschalten von jeder elektrischen Energiequelle

V
Verantwortliche Elektrofachkraft
Elektrofachkraft, der vom Unternehmer die Leitung und Aufsicht für ein bestimmtes Arbeitsgebiet übertragen wurde (siehe Arbeitsverantwortlicher).

Z
Zusatzschutz
Schutz bei direktem Berühren

A.2 Literaturverzeichnis

1 Rechtsvorschriften, sonstige Vorgaben und Richtlinien

[1.0]	Unfallverhütungsvorschrift VBG 1 Allgemeine Vorschriften
[1.1]	Unfallverhütungsvorschrift VBG 4 Elektrische Anlagen und Betriebsmittel mit Durchführungsanweisungen und Anhang 2 Anpassungsforderungen
[1.2]	Unfallverhütungsvorschrift VBG 125
[1.3]	Energiewirtschaftsgesetz (ENWG)
[1.4]	2. Durchführungsverordnung zum Energiewirtschaftsgesetz (Zweite Verordnung zur Durchführung des Gesetzes zur Förderung der Energiewirtschaft)
[1.5]	Verordnung über allgemeine Bedingungen für die Elektrizitätsversorgung von Tarifkunden (AVBEltV)
[1.6]	Technische Anschlußbedingungen für den Anschluß an das Niederspannungsnetz (TAB)
[1.7]	Gesetz über technische Arbeitsmittel (Gerätesicherheitsgesetz [GSG])
[1.8]	Medizinische Geräteverordnung (MedGV)
[1.9]	Niederspannungsrichtlinie; Richtlinie der EU zur Angleichung der Rechtsvorschriften der Mitgliedsstaaten betreffend elektrische Betriebsmittel
[1.10]	EMV-Richtlinie; Richtlinie der EU über die elektromagnetische Verträglichkeit
[1.11]	Maschinenrichtlinie; Richtlinie der EU über Maschinen
[1.12]	Arbeitsschutzgesetz (ArbSchG)
[1.13]	Jugendarbeitsschutzgesetz (Gesetz zum Schutze der arbeitenden Jugend (JArbSchG)
[1.14]	Arbeitsstättenverordnung (Verordnung über Arbeitsstätten; ArbStättVO)
[1.15]	Arbeitsschutzrichtlinie ASR 7/3 Künstliche Beleuchtung
[1.16]	– ASR 7/4 Sicherheitsbeleuchtung
[1.17]	– ASR 38/2 Sanitätsräume
[1.18]	Haftpflichtgesetz (HpflG)
[1.19]	Produkthaftungsgesetz (PrhG)
[1.20]	Gewerbeordnung (GewO)
[1.21]	Handwerksordnung (Gesetz zur Ordnung des Handwerks [HandwO]
[1.22]	Ordnungswidrigkeitengesetz (Gesetz über Ordnungswidrigkeiten [OWiG])
[1.23]	Gefahrstoffverordnung (GefStoffV)
[1.24]	Medizinproduktegesetz (MPG)
[1.25]	Richtlinie über aktive implatierbare medizinische Geräte
[1.26]	Krankenhaus- Bauverordnung (KhBauVo)
[1.27]	Musterbauordnung (MBO)
[1.28]	Geschäftshaus-Verordnung (GhVo)
[1.29]	Hochhaus-Verordnung (HochVo)
[1.30]	Richtlinien über brandschutztechnische Forderungen an Leitungsanlagen (RbALei)
[1.31]	Verordnung über elektrische Anlagen in explosionsgefährdeten Räumen (ElexV)
[1.32]	Garagenverordnung (GaragV)
[1.33]	Bauaufsichtliche Anforderungen an Elektrische Verriegelungen von Türen in Rettungswegen

2	**Normen für die elektrische Gebäudeinstallation**
[2.0]	DIN VDE 0100; Starkstromanlagen mit Nennspannungen bis 1000 V
[2.1]	Beiblatt 2 Verzeichnis der einschlägigen Normen
[2.2]	Beiblatt 5 Maximal zulässige Längen von Kabeln und Leitungen unter Berücksichtigung des Schutzes beim indirektem Berühren, des Schutzes bei Kurzschluß und des Spannungsfalls
[2.3]	Teil 200 Begriffe
[2.4]	Teil 300 Bestimmungen, allgemeine Merkmale
[2.5]	Teil 410 Schutz gegen elektrischen Schlag
[2.6]	Teil 420 Schutz gegen thermische Einflüsse
[2.7]	Teil 430 Schutz von Kabeln und Leitungen bei Überstrom
[2.8]	Teil 443 (E) Schutz gegen Überspannung infolge atmosphärischer Einflüsse
[2.9]	Teil 444 (E) Schutz gegen elektromagnetische Störungen
[2.10]	Teil 460 Schutz durch Trennen und Schalten
[2.11]	Teil 470 Anwendung der Schutzmaßnahmen
[2.12]	Teil 481 (E) Auswahl von Schutzmaßnahmen gegen gefährliche Körperströme in Abhängigkeit von äußeren Einflüssen
[2.13]	Teil 482 (E) Auswahl von Schutzmaßnahmen; Brandschutz
[2.14]	Teil 510 Allgemeine Bestimmungen
[2.15]	Teil 520 Kabel- und Leitungssysteme (-anlagen)
[2.16]	Teil 530 Schaltgeräte und Steuergeräte
[2.17]	Teil 532 (E) Abschalt- und Meldeeinrichtungen zum Brandschutz
[2.18]	Teil 534 (E) Überspannungsschutzeinrichtungen
[2.19]	Teil 537 Geräte zum Trennen und Schalten
[2.20]	Teil 540 Erdung, Schutzleiter, Potentialausgleichleiter
[2.21]	Teil 550 Steckvorrichtungen, Schalter und Installationsgeräte
[2.22]	Teil 559 Leuchten und Beleuchtungsanlagen
[2.23]	Teil 560 Elektrische Anlagen für Sicherheitszwecke
[2.24]	Teil 610 Prüfungen, Erstprüfungen.
[2.25]	Teil 701 Räume mit Badewanne oder Dusche
[2.26]	Teil 703 Räume mit elektrischen Sauna-Heizgeräten
[2.27]	Teil 719 (E) Errichtung von Systemen mit Stromkreisen, die Betriebsmittel mit Begrenzung des Fehlerstroms enthalten und/oder der Möglichkeit von Gleichstromanteilen im Fehlerstrom
[2.28]	Teil 720 Feuergefährdete Betriebsstätten
[2.29]	Teil 730 Verlegen von Leitungen in Hohlwänden sowie in Gebäuden aus vorwiegend brennbaren Baustoffen
[2.30]	Teil 737 Feuchte und nasse Bereiche und Räume; Anlagen im Freien
[2.31]	DIN VDE 0105 Teil 100 Betrieb von elektrischen Anlagen
[2.32]	DIN VDE 0106 Schutz gegen elektrischen Schlag
[2.33]	Teil 1 Klassifizierung von elektrischen und elektronischen Betriebsmittel
[2.34]	Teil 100 Anordnung von Betätigungselementen in der Nähe berührungsgefährlicher Teile
[2.35]	Teil 101 Grundanforderungen an die sichere Trennung in elektrischen Betriebsmitteln
[2.36]	Teil 102 (E) Verfahren zur Messung von Berührungsstrom und Schutzleiterstrom
[2.37]	DIN VDE 0107 Starkstromanlagen in Krankenhäusern und medizinisch genutzten Räumen außerhalb von Krankenhäusern

[2.38]	DIN VDE 0108 Starkstromanlagen und Sicherheitsstromversorgungen in baulichen Anlagen für Menschenansammlungen
[2.39]	DIN VDE 0140 Schutz gegen elektrischen Schlag
[2.40]	Teil 1 (E) Gemeinsame Anforderungen für Anlagen und Betriebsmittel
[2.41]	Teil 479 (Vornorm) Wirkungen des elektrischen Stromes auf Menschen und Nutztiere
[2.42]	DIN VDE 0160 Ausrüstung von Starkstromanlagen mit elektronischen Betriebsmitteln
[2.43]	DIN VDE 0250 Teil 201 Isolierte Starkstromleitungen; Stegleitung
[2.44]	DIN VDE 0404 Geräte zur sicherheitstechnischen Prüfung von elektrischen Betriebsmitteln
[2.45]	DIN VDE 0413 (EN1557) Messen, Steuern, Regeln; Geräte zum Prüfen der Schutzmaßnahmen in elektrischen Anlagen, Teil 1 bis 9
[2.46]	DIN VDE 0470 Schutzarten durch Gehäuse
[2.47]	DIN VDE 0551 (EN 60742) Trenntransformatoren und Sicherheitstransformatoren
[2.48]	DIN VDE 0558 Teil 5 Batteriegestützte zentrale Sicherheitsstromversorgungs-Systeme für medizinische Einrichtungen
[2.49]	DIN VDE 0611 Niederspannungs-Schaltgeräte; Reihenklemmen für Kupferleiter
[2.50]	DIN VDE 0643 Selektiver Haupt-Leitungsschutzschalter, spannungsabhängig
[2.51]	DIN VDE 0660 Teil 500; NS-Schaltgerätekombinationen, typ- und teiltypgeprüft
[2.52]	DIN VDE 0660 Teil 504: Niederspannungsschaltgerätekombinationen, Besondere Anforderungen .... wenn zu deren Bedienung Laien Zutritt haben
[2.53]	DIN VDE 0702 T 1 Wiederholungsprüfungen an elektrischen Geräten
[2.54]	DIN VDE 0750 (EN 60601) Teil 1 Medizinische elektrische Geräte - Allgemeine Festlegungen für die Sicherheit
[2.55]	DIN VDE 0751 T. Instandsetzung, Änderung und Prüfung von medizinischen elektrischen Geräten
[2.56]	DIN VDE 0800 Teil 1 Fernmeldetechnik; Allgemeine Begriffe, Anforderungen und Prüfungen an die Sicherheit der Anlagen und Geräte
[2.57]	DIN VDE 0830 Alarmanlagen
[2.58]	DIN VDE 0833 Gefahrenmeldeanlagen für Brand, Einbruch und Überfall
[2.59]	DIN VDE 0834 Lichtruftechnik; Anlagen in Krankenhäusern, Pflegeheimen und ähnlichen Anstalten
[2.60]	DIN VDE 1000 (DIN 31100) T 2 Allgemeine Leitsätze für das sicherheitsgerechte Gestalten technischer Erzeugnisse; Allgemeine Leitsätze für das sichere Gestalten technischer Erzeugnisse - Begriffe der Sicherheitstechnik- Grundbegriffe
[2.61]	DIN VDE 1000 Teil 10 Anforderungen an die im Bereich der Elektrotechnik tätigen Personen
[2.62]	DIN 4102 Brandverhalten von Baustoffen und Bauteilen
[2.63]	DIN 18012 Hausanschlußräume; Planungsgrundlagen
[2.64]	DIN 80015 Teil 1 Elektrische Anlage in Wohngebäuden
[2.65]	DIN 18382 Elektrische Kabel- und Leitungsanlagen in Gebäuden
[2.66]	DIN 40008 Warnschilder und Zusatzschilder
[2.67]	DIN 67510/4 Langnachleuchtende Pigmente und Produkte

[2.68]	DIN 4848
[2.69]	DIN 6812 Medizinische Röntgenanlagen bis 300KV
[2.70]	DIN 5035
[2.71]	DIN 67505

3 Fachliteratur

[3.1]	*Bödeker, Kindermann:* Erstprüfung elektrischer Gebäudeinstallationen. Reihe Elektropraktiker-Bibliothek. Berlin, Verlag Technik
[3.2]	*Bödeker:* Prüfung ortsveränderlicher Geräte, Reihe Elektropraktiker - Bibliothek.Berlin, Verlag Technik
[3.3]	*Bödeker, Kindermann:* Fehlerstrom-Schutzschalter, Auswahl, Einsatz, Prüfung. Reihe Elektropraktiker-Bibliothek. Berlin, Verlag Technik 1997
[3.4]	*Egyptien, Schliephacke, Siller:* Unfallverhütungsvorschrift Elektrische Anlagen und Betriebsmittel (VBG 4), Erläuterungen und Hinweise, Deutscher Instituts Verlag, 50968 Köln
[3.5]	*Flügel:* Installation in medizinische genutzten Räumen außerhalb von Krankenhäusern nach DIN VDE 0107. Elektropraktiker Berlin 52 (1998) 8 und 9
[3.6]	*Frank*: Europäischer Installationsbus, ein Neues Geschäftsfeld für den Elektroinstallateur. Reihe Elektropraktiker-Bibliothek. Berlin, Verlag Technik
[3.7]	HEA - Merkblätter Elektro-Installation in Wohngebäuden; Allgemeine Planungsgrundlagen Empfehlungen
[3.8]	*Herhahn, Winkler*; Sicherheitsfibel für die Elektroinstallation nach VDE 0100. Würzburg, Vogel Verlag
[3.9]	*Hochbaum, Hof:* Kabel und Leitungsanlagen. Band 68 der VDE-Schriftenreihe. Berlin/ Offenbach, VDE-Verlag
[3.10]	*Hofheinz:* Schutztechnik mit Isolationsüberwachung. Berlin/Offenbach, VDE-Verlag
[3.11]	*Hofheinz:* Fehlerstrom-Überwachung in elektrischen Anlagen. Berlin/Offenbach, VDE-Verlag
[3.12]	*Karnowsky, Kionka, Vogt:* Prüfung der Schutzmaßnahmen - Band 36 der VDE Schriftenreihe. Berlin/Offenbach, VDE-Verlag
[3.13]	*Leidenroth*: SPS für das Elektrohandwerk, Buchreihe Bibliothek des Elektropraktikers. Berlin, Verlag Technik
[3.14]	*Leidenroth:* IEB-Praxis; Standardfunktionen und ihre Anwendung, Buchreihe Bibliothek des Elektropraktikers. Berlin, Verlag Technik
[3.15]	*Möbus, Kühne*: Computervernetzung in Handwerksbetrieben und Planungsbüros, Elektropraktiker-Bibliothek.Berlin, Verlag Technik
[3.16]	*Möller (*Hrsg.) u.a. Starkstromanlagen in Krankenhäusern und in andere medizinischen Einrichtungen; Erläuterungen zu DIN VDE 0107, Band 17 der VDE-Schriftenreihe Berlin/Offenbach, VDE-Verlag
[3.17]	*Müller R.* Schutz gegen elektrischen Schlag; DIN VDE 0100-410/01.97. Elektropraktiker 51 (1997) Hefte 5 bis 8. Berlin, Verlag Technik
[3.18]	*Nienhaus, Vogt:* Prüfungen vor Inbetriebnahme von Starkstromanlagen - Band 63 der VDE-Schriftenreihe. Berlin/Offenbach, VDE-Verlag 1995
[3.19]	*Raab:* Überspannungsschutz in Verbraucheranlagen; Auswahl, Errichtung, Prüfung. Elektropraktiker-Bibliothek. Berlin, Verlag Technik
[3.20]	*Rudolph* Einführung in DIN VDE 0100 Elektrische Anlagen von Gebäuden, Band 39 der VDE Schriftenreihe Berlin/Offenbach, VDE-Verlag

[3.21]	*Rudolph, Winter:* EMV nach VDE 0100, Erdung, Potentialausgleich, TN-, TT- und IT-System Vermeiden von Induktionsschleifen, Schirmung, Lokale Netze - Band 66 der VDE-Schriftenreihe. Berlin/Offenbach, VDE-Verlag
[3.22]	*Rudolph:* EMV, Überspannungsschutz und Potentialausgleich für elektrische Anlagen von Gebäuden. In: Jahrbuch Elektrotechnik 95. Berlin/Offenbach VDE-Verlag
[3.23]	*Schmidt:* Brandschutz in der Elektroinstallation, Elektropraktiker-Bibliothek.Berlin, Verlag Technik
[3.24]	*Senkbeil*: Die Elektroanlage im Badezimmer, Elektropraktiker-Bibliothek. Berlin Verlag Technik
[3.25]	*Vogt*: Installationstechnik; Band 45 der VDE-Schriftenreihe. Berlin/Offenbach, VDE-Verlag
[3.26]	*Winkler* u.a. Sicherheitstechnische Prüfungen von Anlagen mit Nennspannungen bis 1000 V - Band 47 der VDE-Schriftenreihe, Berlin/Offenbach, VDE-Verlag
[3.28]	ZVEH-Prüfprotokollvordruck (s. Elektropraktiker 50 (1996) Hefte 2 und 3)

4 Medizinische Nachschlagewerke

[4.1]	*Brater, Jürgen*: Lexikon für Patienten, Krankheiten von A-Z, verständlich, übersichtlich, umfassend. Berlin, Verlag Gesundheit
[4.2]	*Der Gesundheits-Brockhaus.* Mannheim, Brockhaus
[4.3]	*Griephan, Klaus*: Faktenlexikon Medizin – Medizinische Begriffe und Zusammenhänge einfach erklärt. München, Heyne
[4.4]	*Kleine Terminologie Medizin.* München, Urban & Schwarzenberg,
[4.5]	*Pschyrembel Klinisches Wörterbuch.* Berlin, DeGruyter, 257. Auflage
[4.6]	*Roche-Lexikon Medizin.* München, Urban & Schwarzenberg
[4.7]	*Zetkin/Schaldach*: Lexikon der Medizin. Mit CD-ROM. Berlin, Ullstein Medical

A.3 Register

Akkumulatoren-Batterien	63
ambulantes Operieren	149-152
Anwendungsgruppe 0	25
Anwendungsgruppe 1	25, 61, 97
Anwendungsgruppe 2	25, 26, 61, 101
Aufrufanlagen	125
AV-Netz	60-62
Basisschutz	89
Behinderten-WC-Ruf	130
Beleuchtung	115-124
– Allgemeinbeleuchtung	117
– Zusatzbeleuchtung	117-121
Bestandsschutz	80
Brandmeldeanlagen	134-136
Bronchoskopie	40
Contagium	16
Dentalmedizin	155-158
Dialyse-Praxisräume	152-155
Distanzfaktor	74, 75
EIB	43
Einbruchmeldeanlagen	139-142
Einthoven, Willem	13
Elektrischer Schlag	89-114
– Indirektes Berühren	94-103
– Installationsgeräte	93
– Potentialausgleich	104-107
– SELV	92
Elektroenergieversorgung	59-88
– AV-Netz	60-62
– Sicherheit	73-79
– SV-Netz	62-71
– ZSV-Netz	71, 72
Elektroinstallationsrohre	55
Erkennungsweite	74
Erstprüfung	159-166
Faraday, Michael	17
Fehlerstrom-(FI-)Schutzschaltung	98
Fehlerstrom-Schutzschalter	108
Fernmeldeanlagen	45, 46
Festlegungsprotokoll	30
Franklin, Benjamin	17
FTZ 731 TR 1	43
FWK-Kanal	42

Gastroskopie	40
Gerätedosen, winddichte	52, 53
HEA-Bewertungsschema	45
Hippokrates	11
Installationsarten	46
Installationsetagen-	
klemmen L1/L2/PE	84
Installationsgrundsätze	41
-rohre	53
-zonen	48
IP 41	51
IP-Codes	90
Klemmen	82
Koch, Robert	13
Kolposkopie	40
Kommunikationsanlagen	125-131
– Aufrufanlagen	125
– Eingangsprüfanlagen	125, 126
– Lichtrufanlagen	127, 128
– Telekommunikations-	
anlagen	126, 127
Laparoskopie	40
Leerrohre PG 16	43
Leitungsabzweige	57
Leydener Flaschen	17
Lichtrufanlagen	127, 128
Lichtstärke	76
Mindestkurzschlußleistungen	79
Nachleuchtende Systeme	74
Neutralleitertrennklemmen LINT/PE	83
Notausgänge	72, 137, 138
Notbeleuchtung	122
Nullung	98
Ohm, Georg	17
Ösophagoskopie	40
Pasteur, Louis	13
PE-Leitungslänge	113
PELV	99, 128
Potentialausgleich	104-107

191

Prüfungen
- Erstprüfung 159-166
- Wiederholungsprüfung 167-178
PVC 54

Radiologie 143-149
RCM 110
Rektoskopie 40
Rettungswege 72, 76
Rohr-Kurzbezeichnung 54

Schutzklasse 2 99
Schutzklasse I 96
Schutzklasse II 96
Schutzklasse III 96
Schutzleitungssystem 98
Schutztrennung 100
SELV 92, 99, 128
Shutter 93
Sicherheitsbeleuchtung 68, 72, 87, 122
 -einrichtungen 69, 70
 -leitsystem 74, 75
 -, bodennahe 85
Sicherheitstechnik 132-142
 - Brandmeldeanlagen 134-136
 - Einbruchmeldeanlagen 139-142
 - Notausgänge 137, 138
 - Türfeststellanlagen 138, 139
Spannungsfall 78
Ständerwände 58
Starkstromanlagen 44, 45
Steckdosen 84
 - Begrenzung 50
 - Mindestausstattung 49
 - verschließbare 94
Strahlenschutzsystem 146
Stromerzeugungsaggregate 63
SV-Netz 62-71
 - Akkumulatoren-Batterien 63-67
 - Sicherheitsanforderungen 62, 63
 - Sicherheitsbeleuchtung 68, 69
 - Sicherheitseinrichtungen 70, 71
 - Stromerzeugungsaggregate 63

Telekommunikationsanlagen 126, 127
Türfeststellanlagen 138, 139

Verlegezulässigkeit 46
Verteiler 81
Virchow, Rudolf 16
Volta, Alessandro 17

Wiederholungsprüfungen 167-178

ZSV-Netz 70, 71
Zusatzbeleuchtung 117-121
Zystoskopie 40